JULIETA QUAYLE
Organizadora

O ADOECER

JULIETA QUAYLE
Organizadora

O ADOECER

São Paulo
Editora dos Editores Eireli
2019

© 2019 TODOS OS DIREITOS RESERVADOS À EDITORA DOS EDITORES LTDA.

Produção editorial e capa: *Valor Editorial - Serviços Editoriais*

```
Dados Internacionais de Catalogação na Publicação (CIP)
              Angélica Ilacqua CRB-8/7057

    Adoecer / organizado por Julieta Quayle. — São Paulo :
Editora dos Editores, 2019.
    404 p.

    Bibliografia
    978-85-85162-13-9

    1. Psicologia 2. Psicologia clínica 3. Doenças - Aspectos
psicológicos 4. Doentes - Aspectos psicológicos I. Quayle,
Julieta

19-0511                                          CDD 150.616
```

Índices para catálogo sistemático:

1. Psicologia : Adoecer

RESERVADOS TODOS OS DIREITOS DE CONTEÚDO DESTA PRODUÇÃO.
NENHUMA PARTE DESTA OBRA PODERÁ SER REPRODUZIDA ATRAVÉS DE QUALQUER MÉTODO, NEM SER DISTRIBUÍDA E/OU ARMAZENADA EM SEU TODO OU EM PARTES POR MEIOS ELETRÔNICOS SEM PERMISSÃO EXPRESSA DA EDITORA DOS EDITORES LTDA, DE ACORDO COM A LEI Nº 9610, DE 19/02/1998.

Este livro foi criteriosamente selecionado e aprovado por um Editor científico da área em que se inclui. A **Editora dos Editores** assume o compromisso de delegar a decisão da publicação de seus livros a professores e formadores de opinião com notório saber em suas respectivas áreas de atuação profissional e acadêmica, sem a interferência de seus controladores e gestores, cujo objetivo é lhe entregar o melhor conteúdo para sua formação e atualização profissional.

Desejamos-lhe uma boa leitura!

EDITORA DOS EDITORES
Rua Marquês de Itu, 408 – sala 104 – São Paulo/SP
CEP 01223-000
Rua Visconde de Pirajá, 547 – sala 1.121 – Rio de Janeiro/RJ
CEP 22410-900

+55 11 2538-3117
contato@editoradoseditores.com.br
www.editoradoseditores.com.br

Organizadora

JULIETA QUAYLE

Psicóloga e Licenciada em Psicologia pela Pontifícia Universidade Católica de São Paulo. Mestre e Doutora em Psicologia Clínica pela Pontifícia Universidade Católica de São Paulo. Pós-Doutora em Ciências – Medicina Preventiva, pela Faculdade de Medicina da Universidade de São Paulo. Especialista em Psicologia Clínica e em Psicologia Hospitalar pelo Conselho Federal de Psicologia. Anteriormente, Psicóloga e Diretora de Serviço no Instituto de Psiquiatria e no Instituto Central do Hospital das Clínicas da Faculdade de Medicina da Universidade de São Paulo. Docente e Orientadora do Curso de Pós-Graduação em Ciências da Faculdade de Medicina da Universidade de São Paulo e na Universidade Metodista de São Paulo. Docente Convidada de Programas de Pós-Graduação *lato* e *stricto sensu*. Autora e Organizadora de Livros, Coletâneas e Artigos Científicos.

Colaboradores

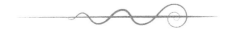

ANA CRISTINA DE OLIVEIRA ALMEIDA

Psicanalista pelo Instituto Sedes Sapientiae. Especialista em Psicologia Hospitalar pelo Programa de Aprimoramento (FUNDAP). Mestre em Ciências pela Faculdade de Medicina da Universidade de São Paulo. Psicóloga da Divisão de Psicologia e da Divisão de Clínica Urológica do Hospital as Clínicas da Faculdade de Medicina da Universidade de São Paulo.

CAMILA POPADIUK

Mestrado em Psicanálise pela Université Paris VIII. Psicóloga no Instituto da Criança do Hospital das Clínicas da Faculdade de Medicina da Universidade de São Paulo. Psicóloga da Equipe de Transplante de Medula Óssea Hematopoiético do Instituto da Criança do Hospital das Clínicas da Faculdade de Medicina da Universidade de São Paulo – Centro de Tratamento do Câncer Infantil – Setor de Onco-Hematologia.

CLAUDIA FERNANDES LAHAM

Psicóloga Graduada pela Pontifícia Universidade Católica de São Paulo. Mestre em Ciências pela Faculdade de Medicina da Universidade de São Paulo. Especialista em Psicologia Hospitalar pelo Hospital das Clínicas da Faculdade de Medicina da Universidade de São Paulo. Psicóloga da Divisão de Psicologia do Instituto Central do Hospital das Clínicas da Faculdade de Medicina da Universidade de São Paulo. Atua no Núcleo de Assistência Domiciliar Interdisciplinar.

CRISTIANE MENDES

Graduada em Psicologia pela Universidade Cruzeiro do Sul. Especialista em Saúde Mental pelo Centro de Atenção Psicossocial da Universidade de São Paulo. Psicóloga Clínica e Psicanalista Lacaniana. Membro do Centro Lacaniano de Investigação da Ansiedade. Psicóloga da Equipe de Transplante de Medula Óssea Hematopoiético do Instituto da Criança do Hospital das Clínicas da Faculdade de Medicina da Universidade de São Paulo – Centro de Tratamento do Câncer Infantil – Setor de Onco-Hematologia.

DIRCE MARIA NAVAS PERISSINOTTI

Psicóloga. Pós-Doutora no Departamento de Psiquiatria da Escola Paulista de Medicina da Universidade Federal de São Paulo. Doutora e Mestre em Ciências pela Faculdade de Medicina da Universidade de São Paulo. Psicanalista (Biblioteca Freudiana Brasileira/Escola Brasileira de Psicanálise). Especialização em Avaliação e Reabilitação Neuropsicológica em Análise Fenomenológico-Existencial; em Hipnose; em Terapias Cognitivas (*Biofeedback* e *Neurofeedback*). Diretora Administrativa da Sociedade Brasileira para o Estudo da Dor.

DRAUSIO VICENTE CAMARNADO JR.

Psicólogo pela Universidade São Francisco. Mestre em Psicologia Social pela Pontifícia Universidade Católica de São Paulo. Doutor em Ciências – Infectologia e Saúde Pública – Coordenadoria de Controle de Doenças da Secretaria de Estado da Saúde de São Paulo. Docente na Universidade Anhembi Morumbi no Curso de Graduação em Gestão em Saúde e Supervisor de Estágios em Psicologia da Saúde. Psicólogo Efetivo da Secretaria Municipal de Saúde de São Paulo como Assessor Técnico do Gabinete da Coordenadoria Regional de Saúde Centro, atuando principalmente em Pesquisa nas Áreas de Saúde Coletiva e Saúde Mental e Violência e Saúde.

ÉRICA MEDEIROS

Psicóloga pela Universidade Federal de São Paulo.

FABIANO DE ABREU MOREIRA

Psicanalista. Psicólogo do Serviço de Atenção Especializada em IST/Aids/ Hepatites Virais e Tuberculose de Santos – SAE/Adulto. Mestrando do Programa de Pós-Graduação em Ensino em Ciências da Saúde – Modalidade Profissional da Universidade Federal de São Paulo. Psicólogo pela Universidade Católica de Santos. Especialista em Violência Contra a Criança e o Adolescente pelo Laboratório de Estudos da Criança TELELACRI da Universidade de São Paulo.

HELOÍSA GARCIA CLARO

Doutora e Mestre em Ciências. Pós-Doutorado pela Escola de Enfermagem da Universidade de São Paulo. Membro da *Motivational Interviewing Network of Trainers e da International Nurses Society on Addictions*. Trabalha em Pesquisas em Saúde Mental e Álcool e Drogas. Coordenadora do Centro de Dados do *Latin America Treatment Innovation Network* da Faculdade de Medicina da Universidade de São Paulo, Departamento de Medicina Preventiva. Pesquisadora de Pós-Doutorado pela Faculdade de Medicina da Universidade de São Paulo.

JULIETA QUAYLE

Psicóloga e Licenciada em Psicologia pela Pontifícia Universidade Católica de São Paulo. Mestre e Doutora em Psicologia Clínica pela Pontifícia Universidade Católica de São Paulo. Pós-Doutora em Ciências – Medicina Preventiva, pela Faculdade de Medicina da Universidade de São Paulo. Especialista em Psicologia Clínica e em Psicologia Hospitalar pelo Conselho Federal de Psicologia. Anteriormente, Psicóloga e Diretora de Serviço no Instituto de Psiquiatria e no Instituto Central do Hospital das Clínicas da Faculdade de Medicina da Universidade de São Paulo. Docente e Orientadora do Curso de Pós-Graduação em Ciências da Faculdade de Medicina da Universidade de São Paulo e na Universidade Metodista de São Paulo. Docente Convidada de Programas de Pós-Graduação *lato* e *stricto sensu*. Autora e Organizadora de Livros, Coletâneas e Artigos Científicos.

KARINA FRANCO ZIHLMANN

Psicóloga. Psicanalista Lacaniana. Professora Adjunta na Universidade Federal de São Paulo do Departamento de Saúde, Educação e Sociedade, Disciplina de Psicologia Hospitalar e Psicossomática. Mestre e Doutora em Saúde Pública pela Faculdade de Saúde Pública da Universidade de São Paulo. Psicóloga Hospitalar pelo Hospital das Clínicas da Faculdade de Medicina da Universidade de São Paulo.

MÁRCIA APARECIDA FERREIRA DE OLIVEIRA

Enfermeira. Professora Doutora. Professora-Associada, Livre-Docente III do Departamento de Enfermagem Materno-Infantil e Psiquiátrica da Escola de Enfermagem da Universidade de São Paulo. Pós-Doutorado no Centro de Estudos Sociais da Universidade de Coimbra. Coordenadora da Comissão de Residência Multiprofissional da Universidade de São Paulo.

MARIA HELENA PEREIRA FRANCO

Psicóloga. Mestre e Doutora em Psicologia Clínica pela Pontifícia Universidade Católica de São Paulo. Pós-Doutorado na *London School of Hygiene and Tropical Medicine* e na *University College London*. Professora Titular da Pontifícia Universidade Católica de São Paulo, no Programa de Estudos Pós-Graduados em Psicologia Clínica. Fundadora, Coordenadora, Supervisora Clínica no Aprimoramento em Psicoterapia para Pessoas Enlutadas, Pesquisadora e Orientadora de Pesquisas do Laboratório de Estudos e Intervenções sobre o Luto da Pontifícia Universidade Católica de São Paulo. Idealizadora e Cofundadora do Quatro Estações Instituto de Psicologia.

MARIA LÍVIA TOURINHO MORETTO

Psicanalista. Professora do Departamento de Psicologia Clínica do Instituto de Psicologia da Universidade de São Paulo. Coordenadora do Programa de Pós-Graduação em Psicologia Clínica do Instituto de Psicologia da Universidade de São Paulo. Presidente da Comissão de Pesquisa do Instituto de Psicologia da Universidade de São Paulo. Coordenadora do Laboratório de Pesquisa "Psicanálise, Saúde e Instituição" do Instituto de Psicologia da Universidade de São Paulo. Editora-Chefe da Revista Psicologia da Universidade de São Paulo. Vice-Presidente da Sociedade Brasileira de Psicologia Hospitalar. Membro do Fórum do Campo Lacaniano de São Paulo. Coordenadora da Rede de Pesquisa "Psicanálise e Saúde Pública" do Fórum do Campo Lacaniano de São Paulo. Vice-Coordenadora do Grupo de Trabalho "Psicanálise, Política e Clínica" da Associação Nacional de Pesquisas e Pós-Graduação em Psicologia.

MAYLA COSMO MONTEIRO

Pós-Doutoranda em Psicologia Clínica pela Pontifícia Universidade Católica do Rio de Janeiro (Bolsista FAPERJ Nota 10). Doutora e Mestre em Psicologia Clínica pela Pontifícia Universidade Católica do Rio de Janeiro. Especialista em Psicologia Clínica Hospitalar em Cardiologia pelo Instituto do Coração do Hospital das Clínicas da Faculdade de Medicina da Universidade de São Paulo. Sócia-Coordenadora da Inner Psicologia. Coordenadora do Serviço de Psicologia Hospitalar da Clínica São Vicente e do Departamento de Psicologia da SOTIERJ. Coordenadora e Professora do Curso de Especialização em Psicologia Hospitalar e da Saúde da Pontifícia Universidade Católica do Rio de Janeiro.

MICHELE KAMERS

Psicanalista. Mestre em Psicologia e Educação pela Faculdade de Educação da Universidade de São Paulo. Doutora em Psicologia Escolar e do Desenvolvimento Humano pelo Instituto de Psicologia da Universidade de São Paulo. Bolsista CAPES PDSE no período de julho de 2015 a maio de 2016 na *Université Paris Sorbonne Denis Diderot*. Coordenadora dos Cursos de Especialização em Psicologia Hospitalar e da Saúde, Psicopatologia na Infância e na Adolescência e Psicanálise: Sujeito e Laço Social do Hospital Santa Catarina – Blumenau.

NATASHA CABRERA PIÑEIRO PORTELA

Psicóloga pela Universidade Federal de São Paulo.

NIRALDO DE OLIVEIRA SANTOS

Psicanalista da Clínica Lacaniana de Atendimento e Pesquisas em Psicanálise. Doutor em Ciências pelo Departamento de Neurologia da Faculdade de Medicina da Universidade de São Paulo. Mestre em Ciências pela Faculdade de Medicina da Universidade de São Paulo. Especialista em Psicologia Hospitalar da Divisão de Psicologia do Instituto Central do Hospital das Clínicas da Faculdade de Medicina da Universidade de São Paulo. Psicólogo da Divisão de Psicologia do Instituto Central do Hospital das Clínicas da Faculdade de Medicina da Universidade de São Paulo.

PATRICIA BADER DOS SANTOS

Psicanalista. Coordenadora dos Serviços de Psicologia Hospital e Maternidade São Luiz – Rede D'Or. Supervisora do Curso de Psicologia da Saúde da Universidade Paulista. Psicóloga pela Pontifícia Universidade Católica de São Paulo. Mestre em Psicologia Hospitalar e Psicossomática pela Pontifícia Universidade Católica de São Paulo.

PATRÍCIA DA GRAÇA LEITE SPERIDIÃO

Professora-Associada do Departamento de Saúde, Educação e Sociedade da Universidade Federal de São Paulo. Nutricionista da Disciplina de Gastroenterologia Pediátrica da Escola Paulista de Medicina da Universidade Federal de São Paulo. Mestre em Nutrição pela Escola Paulista de Medicina da Universidade Federal de São Paulo. Doutora em Ciências pela Escola Paulista de Medicina da Universidade Federal de São Paulo.

ROSE MARIE MASSARO MELAMED

Psicóloga Clínica e Hospitalar. Título de Capacitação em Psicologia Aplicada à Reprodução Humana Assistida (Sociedade Brasileira de Reprodução Assistida). Psicóloga do Fertility – Centro de Reprodução Assistida. Associação Instituto Sapientiae. Colaboradora na Área de Psicologia Aplicada – Curso de Especialização em Reprodução Humana Assistida. Organizadora e Coordenadora das Jornadas de Psicologia em Reprodução Humana. Membro do Conselho Editorial do JBRA e do Comitê de Saúde Mental da Sociedade Brasileira de Reprodução Humana Assistida.

SILVIA MARIA CURY ISMAEL

Gerente de Psicologia do Hospital do Coração. Mestre e Doutora em Ciências pela Faculdade de Medicina da Universidade de São Paulo. Especialista em Psicologia Hospitalar pelo Conselho Federal de Psicologia. MBA Executivo de Gestão em Saúde pela Fundação Getulio Vargas. Especialista em Bioética em Pesquisas com Seres Humanos pela Fundação Oswaldo Cruz. Especialista em Controle do Tabagismo pela *Johns Hopkins Bloomberg School of Public Health*. Coordenadora do Programa Vida sem Cigarro do Hospital do Coração.

SUELI G. ROSSINI

Psicóloga. Especialista em Psicologia Clínica pelo Conselho Federal de Psicologia. Mestre em Psicologia da Saúde pela Universidade Metodista de São Paulo. Doutora em Psicologia Clínica pelo Instituto de Psicologia da Universidade de São Paulo. Docente-Supervisora no Curso de Especialização em Psicoterapia Psicanalítica na Universidade Paulista.

SYLVIA DANTAS

Psicóloga pela Pontifícia Universidade Católica de São Paulo. Psicanalista pela Sedes Sapientiae. Mestre em Psicologia Aplicada e Ph.D. em Psicologia Social pela *Boston University*, EUA. Professora do Departamento de Medicina Preventiva da Universidade Federal de São Paulo. Coordenadora do Núcleo de Pesquisa e Orientação Intercultural (Grupo de Pesquisa CNPq). Pelo Projeto Pro-Doc CAPES, idealizou e coordenou o Serviço de Orientação Intercultural (Instituto de Psicologia da USP). Coordenadora do Grupo de Pesquisa Diálogos Interculturais no Instituto de Estudos Avançados da Universidade de São Paulo. Coordenadora e idealizadora do Curso de Aperfeiçoamento em Saúde Mental, Imigração e Interculturalidade da Universidade Federal de São Paulo.

Para Carolina e Buck. Sempre.

Agradecimentos

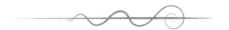

A gratidão é a memória do coração.
(Antístemes)

Ao Alexandre Massa Rzezinski, por me acolher em sua nova casa.

A todos os autores que dedicaram seu precioso tempo para partilhar seu conhecimento e sua experiências.

Aos doentes, que tanto me ensinaram nesses mais de 40 anos.

Não esqueço.

Obrigada!

Prefácio

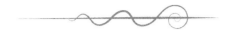

Eu já era rejeitado, éramos rejeitados, nós, os pacientes de camisolão branco, e claramente, embora inconscientemente, evitados como leprosos. Nada me deu tanto a noção da casta social dos pacientes, de eles serem excluídos, párias, discriminados pela sociedade: a pena, a aversão que nossos camisolões brancos inspiravam – a sensação de um abismo entre nós e eles, que a cortesia e a cerimônia serviam apenas para ressaltar. Percebi que eu mesmo, quando são, no passado, me afastara arrepiado dos pacientes, de um modo absolutamente inconsciente, sem jamais o perceber, por um só momento[I].

A doença é um estado de exceção. Uma exceção da qual buscamos nos afastar, fugir, escapar. Sua presença cria uma espécie de estado de sítio ou um *gulag*[II]. Corresponde a um gueto representacional onde ficam segregados aqueles que, de alguma maneira, podem representar uma ameaça à integridade dos sãos. Talvez herança dos períodos medievais, da peste negra, o local de cuidados ainda hoje é um local de segregação do(s) doente(s) – embora, indubitavelmente, também lhes sirva de proteção, permitindo os necessários cuidados. Quiçá memento de nossa finitude, ameaçando nossas fantasias de onipotência, a doença – tantas vezes precursora da morte – acaba por criar uma distância entre a experiência do doente e a dos saudáveis, distância por vezes intransponível.

Sacks[1] menciona a "casta social dos pacientes", párias discriminados pela sociedade, distantes, e que "a cortesia e a cerimônia serviam apenas para ressaltar" o abismo existente. Acrescento à cortesia os protocolos das instituições de saúde, suas

---
I. Sacks O. Numa perna só. São Paulo: Companhia das Letras; 2003. p.141.
II. No original, acrônimo para Administração Central dos Campos e Locais de Detenção, referindo-se a campos de trabalhos forçados para prisioneiros na União das Repúblicas Socialistas Soviéticas (URSS) desde a revolução comunista, em 1917. Neles, eram segregados criminosos comuns e prisioneiros políticos.

tão necessárias regras para lutar contra a doença, buscar a cura, vencer a morte. Protocolos, ciência, objetividade, tecnologia: instrumentos fundamentais que ao longo dos tempos se provaram eficientes para estabelecer diagnósticos, etiologia e esquemas terapêuticos, alienando a subjetividade daquele que adoece. Hoje, temos mapas cada vez mais precisos dos processos de adoecimento, mas revelamos pouca intimidade com seu território. A maioria de nós recorre a precisos recortes de *Google maps*, mas raras vezes se atreve a fazer as trilhas que do alto observa.

Um resgate possível da subjetividade assim alienada do doente/paciente se dá a partir de suas vivências, expectativas e temores diante ao processo de adoecimento. Bem como do conhecimento de suas esperanças emoções. Em jornada iniciada em 2005, buscamos nos aproximar desse território com o intuito de compreender o que então denominávamos "as interações do doente com sua doença". Quase duas décadas depois, essa terceira edição ocorre em nova casa, com novos recortes e novos desafios.

Hoje, nossos eixos de sentido, relacionam-se à cartografia do processo. Acrescente-se ao sextante da edição anterior a proposta de explorar aspectos do mapa, do território e de indicadores de percurso. Desse modo, *O Adoecer* se organiza em três eixos, a tratar ora de contextos, ora de direções. O conjunto de textos procura traçar caminhos, possibilitando a interlocução crítica e a reflexão. A desconstrução de cada texto é feita e refeita a cada leitura e a cada leitor.

Do mapa, se inicia com a tentativa de demarcar esse território e conhecer sua cartografia e limitações. Delimitamos alguns contextos, explorando o papel/função/lugar da(s) cultura(s) no processo de adoecimento e cura, bem como a noção de fracasso que tantas vezes se associa ao conceito de doença e que em nossa sociedade pós-moderna/líquida/fluída se mistura à noção (imperativo?) de ser feliz e bem-sucedido. Inserimos ainda breve reflexão de como a psicologia e a psicanálise podem se inserir nesse processo, se aproximando do resgate da subjetividade em instituições de saúde e junto a indivíduos portadores de sofrimento físico e psíquico. A construção do caso clínico e a interdisciplinaridade na prática psicológica no hospital em sua "cotidianidade" de ordenação e "des/ordem/ação" da rotina hospitalar e da instituição mesma da prática clínica aqui não são esquecidas.

Do território, nos convida a percorrer rotas tendo como recortes diferentes processos. É o cerne, o enredo, o caminho. Inclui diferentes experiências de adoecimento e propõe variadas reflexões e possibilidades de atuação profissional, tendo como referência a atuação ética que se opõe ao paternalismo, a construção do conhecimento que oferece alternativas de compreensão da realidade e de atuação profissional qualificada. Temos aí abordadas questões referentes à infertilidade, ao HIV, à dor crônica, às doenças cardíacas, aos distúrbios de sono. Busca-se também compreender o novo estatuto da histeria na cena hospitalar, a medicalização da infância, as malformações congênitas e a alergia alimentar infantil, e também as condições de transplante em crianças. Não se trata de traçar perfis e propor protocolos ou diretrizes, mas sim de construir representações de real não totalizadoras ou globalizantes, que possibilitem a aproximação cautelosa, sensível, delicada e fundamentada.

De bússolas e cata-ventos, nos desafia a olhar para aspectos muitas vezes escoimados, um limbo: o indivíduo com ideação suicida, as repercussões e as demandas subjetivas em situações de urgência, emergência e UTI, terminalidade, cuidados paliativos e religiosidade.

Nenhum dos textos trazidos se pretende fechado e final. Pronto somente no sentido de algo que se oferece para a interlocução. Esses marcos não são mais que referências ao viajante/leitor/andarilho, parceiro criativo.

> *Ler é recriar. A palavra final não é dada por quem a escreve, mas por quem a lê. O diálogo interno do autor é a semente que frutifica (ou definha) no diálogo interno do leitor[III].*

Rica, difícil, mas essencial parceria.

Julieta Quayle

III. Giannetti E. O autoengano. São Paulo: Companhia das Letras; 1998. p.3.

Sumário

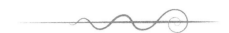

Parte I – Do Mapa

1   O Adoecer: Mapa e Território   3

Julieta Quayle

2   Aculturação, Saúde e Doença: Desafios Atuais   13

Sylvia Dantas

3   Adoecimento e Fracasso: Ser Feliz é Preciso, Viver não é Preciso?   29

Maria Lívia Tourinho Moretto

4   Dos Fundantes do Ofício do Psicólogo em Saúde: Algumas Reflexões   39

Julieta Quayle

5   A Construção do Caso Clínico: do Universal para o Sujeito do Inconsciente   47

Niraldo de Oliveira Santos
Julieta Quayle

Parte II – Do Território

6   Desafios Atuais da Prevenção ao HIV/Aids e o Olhar da Psicanálise Diante das Estratégias de Prevenção Combinada   61

Karina Franco Zihlmann
Fabiano de Abreu Moreira

7   Sobreviventes ao HIV: do Mito ao Cotidiano   85

Drausio Vicente Camarnado Jr.

8   Dói Aqui, Dói Ali: Vicissitudes da Dor Crônica   113

Dirce Maria Navas Perissinotti

9   O Paciente Histérico: Subversão e Padecimento na Cena Hospitalar   135

Niraldo de Oliveira Santos

10   Da Infertilidade e Suas Versões   155

Rose Marie Massaro Melamed

11   O Coração e Seus Percalços   177

Silvia Maria Cury Ismael

12   Nossa Delicada Relação com o Sono: Particularidades e Conflitos   189

Sueli G. Rossini

13   Os Riscos do Diagnóstico do TDAH e a Medicalização na Infância   209

Michele Kamers

14   TMO Infantil: Fantasias de Redenção e Cura   227

Camila Popadiuk
Cristiane Mendes

15 Alergia Alimentar: Considerações sobre o Atendimento Interdisciplinar de um Quadro Complexo — 245

Karina Franco Zihlmann
Patrícia da Graça Leite Speridião
Érica Medeiros
Natasha Cabrera Piñeiro Portela

16 O Desafio das Malformações Congênitas em Urologia Pediátrica — 265

Ana Cristina de Oliveira Almeida

17 *Viver Pra Quê?* Cuidando de Pessoas com Ideação Suicida — 281

Heloísa Garcia Claro
Márcia Aparecida Ferreira de Oliveira

18 Demandas Subjetivas em Urgências e Emergências: Avaliação e Intervenção — 293

Mayla Cosmo Monteiro

19 UTI: Vida e Morte no Limbo Hospitalar — 311

Mayla Cosmo Monteiro

20 Duas Vitórias: Cuidados Paliativos em Neonatologia — 331

Patricia Bader dos Santos

Parte III – De Bússolas e Sextantes

21 Adoecimento e Religiosidade: Interfaces — 347

Maria Helena Pereira Franco

22 Terminalidade e Cuidados Paliativos — 357

Cláudia Fernandes Laham

PARTE I
Do Mapa

1

O Adoecer: Mapa e Território

JULIETA QUAYLE

A map is not the territory it represents, but, if correct,
it has a similar structure to the territory, which accounts for its usefulness.[1]

Assistimos, como decorrência da utilização dos aparatos tecnológicos e da globalização, um processo de "naturalização"[2] da doença, que se opõe, historicamente, a outras formas de compreendê-la e tratá-la. A cultura ocidental, na primazia do *logos*, nomeia, classifica, diagnostica e desmistifica o adoecimento, oferecendo soluções (mais ou menos invasivas) para os problemas que nos afligem, ou nos prometendo que, em breve, teremos a cura para todo mal-estar.

Vivemos tempos estranhos – e maravilhosos. Genes, órgãos e material genético se transformaram em bens de consumo, moeda corrente, galgos de corrida de uma pista circular sem fim. A "previsão"[I] de doenças ainda não manifestas, qual funesto oráculo, hoje é um intrincado jogo de interesses financeiros, médicos, e humanitários, proposto e desenvolvido por videntes por vezes (des)preparados para lidar com seus resultados. O *Admirável Mundo Novo* se faz presente. Basta estalar os dedos. Basta desejar[II] – e investir. Ou quase isso.

I. Os testes de *screening* genético para avaliar riscos de desenvolvimento de certas doenças, por exemplo.
II. Talvez, por isso, a patologia do desejo dita pós-moderna, o tédio, a desesperança.

De bênção divina, dádiva ou destino, a saúde se travestiu em bem de consumo[3], em sinal de sucesso, de responsabilidade e autocuidado. Como se a humanidade, de fato, houvesse recebido o fogo dos deuses roubado por Prometeu. Mais que isso: potencialmente, o homem pode deixar de ser tão humanamente frágil num futuro próximo, declaram as distopias. Assim, não somente corremos o risco da evolução desembocar no "homem-máquina", passível de ter peças defeituosas trocadas de acordo com a necessidade[4]; mas também teremos de enfrentar outra espécie de desafio, ético e moral, acerca de quais indivíduos terão acesso a esses recursos e privilégios, em detrimento de um enorme coletivo com direitos reduzidos e vidas encurtadas.

As relações que se estabelecem entre esses consumidores e os prestadores de serviço em saúde são marcadas por novas diretrizes que muitas vezes escoimam o sofrimento e caracterizam o adoecer como só mais um processo com que "se lida". Algo errado que se conserta.

Qual o caminho e qual o "pedágio ético" para encontrar formas significativas e responsáveis de fazer face ao processo de adoecimento, tanto individual como coletivamente? Como não cair na armadilha utópica e disruptiva de que toda e qualquer ausência de sofrimento físico e psíquico será conquistada e que esse pode ser o sentido da vida humana?

O corolário disso se reflete em uma espécie de "promessa" de viver num mundo onde não só tudo é possível, mas provável, dependendo "somente" de esforço próprio, empenho social, recursos e, quiçá, de merecimento. Como se houvesse no horizonte a probabilidade de controle da vida e da morte. Essa promessa de controle sobre nossa vida e saúde parece corresponder e retroalimentar o nirvânico desejo de excluir do humano todo e qualquer sofrimento. Viver para sempre. Ser jovem para sempre. Ser potente para sempre. Estar sempre saudável.[III]

Berlink[5] nos recorda que:

> (...) o bom funcionamento do corpo humano, tal como é concebido na contemporaneidade, implica aquilo que se denomina saúde, isto nada mais poderia ser do que um desejo de retorno a um estado nirvânico onde dor, depressão e angústia não existam, mas o humano também não existe.

III. Nos anos recentes, a ideia de permanecer "jovem para sempre" aparece com frequência no imaginário social, seja por meio da quase idolatria dos jovens mitos mortos precocemente (na música, na política), seja na tentativa desenfreada de parecer mais jovem do que se é, possibilitada pelas cirurgias plásticas e outras ferramentas. Tal anseio aparece em filmes, *lyrics*, peças de teatro. Por algum tempo, a letra de *Forever young* (Alphaville, 1984) traduziu esse anseio/fantasia de forma icônica para toda uma geração, desvelando, também, a dificuldade de se envelhecer nesse universo. E isso exatamente quando a expectativa de vida humana cresce despudoradamente. Lembremos que o jovem é visto como potente, saudável, belo. Desse modo, a ideia de "ser jovem para sempre" se mistura à de "ser saudável para sempre". Reproduzo a letra de *Forever young* ao final deste capítulo.

O humano é marcado pela angústia, pela incerteza, pela esperança e, eventualmente, pelo sofrimento físico e psíquico. Pela finitude e seus avatares. Sua relação com o binômio saúde/doença se modificou ao longo dos tempos, marcada pelos avanços da ciência e o sucesso da medicina, agregando técnicas e ritos diferentes para lidar com o destino e a morte. Não mais o oráculo, o sacerdote, a pitonisa. Os avatares de Quíron e seus modernos recursos pautam, nos grandes centros, como vivemos nossa vida e nossa morte e como desafiamos as Parcas.

Todavia, cumpre que questionemos e busquemos compreender as repercussões dessas mudanças em nossa sociedade, em nosso cotidiano e em nossas profissões.

A disponibilidade de cartógrafos altamente capazes e bem treinados e de mapas atualizados sobre o adoecer e seu processo nos possibilitam uma representação[IV] acurada e confiável da(s) doença(s). Favorece uma atuação profissional eficaz. Mas nem sempre consegue refletir a o processo humano que ali se faz presente. De fato, na maioria das vezes, alija-o. Instala-se um descompasso, pois o mapa pode, sim mostrar marcos e referências, mas não possibilita que outros aspectos (cheiros, temperaturas, sensações, choros, gemidos, emoções) sejam percebidos. O mapa é "higiênico", limpo. Quase higienista. A doença, nem tanto.

O território da doença e seu cotidiano, por outro lado, também se viu modificado por essas novas representações e possibilidades, forçando por vezes mudanças na própria experiência de adoecimento, "exigindo" comportamentos de luta, de resistência, de autocuidado. Não mais se submeter à vontade divina. Lutar e vencer a doença, mesmo que temporariamente. Trouxe padrões diferentes do preconizado pelas moiras e seu irredutível método: o destino. A tesoura não corta o fio da vida de imediato, pende inerte, também temporariamente. Longe fica, também, a compreensão da doença e da saúde como prêmio ou castigo de uma divindade. Cada vez mais o homem se vê face a face consigo mesmo, quase como um camaleão à frente do espelho.

Assim, cartografias antes conhecidas e firmadas se tornaram estrangeiras e estranhas, seja em relação aos caminhos ou às condutas preconizadas, seja em relação ao sentido e significado mesmo da estrada e do caminho. Tal qual um "estranho caminho de Santiago" em busca de indulgências, marcos e sinais ainda se fazem presentes, mas encontram-se reposicionados, sendo por vezes visitados de forma diferente, tal como se olha uma relíquia ou antiguidade.

IV. Representação que aqui pode ser denominada "científica".

Tais mudanças, frequentemente, trazem mais ansiedade e desassossego ao sujeito doente. Por vezes, os velhos mapas não se adequam ao que ele enxerga do caminho. E os novos mapas, tal como "*Google maps*" modernos, mais confundem do que auxiliam o andarilho em seu percurso pelos labirintos do processo de adoecimento e, eventualmente, tratamento e cura.

Interessa-nos a cartografia desse território/processo do adoecer. É fundamental, como profissionais de saúde, que conheçamos os mapas, mas que também tenhamos certa intimidade com o território, ouvindo de forma atenta as experiências daqueles que nele adentraram. Entretanto, de que cartografia falamos aqui, preocupados que estamos em estabelecer diferenças e vínculos entre mapas e territórios?

Na compreensão de Rolnik[6], o território, "diferentemente do mapa – representação de um modo estático – acompanha e se faz ao mesmo tempo em que os movimentos de transformação da paisagem". Buscar cartografar um território, de certa forma, implica "deixar-se impregnar pelas impressões sentidas durante o percurso". É uma tentativa de "produzir conhecimento, a qual visa acompanhar um processo em vez de representar um objeto"[7]. Tentemos nos aproximar, desse modo, de cartografar, adentrando o território.

DA DOENÇA E SUA CIDADANIA

> *A doença é o lado sombrio da vida, uma espécie de cidadania mais onerosa. Todas as pessoas vivas têm dupla cidadania, uma no reino da saúde e outra no reino da doença. Embora todos prefiram usar somente o bom passaporte, mais cedo ou mais tarde cada um de nós será obrigado, pelo menos por um curto período, a identificar-se como cidadão do outro país.*
>
> Susan Sontag[8]

Sontag demarca com sensibilidade e delicadeza a dicotomia existente entre saúde e doença, situando-as como dois territórios vizinhos pelos quais, frequentemente, transitamos. Ao tecer suas reflexões acerca da doença e suas metáforas deixa claro como nos custa portar o passaporte da doença. Todavia, fica a impressão que ora se está num país, ora noutro, como se o caminho entre eles não fosse importante e a fronteira, de certo modo, uma longa trilha numa "zona desmilitarizada"[V].

Interessante como no "combate" à doença toda uma linguagem bélica é mobilizada: coragem; luta; vencer a batalha; enfrentar o inimigo... Sontag nos lembra que a doença é temida como um "alienígena" – de certo modo, um corpo estranho. Seu enfrentamento se dá como nas guerras do século XX. No combate quase corpo a corpo.

A doença estigmatiza sua vítima. Todavia, a transformação da doença em inimigo a ser combatido (e no próprio corpo!) favorece a atribuição de culpa a seu portador, ao doente-vítima do que denominou "estigma alegórico"[8]:

> *Teorias de que as doenças são causadas por estados mentais e podem ser curadas pela força de vontade são sempre um sinal de como o aspecto físico da doença é mal compreendido.*

Mais do que isso:

> *As noções punitivas da doença têm uma longa história e são particularmente atuantes em relação ao câncer. Existe uma "luta" ou "cruzada" contra o câncer. O câncer é a doença "assassina". As pessoas que tem câncer são "vítimas do câncer". Aparentemente, a doença é o réu, mas ao doente também cabe culpa. Teorias psicológicas da doença amplamente difundidas atribuem ao infeliz canceroso tanto a responsabilidade de ter caído enfermo quanto a de curar-se.*

Adoecer é sentido como traição. Traição do corpo. A mente trai o corpo: "Minha cabeça e meus pulmões chegaram a um acordo sem o meu conhecimento", disse Kafka[8].

Adoecer – a travessia desse território, seja qual for o final dessa trajetória- determina também o julgamento social do doente.

V. Tomo aqui emprestado esse termo político-militar (origem no pós-guerra da Coréia): embora recebendo um nome que é imediatamente associado à ausência de militares e, consequentemente, conflitos, a realidade se refere a zonas tensas e altamente conflituosas e com inúmeros militares, correspondendo a uma pseudo tranquilidade. Muitos embates aí se travam e a zona de fronteira é muito maior do que um simples portão guardado ou uma guarita protegida. Talvez possamos assim pensar a região que separa esses dois territórios de Sontag.

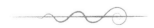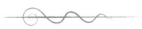

> *Na visão pré-moderna da doença, o papel do caráter foi confinado ao comportamento da pessoa após o ataque. Como qualquer situação extrema, terríveis doenças põem em cena tanto o lado pior como o lado melhor das pessoas (...) Mesmo que a doença não seja um julgamento na comunidade, ela se torna um julgamento.*

Ao cruzar o território, avalia-se, à distância segura, se seu caminho foi correto. Se soube ler os sinais de seu mapa. Seguiu as orientações. Se foi digno. Merecedor. Se se mostrou à altura do desafio. Se venceu. Se perdeu a batalha. Se aceitou ou lutou com suas limitações. Se teve uma boa morte.

Para Sontag, talvez a maneira mais saudável de se estar doente é resistir à metáfora. Cruzar o território à sua maneira. Cheirar o vento, olhar estrelas.

Originalmente, no latim, o termo para doença era *morbus*, e dele derivam mórbido, morbidade. Doença se origina de *dolentia*, cujo significado remete a sentir dor, aflição, amargura, ou seja, aos efeitos do *morbus*. Temos ainda, entre outros sinônimos, moléstia, estado que implica consciência de que se perdeu a homeostase, em que se percebe o desequilíbrio e o sofrimento disso decorrente. Essa *"dolentia"* preenche o território da doença.

A percepção de estar doente – especialmente se associada a sintomas desconhecidos, ou àqueles relacionadas à doenças graves – pode desencadear sentimentos intensos de perda. Não só perda da saúde. A inserção do indivíduo na condição de doente após o diagnóstico desencadeia uma outra espécie de dor: "não é a dor que a doença traz que incomoda, é algo mais subjetivo (...) é a dor de saber-se doente, de perder a condição de sadio"[9]. A presença (ou mesmo a possibilidade) de um diagnóstico leva o indivíduo a se confrontar com o risco do sofrimento, da dor e da morte. Pode representar ainda o afastamento de atividades prazerosas, do trabalho, limitações à autonomia, com importantes consequências nos relacionamentos afetivos.

É se ver cidadão daquela "outra nação", portando um passaporte indesejável.

A doença faz um ataque ao corpo e ao psiquismo. À sua homeostase. O indivíduo pode se sentir constantemente ameaçado. Alguns estudos sugerem que o "luto pela perda da saúde pode ser mais difícil para algumas pessoas do que a perda de um parente ou da própria vida"[9], podendo evoluir para um luto patológico.

Entre as repercussões dessa ruptura do cotidiano, desse estado de exceção, está a possibilidade de comprometimento do bem-estar psíquico. Seja em situações agudas ou em processos crônicos, fazer frente ao adoecimento exige um redirecionamento de energias e alterações nos processos adaptativos.

UM ATAQUE AO NARCISISMO

> *É do conhecimento de todos, e eu o aceito como coisa natural, que uma pessoa atormentada por dor e mal-estar orgânico deixa de se interessar pelas coisas do mundo externo, na medida em que não dizem respeito a seu sofrimento. Uma observação mais detida nos ensina que ela também retira o interesse libidinal de seus objetos amorosos enquanto sofre, deixa de amar. (...) Devemos então dizer: o homem enfermo retira suas catexias libidinais de volta para seu próprio ego, e as põe para fora novamente quando se recupera*[10].

Adoecer – do corpo ou da mente – traz algum nível de sofrimento. A ruptura do cotidiano e da homeostase provocam um estado de exceção, por vezes, um verdadeiro estado de sítio. A energia física e psíquica são redirecionadas. Receios e ansiedades emergem ao cruzar terras desconhecidas.

Adoecer representa importante ataque ao narcisismo. Provoca uma avaria, um hiato, uma ferida narcísica[11]. Exige um redirecionamento de energias. Traz o funeral de nossos sentimentos e fantasias de onipotência e imortalidade. "Por que eu?", "Por que comigo?" são questões que traduzem essa incredulidade de que coisas ruins podem acontecer conosco, não somente com os "outros" ou com os "maus", os que "não se cuidam", os que "são irresponsáveis". Confrontados com a realidade, nos postamos incrédulos, como MC, 38 anos, após mastectomia radical para remoção de câncer de mama:

> *Ainda não caiu a ficha que isso está acontecendo comigo. Não é justo. Fiz tudo direitinho. Amamentei meus dois filhos por 2 anos cada um. Sempre ouvi que era bom 'pros' filhos e pra mãe, pra relação, que ajudava a evitar o câncer. Parei de fumar. Faço exercício, faço caminhada, como "saudável",*

não uso drogas, não bebo... não tenho câncer na família... Sou uma boa pessoa, ajudo os outros sempre que posso. Por que isso foi acontecer comigo? O que vai ser daqui pra frente? Quimio, radio, sobressaltos...sempre olhando por cima do ombro....

A vida passou a ser outra. A surpresa. A incredulidade. A falta de sentido. Os sentimentos de fragilidade, a insegurança, a real proximidade e possibilidade da morte. A fala de MC evidencia a sensação de ser injusta a pena que lhe foi atribuída. Como se a vida fosse justa e meritória em seu devir.

Cada um de nós vive sua vida de forma singular. Com o adoecer não seria diferente. Voltando à metáfora do mapa e do território, as vivências do adoecimento são próprias (o território), mas existem algumas referências (mapa) que podem ser tomadas em consideração para se compreender essas vivências, a partir desse enquadre de ruptura do cotidiano (crise) e ameaça/ferida narcísica.

O profissional de saúde em sua atuação tem como referência da doença e do adoecer alheios somente mapas. Por vezes, lembranças (respeitadas, ignoradas ou temidas) de quando ele próprio foi viajante[VI]. Por motivos vários, nós, profissionais, por vezes, nos refugiamos por trás desses mapas. Para isso nos servem as teorias, as técnicas, o diagnóstico, as prescrições e propostas terapêuticas, todo nosso "arsenal". Mas, para além disso, o quê?

Imagine um passageiro de um trem cruzando países, que ao olhar para fora da janela se vê frente a uma paisagem extremamente bela, ou diferente, ou instigante. Estranha, estrangeira. Sua curiosidade instigada o leva a querer saber onde está. Antigamente, esse passageiro poderia abrir um grande mapa de papel, e querer se localizar naquela representação. Interessante. Talvez conseguisse, entre todos os nomes e rotas, saber onde está e para onde se dirige, traçar uma rota imaginária. Mas, penso, seria importante que ele conseguisse olhar de novo para a janela e fazer algum sentido daquilo que ali observa. Que conseguisse aproveitar o momento e a experiência para buscar questões e respostas.

Imagine. Hoje seria mais correto dizer que esse passageiro fascinado tocaria a tela de seu celular – ou *notebook*, ou *tablet* – e recorreria ao *Google* e ao *Google maps* para ver essa localização. Que precisão a moderna tecnologia possibilita! Poderia

---

VI. A experiência da doença muda a relação do profissional com o processo de adoecimento, para melhor ou para pior. O filme "Um golpe do destino" (The Doctor, no original, com William Hurt), ao desvelar o processo de adoecimento de um competente cirurgião e suas repercussões, ilustra essa situação e problematiza a relação médico-paciente sugerindo, de forma idealizada, que mudanças fundamentais podem ser obtidas na atitude profissional a partir de vivências pessoais.

se sentir tentado a verificar outras paisagens, verificar informações sobre densidade demográfica, cultura, língua, e o que mais os algoritmos lhe trouxessem como possibilidade de conhecimento. Esse passageiro correria sério risco de se prender a essas informações, perder-se, esquecer a paisagem que, viva e pulsante, se apresenta qual enigma a seus sentidos e intelecto. O mapa, ao transcender o território, quase exige que a ele retornemos.

O mapa nos é útil, mas não substitui o território. É nesse último que somos convidados a viajar com nossos pacientes.

🎧 *Forever Young lyrics*

Let's dance in style,
Let's dance for a while,
Heaven can wait we're only watching the skies,
Hoping for the best but expecting the worst,
Are you gonna drop the bomb or not?
Let us die young or let us live forever,
We don't have the power but we never say never,
Sitting in a sandpit,
Life is a short trip,
The music's for the sad man.
Forever young,
I wanna be,
Forever young,
Do you really want to live forever,
Forever,

Some are like water, some are like the heat,
Some are like the melody of some other beat,
But sooner or later they all will be gone,
Why don't they stay young?
It's hard to get old without a cause,
I don't want to perish like a fading horse,
Youth is like diamonds in the sun,
And diamonds are forever.
Forever young, *(…)[Chorus]*
So many adventures couldn't happen today,
So many songs we forgot to play,
So many dreams are swinging out of the blue,
We'll let'em come true.
Forever young, *(…)[Chorus]*

Alphaville, 1984

REFERÊNCIAS BIBLIOGRÁFICAS

1. Korzybski A. Science and Sanity: An Introduction to Non-Aristotelian Systems and General Semantics. USA: Institute of General Semantics NJ; 1995; 5th edition (1933).
2. Helman C. Cultura, saúde e doença. Porto Alegre: Artes Médicas; 1994.
3. Lefevre F. Mitologia Sanitária. São Paulo: EDUSP; 1999.

4. Fukuyama F. Our Posthuman Future. Consequences of the Biotechnological Revolution. New York: Farrar, Straus and Giroux; 2002.
5. Berlinck MT. A dor. Rev. Latinoam. Psicop. Fund. 1999;II,3,46-58.
6. Rolnik S. Cartografia sentimental: transformações contemporâneas do desejo. Porto Alegre: Sulina/Editora da UFRGS; 2007.
7. Carvalho MN, Franco TB. Cartografia dos caminhos de um usuário de serviços de saúde mental: produção de si e da cidade para desinstitucionalizar. Rio de Janeiro: Physis Revista de Saúde Coletiva. 2015;25[3]:863-884.
8. Sontag S. A doença como metáfora. Rio de Janeiro: Graal; 1984.
9. Coelho MO. A dor da perda da saúde. In: Angerami-Calmon WA. Psicossomática e a psicologia da dor. São Paulo: Pioneira; 2004.
10. Freud, S. Sobre o Narcisismo: uma introdução (1914). Edição Standard das Obras Completas, vol. XIV. Rio de Janeiro: Imago Editora; 1974.
11. Eksterman A. Abordagem psicodinâmica dos sintomas somáticos. São Paulo: Revista Bras. de Psicanálise.1994;(1)28:9-24.

2

Aculturação, Saúde e Doença: Desafios Atuais

SYLVIA DANTAS

A migração é considerada atualmente um dos temas definidores do mundo globalizado. Os deslocamentos humanos sempre fizeram parte da história da humanidade, mas, com os modernos meios de transporte e de comunicação, cada vez mais povos das mais diversas etnias e nacionalidades, em diferentes localidades do mundo, entram em contato com grande rapidez. Segundo a Organização das Nações Unidas (ONU), em torno de 244 milhões de pessoas residem em países diferentes daqueles onde nasceram (ONU, 2015). Isso significa que 1/35 pessoas no mundo é um migrante. Ainda em maior número são os filhos de migrantes que nascem nos países para onde seus pais se mudaram[1]. Em torno do total de migrantes hoje no mundo, 22,5 milhões são pessoas refugiadas.

Mas por que falar em migração para o ser humano equivale a falar em desafio? Por que o deslocamento representa uma dificuldade a ser superada? Como esse processo está associado à saúde e/ou ao adoecimento?

Esse capítulo está pautado em nossa experiência em pesquisa de campo com famílias brasileiras imigrantes nos EUA, família de lá retornadas, famílias retornadas do Japão; *workshops* de preparo intercultural, assessorias a entidades públicas e privadas em processo de internacionalização; e a pesquisa de intervenção psicossocial. Baseado no tripé docência, orientação e pesquisa, a intervenção psicossocial envolveu atendimento psicológico e orientação a imigrantes, descendentes de imigrantes e migrantes retornados, pessoas de diversos países, como Bolívia, Peru, México, Espanha, Estados Unidos, Alemanha, Congo,

Angola, Guiné-Bissau, retornados dos Estados Unidos, Japão (em grande parte decasséguis), Alemanha, Israel, Portugal, Canadá, brasileiros descendentes de imigrantes do Japão, Coreia, China, Bolívia e pessoas que iriam emigrar para Austrália, Canadá, Alemanha, Cuba, Irlanda, França em projeto desenvolvido na Universidade de São Paulo[2,3]. Posteriormente, o trabalho continuou sendo desenvolvido no Núcleo de Pesquisa e Orientação Intercultural na Universidade Federal de São Paulo[4]. A partir de nosso trabalho desenvolvemos um novo modelo teórico metodológico de compreensão psicossocial da migração que denominamos intercultural psicodinâmico[5].

Inicialmente, iremos fazer uma breve descrição dos termos e/imigração e do contexto migratório brasileiro, para, em seguida, apresentarmos a perspectiva em que nos pautamos, os conceitos de aculturação psicológica e estresse de aculturação, o modelo intercultural psicodinâmico. Posteriormente, abordaremos a relação entre aculturação, saúde e doença.

E/IMIGRAÇÃO: BREVE CONTEXTUALIZAÇÃO

Conforme o manual da UNESCO de termos e conceitos selecionados sobre imigração e refúgio, publicado em 2008, migrante é toda pessoa que realiza uma mudança permanente ou semipermanente de residência, mudança que abrange seu ambiente social, econômico e cultural. Utiliza-se assim um critério geográfico, podendo abarcar tanto a migração interna quanto internacional, mas sem que se mencione o local de destino ou origem. Mas, ao falarmos em emigrante, nos referimos à pessoa que deixa o seu país. Já o imigrante, é a pessoa que chega a um país que não é o seu. São termos usados no contexto da migração internacional, mas não exclusivamente.

O Brasil sempre foi considerado um país de imigrantes, mas, a partir da década de 1980, passou a integrar o cenário internacional também como país de envio. Portanto, muitos brasileiros passam a ser emigrantes, além de descendentes de imigrantes que para cá vieram. O Brasil tem uma história de imigração ampla, de marcas profundas e complexas. Pode-se dizer que a imigração para o lado de cá do Atlântico tem início com a chegada dos colonizadores portugueses que vieram com o objetivo de ocupar e explorar o território e as populações que o habitavam. Durante o período colonial, e até meados do século XIX, por volta de 4 milhões de pessoas de diferentes nações africanas foram trazidas à força como mão de obra escrava. Desde meados do século XIX e, especialmente, a partir de suas últimas décadas, mormente com a abolição da escravatura, políticas governamentais passaram a tentar atrair a mão de obra imigrante. Sabe-se que entre 1872 e 1972, mais de 5 milhões de imigrantes entraram no Brasil, a maioria de Portugal e Itália, mas também da Espanha, Alemanha, Japão e países do Oriente Médio, entre outros. Ainda que apenas 240 mil japoneses tenham imigrado para o Brasil, hoje os 1,5 milhão de nikkeis compõem a maior comunidade de japoneses e descendentes fora do próprio Japão. Em meados dos anos 1980 passou a ocorrer no país um processo inverso ao da imigração, isso é, um fluxo de brasileiros começa a emigrar em busca de melhores condições de vida para terras alheias. Em 2010, segundo dados do Ministério das Relações Exteriores (MRE), estimava-se que 2,5 milhões de brasileiros residiam em diversos países em que havia representação diplomática do Brasil. O país, contudo, adentra mais profundamente na dinâmica da migração internacional não só como país de envio, mas também de recepção.

A significativa imigração boliviana, coreana e chinesa vem se somar à estimativa de um milhão de estrangeiros morando no Brasil. O país é também receptor de refugiados, contando atualmente com cerca de 9.950 pessoas de 80 nacionalidades, entre sírios, congoleses e colombianos, segundo o Comitê Nacional para os Refugiados (CONARE) do Ministério da Justiça, além de haitianos que receberam o visto humanitário. Ademais, há também os migrantes retornados em razão da crise financeira mundial de 2008; aproximadamente, 455.335 brasileiros que haviam emigrado para os Estados Unidos, Japão e países europeus retornaram para o país. Sabemos ser esse um processo dinâmico e em constante mudança, ou seja, é importante nos darmos conta de que constituímos uma sociedade historicamente plural, cuja pluralidade, é também atual e dinâmica.

PERSPECTIVA INTERCULTURAL

Na área da Psicologia, conforme apontamos anteriormente[6], surge, nos anos 1960, a Psicologia Intercultural, resultado de uma tomada de consciência de que grande parte dos estudos se baseava em grupos ou amostras de pessoas da América do Norte ou da Europa, não representando a grande diversidade da população mundial, e induzindo a generalizações para todos os seres humanos.

Torna-se cada vez mais crescente o questionamento de formulações etnocêntricas, isso é, a tendência de se considerar as categorias, normas e valores da própria sociedade ou cultura como parâmetro aplicável a todas as demais, permeando, assim, toda a releitura e a construção da produção de conhecimento. O enfoque intercultural promove, portanto, uma compreensão mais ampla, dinâmica e flexível dos fenômenos psicossociais e entende o desenvolvimento humano e suas manifestações decorrentes da relação dialética entre o sujeito e os contextos culturais e sociopolíticos[7].

A psicologia intercultural se caracteriza por uma abordagem que utiliza uma ampla base de teorias para organizar dados e análises, mas um conjunto único de métodos no estudo do contato entre culturas. Uma primeira vertente, denominada êmica, considera a especificidade cultural ao estudar o comportamento, ao olhar o sujeito a partir do interior do sistema, estudando uma cultura com sua estrutura e características internas, de forma análoga ao estudo linguístico da fonêmica. Na segunda vertente, denominada ética, estuda-se o comportamento de fora do sistema em que o indivíduo está inserido; examinam-se mais culturas, comparando-as, e busca-se uma estrutura mais abrangente. Segundo Paiva, "a vertente êmica se desenvolveu como psicologia cultural, e a vertente ética como psicologia intercultural que, a partir de um ético provisório, aborda os êmicos culturais e deles deriva um novo ético mais abrangente"[8].

Na perspectiva intercultural é imperativo basearmos os estudos em seus contextos culturais. Nesse sentido, necessitamos compreender etnograficamente as culturas em contato, para entendermos o indivíduo. O antropólogo Cuche apontou que as pesquisas sobre o processo de aculturação renovaram profundamente a concepção que os pesquisadores tinham de cultura, partindo-se agora da aculturação para compreensão da cultura[9]. Toda cultura é um processo permanente de construção, desconstrução e reconstrução que em tempos de rápidos deslocamentos e constante contato intercultural se torna extremamente dinâmico. Cultura não é um dado, uma herança que se transmite imutável de geração para geração, e sim uma produção histórica, isso é, uma construção que se inscreve na história e mais precisamente na história das relações dos grupos sociais entre si. Lembrando que as culturas sempre nascem de relações sociais desiguais.

Nessa perspectiva, dois conceitos da psicologia intercultural nos tem sido bastante úteis: aculturação psicológica e estresse de aculturação, que correspondem à sequência de processos muitas vezes únicos ao fenômeno do contato contínuo entre culturas[7].

IMIGRAÇÃO, ACULTURAÇÃO PSICOLÓGICA, SAÚDE E DOENÇA

'Marina', uma brasileira residindo no Japão, entra em contato conosco para atendimento psicoterápico por estar tendo tonturas, labirintite, perda de audição, dificuldades visuais e muito sono. Já havia realizado vários exames de saúde e não havia sido constatada nenhuma anormalidade conforme relatamos anteriormente[3]. O atendimento se dá por telefone. A partir das primeiras sessões seus sintomas já melhoram. 'Marina' havia se mudado para o Japão com o marido e os dois filhos. Ela não era descendente, mas casada com um nipo-brasileiro, o que, segundo acordo bilateral entre Japão e Brasil, permitia a entrada legal de cônjuges de descendentes de japoneses no país. No Japão, ela havia sido atendida por um médico psiquiatra que lhe receitara relaxante muscular e ginástica para combater o estresse. O mesmo médico a havia culpado pelo seu estado que, segundo ele, se dava em razão de um escolha própria, ou seja, em seu entendimento bastava que ela mesmo quisesse mudar.

Fica claro que o processo migratório de 'Marina' não foi considerado pelo psiquiatra em questão. Há um encontro intercultural entre uma brasileira e um médico japonês, pessoas com concepções de saúde e doença distintos e, portanto, com formas de alcançar a cura também distintas.

Mudar para uma outra cultura coloca em xeque o modo de ser, o modo de ver o mundo, o modo de se ver e o modo de se relacionar, o que, em suma, traz à tona a questão de quem se é. Quem muda de *milieu* cultural sabe que não se pode continuar sendo o mesmo em um ambiente em que os códigos sociais compartilhados não são os mesmos de antes. Um comportamento que antes era considerado positivo na cultura de origem pode ter uma conotação contrária na cultura hospedeira. Um simples gesto de cumprimento exemplifica esse contraste. Se, no Brasil, a proximidade física ocorre e as pessoas se beijam, o mesmo seria considerado um comportamento invasivo em outras culturas. Assim, o imigrante tem de ajustar-se ao novo local, aprender os códigos sociais, já que sua forma de agir não mais corresponde ao entorno e o que antes era parte da rotina, transformando-se, assim, em um desafio diário. A própria geografia, sabores, aromas são todos distintos. No novo ambiente, tudo isso é posto em xeque. Há uma perda, portanto, relativa a um universo cultural por meio do qual nos conhecemos e reconhecemos.

Há, portanto, uma quebra dos códigos que foram incorporados por meio do processo de socialização marcante de formas de sentir, de pensar e de agir que envolvem processos de identificação intensos. Importante lembrar que as pessoas que foram socializadas na mesma cultura compartilham de uma 'memória' e de um quadro de referência comum para a projeção das ações individuais[10]. O universo simbólico estabelece uma memória de passado e quadro de referência do futuro. Com a mudança de país, faz-se uma ruptura desse quadro de referência de sentido compartilhado e de pertencimento. Estar entre dois mundos culturais significa adentrar diferentes jogos de espelho realizados pelos outros. Esses reflexos podem afetar tanto positivamente quanto negativamente o sentimento de competência e valorização do *self* que, aliados ao processo de reflexão e observação simultâneas de si mesmo, são a base da formação identitária. Essa mudança de ambiente cultural e contato direto e contínuo desencadeia um processo de ressocialização que, na antropologia, denominou-se aculturação.

Os antropólogos Redfield, Linton e Herskovits, em 1936, definiram aculturação como "os fenômenos que surgem quando grupos de indivíduos de culturas diferentes entram em contato direto e contínuo, ocasionando mudanças nos padrões culturais de um ou de ambos os grupos". Aculturação não equivale a assimilação, uma confusão comumente realizada já que, sob a definição original de aculturação, a assimilação é, por vezes, entendida como uma fase da aculturação. Já o termo aculturação psicológica cunhado por T. D. Graves, refere-se às mudanças que um indivíduo experiencia resultante do estar em contato com outras culturas e como resultado da participação no processo de aculturação que seu grupo cultural está passando. A distinção é importante, porque nem todo indivíduo participa das mudanças coletivas que estão ocorrendo do mesmo modo e na mesma extensão que o coletivo. A aculturação psicológica consiste, portanto, em um processo, porque passam os indivíduos em decorrência do contato contínuo com outra cultura. As mudanças culturais que sofremos advindas das influências, por exemplo, dos meios de comunicação diferem do contato direto, do impacto que o contato suscita quando se muda de contexto cultural.

Segundo o modelo proposto por Berry, o processo de aculturação tem sua fase de pré-contato, seguida do contato, conflito, crise e posterior "adaptações. Berry propõe um modelo de estratégias de aculturação. São formas de lidar com os desafios que apontamos acima que a mudança de ambiente cultural apresenta. Nesse processo de aculturação psicológica, segundo Berry, dois aspectos fundamentais emergem, um relativo ao contato intercultural, outro à manutenção cultural. Tais aspectos, para o imigrante, se traduzem nas questões até que ponto se deseja (é valorizado) manter contato com o grupo majoritário fora do próprio grupo cultural e até que ponto se deseja (é valorizado) manter a identidade cultural e características culturais[7].

Essas questões geram quatro variedades de aculturação. Chamamos de assimilação a estratégia em que o indivíduo abre mão de sua cultura de origem e adota a cultura majoritária. Lembro-me de um imigrante nos EUA que propôs a seus filhos que daquele momento em diante só falassem a língua do país hospedeiro. Em contraste, uma estratégia de separação se dá quando se evita o contato com a sociedade majoritária e há um apego à cultura original. Uma família faz compras em lojas da comunidade e mantém o dia todo a televisão ligada no canal do país de origem. A integração representa uma estratégia em que um grau de manutenção da cultura de origem ocorre simultaneamente à interação com outros grupos. Já a marginalização se dá quando há pouco interesse ou possibilidade de manutenção da própria cultura e pouco interesse em manter contato com outros grupos. No caso de marginalização, o indivíduo fica como que em suspenso, geralmente, num estado de conflito pessoal e social entre as duas culturas. A aculturação não é necessariamente uniforme nas dimensões do comportamento e vida social, por exemplo, um indivíduo pode buscar assimilação econômica (no trabalho), integração linguística (bilinguismo) e separação no que concerne à parceria conjugal (endogamia). Além disso, pode-se empregar diferentes estratégias ao longo do tempo; assim, ao falarmos em estratégias de aculturação, compreendemos o indivíduo enquanto ator social, que não é desprovido de uma certa margem de manobra embora o contexto seja crucial nessa elaboração. Essa questão pode ser abordada do ponto de vista do grupo minoritário ou majoritário. Apesar de ser um processo de influência mútua, nas sociedades majoritárias atentamos para suas atitudes em relação a migrantes e suas políticas de inclusão ou exclusão, refletindo ideologias multiculturais ou assimilacionistas, questões que influem na forma como a aculturação psicológica pode se dar, bem como no estresse de aculturação, como veremos a seguir.

Vemos assim que o contato entre culturas não é uma situação trivial, sendo naturalmente gerador de estresse. O termo estresse de aculturação se refere a um tipo de estresse desencadeado pelo processo de aculturação do qual decorre abalo na saúde mental, com aumento da ansiedade, depressão, sentimentos de marginalização e alienação, aumento de sintomas psicossomáticos, confusão identitária. O estresse de aculturação reduz a saúde dos indivíduos em seus vários aspectos, físico, psicológico e social. Importante ressaltar, no entanto, que esse será maior ou menor dependendo de uma série de fatores pessoais e situacionais, não sendo, portanto inevitável. Daí a utilidade do modelo de estresse de aculturação em que esse varia em função de um conjunto complexo de fatores contextuais e pessoais de cuja interação decorrem o grau de estresse vivenciado.

Dentre os fatores que podem significar maior ou menor aumento de estresse no processo aculturativo está o modo de aculturação. Há evidências de que o modo de aculturação é um fator importante, os que se sentem marginalizados experienciam maior estresse, os que mantêm separação apresentam estresse, os que adotam a assimilação demonstram níveis intermediários de estresse e os que buscam integração apresentam menor grau de estresse. Do mesmo modo, há que se atentar também para a fase de aculturação em que a pessoa se encontra, se é de contato, conflito, crise, ou possível adaptação.

Crucial será a natureza da sociedade majoritária: desde uma sociedade plural, mas de cunho multicultural, em que as diversidades são respeitadas e valorizadas; até uma sociedade do tipo cadinho, em que se impõem a cultura majoritária como única forma possível. Em uma sociedade preconceituosa e discriminatória, o preconceito pode girar em torno do fenótipo, aparência, cor de pele, *status* social ou em relação ao gênero, a geração ou a nacionalidades consideradas inferiores. Alguns grupos em aculturação podem ser mais aceitos e colocados no patamar mais alto na hierarquia de prestígio, enquanto outros ocupam os níveis mais baixos no sistema de preconceitos da sociedade. Um brasileiro do nordeste, quando se muda para a região sudeste do Brasil, enfrenta muitas vezes preconceito simplesmente por ser daquela região ou ter características fenotípicas identificadas à região de origem e consideradas inferiores segundo a escala de valores culturais que refletem padrões culturais elitistas da sociedade nacional e local. O mesmo fenômeno ocorre muitas vezes quando um brasileiro, independentemente de sua classe social ou grau de instrução, se muda para o exterior e sofre preconceito por ser um sul-americano ou ter uma tez mais escura. Do mesmo modo, um latino-americano de país vizinho ao Brasil sofre aqui discriminação por ser originário de país considerado menos desenvolvido no cone sul do que o Brasil. Outro fator são as políticas existentes com relação aos grupos em aculturação da sociedade (acesso à saúde, moradia, direitos políticos) que podem excluí-los, gerando altos níveis de estresse de aculturação.

O apoio social de redes sociais constitui um aspecto muito importante para o bem-estar da pessoa em aculturação, sendo parte das características do grupo de aculturação que também mediam a relação entre estresse e aculturação. Segundo Sluski, as redes sociais funcionam como provedoras de companhia social, apoio emocional, fornecem guia cognitivo e conselhos, favorecem a resolução de conflitos, fornecem ajuda material e de serviços e acesso a novos contatos[11].

O quão distintas são as culturas no que se refere à língua e aos costumes? Sabe-se que quanto maior a diferença maior o desafio e, portanto, o estresse. O *status* social e idade são também componentes que influem no ajuste cultural do grupo. Estudos realizados por meio de comparações sistemáticas, levando-se em conta a idade do imigrante, concluíram que a idade de 12 anos é decisiva para determinar altos níveis de estresse entre imigrantes, ou seja, pessoas que imigram antes dos 12 anos estão menos suscetíveis às tensões decorrentes dessa experiência[12]. Nesse sentido, imigrantes podem ser descritos como imigrantes tardios, quando a mudança ocorre depois dos 12 anos, ou imigrantes precoces, se imigraram antes dos 12. Os estudos mostram que imigrantes tardios, assim como indivíduos da segunda geração, experienciam os mais altos graus de estresse quando comparados aos imigrantes precoces e de indivíduos da terceira geração. A segunda geração fica presa entre duas culturas, a de seus pais e a da nova sociedade. Em termos de classe social, a imigração frequentemente significa uma mobilidade descendente, ou seja, há um rebaixamento em relação ao *status* social anterior. Enquanto uma mobilidade ascendente socioeconômica pode reassegurar e reforçar sentimentos de a nova situação estar sob controle, as dificuldades aumentam quando há um rebaixamento do *status* social com subemprego ou desemprego, dificultando assim a adaptação à nova sociedade. Outro fator de grande impacto é o *status* migratório. O imigrante que se encontra na condição de indocumentado na sociedade hospedeira vive um cotidiano de constante insegurança e apreensão, uma vez que pode constantemente, a depender das políticas adotadas pelo governo do país hospedeiro, estar sob risco de ser deportado. Ademais, há também a questão da motivação da migração. Há quem foi forçado a sair de seu país, como no caso de pessoas em situação de refúgio ou asilo político. Uma saída brusca, sem planejamento, com vistas a salvaguardar a própria vida e ou de seus familiares de guerras civis e perseguições políticas, religiosas ou de outras incursões. Outros imigram por meio de empresas, como expatriados.

Características pessoais também entram em consideração. Atitudes, avaliação e formas de enfrentamento, o sentimento de controle cognitivo que um indivíduo tem sobre o processo de aculturação; aqueles que percebem as mudanças como oportunidades com as quais podem lidar, podem ter um melhor grau de saúde mental do que aqueles que se sentem tomados, inundados por esta experiência. Em nosso trabalho, expandimos esse aspecto no sentido de considerar a psicodinâmica daquele que migra, propondo assim um modelo intercultural psicodinâmico em que consideramos os fatores internos latentes do inconsciente daquele que nos procura, seu mundo interno de relações objetais, suas fantasias, identificações e seus mecanismos de defesa relativos às ansiedades persecutórias despertadas diante do novo e desconhecido, ansiedades depressivas diante das perdas decorrentes do deslocamento, e ansiedades confusionais diante da inabilidade de distinguir entre o velho e o novo, assim como as motivações manifestas e latentes da mudança[13].

Segundo Ferreira, Freud mostrou o lugar e os efeitos do outro dentro de nós. Um outro que é, ao mesmo tempo, estrangeiro e íntimo e que nos contata por meio dos sonhos, sintomas e estados de descompensação[14]. Realiza-se, portanto, uma compreensão psicodinâmcia do caso e de suas manifestações. Essas ansiedades, e os mecanismos de defesa que produzem, e seus sintomas, podem gerar um estado psicopatológico. A evolução dessa patologia depende de como ansiedades e sentimentos de deslocamento e perda são assimilados pelo indivíduo; isso é, o impacto que a migração tem no senso de identidade do indivíduo e a crise gerada. A crise constitui o que Bion chama de mudança catastrófica que pode levar à catástrofe ou ao desenvolvimento criativo e seu mais profundo significado, o enriquecimento do Eu, o "renascimento". Segundo Sapienza, o contato do indivíduo com o temor de mudança catastrófica é caracterizado por medo da loucura, extrema turbulência emocional, incapacidade de pensar, angústia de aniquilamento e despersonalização[15]. "Mudança catastrófica guarda íntima conexão com o que Bion denomina transformações... que permitem à pessoa vir a ser quem a pessoa realmente é, ou seja, poder voltar a se casar consigo mesma".

A abordagem intercultural nos auxilia dando um panorama dos vários fatores psicossociais a serem considerados no fenômeno migratório em que saúde e doença estão em constante interjogo. Assim, retira-se o foco do imigrante como problema, o imigrante como inevitavelmente doente. Há uma série de fatores contextuais que a serem considerados. Um modo de nos precavermos de reproduzir algo que ocorre e ocorreu no início do século XX na América do Norte em relação aos imigrantes que para lá se mudaram. Foi a época em que *experts* escreviam sobre a "notável tendência ao suicídio" entre os japoneses da Califórnia, "a forte tendência delirante com inclinação de natureza persecutória" nos negros das ilhas das Antilhas, a frequência de "complexos sexuais encobertos" entre os hebreus e a "notável prevalência de mutismo" entre os poloneses. Visão posteriormente reformulada, nos anos 1950, quando estudos sociológicos levaram em conta os conceitos de *powerlessness* (falta de controle sobre a própria vida) e alienação, que geram maiores graus de estresse e desordens mentais[16]. Assim, a maneira como sociedades plurais lidam com sua diversidade, as políticas migratórias, tornam-se também fatores de grande importância.

ACULTURAÇÃO, SAÚDE E DOENÇA

O caso citado da imigrante brasileira no Japão é uma breve ilustração de que devemos ter claro que as concepções de saúde são culturalmente engendradas. Em diferentes contextos socioculturais as pessoas interpretam, atribuem significados e lidam com o processo saúde/doença de formas distintas. O Japão caracteriza-se por ser uma cultura coletivista, sendo que uma das característica essenciais das culturas coletivistas é que as pessoas podem ser induzidas a subordinar suas metas pessoais às metas do coletivo, com um forte sentimento de dever para com a família, o grupo, e a sociedade. A relação da pessoa com o grupo tende a ser estável mesmo quando as demandas do grupo são altamente custosas, tanto emocional quanto concretamente falando[17]. Portanto, a postura do psiquiatra japonês de que bastava 'Marina' querer para mudar seu estado de padecimento, nos mostra claramente a imposição de um padrão cultural de doença e saúde. Sendo o Japão um país ainda bastante marcado por relações de gênero patriarcais, conjecturamos que era seu dever perante o grupo familiar ela se aprumar. Uma postura que também parece vir ao encontro da psicoterapia japonesa Naikan em que a pessoa faz uma introspecção a fim de descobrir sua culpa por ingratidões no passado para com os outros[7]. O atendimento com o psiquiatra foi intermediado pelo marido de 'Marina', já que ela não falava japonês. Contudo, vimos posteriormente que muito de suas questões giravam justamente em torno da relação com esse marido, mostrando o quanto tê-lo como intérprete constituía situação inadequada.

No caso de 'Marina', por meio do acolhimento de sua história e compreensão do momento atravessado pela migração para o outro lado do mundo, foi interessante notar que já nas primeiras semanas do atendimento intercultural ela relatou melhora dos sintomas físicos.

'Marina', de formação profissional superior e já tendo exercido cargos de gerência no Brasil, com a mudança de país abriu mão do trabalho, passando a exercer os papéis de mãe e esposa, enquanto o marido trabalhava em uma fábrica, em condição inferior à sua qualificação. Com os atendimentos ela foi se dando conta do quanto foi se anulando. Apesar da diferença de fuso horário (ao atendê-la pela manhã, no Brasil, era noite no Japão) e do atendimento ser mediado pelo aparelho telefônico, com o decorrer das sessões, sentiu-se compreendida, acolhida e foi sendo capaz de entender as conexões entre os cenários de sua vida. Ela voltou a guiar, superando o medo com relação às diferenças da direção do automóvel, pois no Japão os carros são dirigidos do lado esquerdo com o volante do lado direito e as normas de código de trânsito são mais rígidas; foi em busca de um trabalho remunerado; e passou a abordar questões não ditas na família, que vinham se postergando. Gradativamente, torna-se autora de seu próprio *script* e vai se fortalecendo psicologicamente. Esse processo possibilita a transição de um universo cultural a outro, o que lhe permite adentrar uma nova realidade cultural de forma ativa. Notamos o quanto a compreensão do processo de aculturação pelo qual todo imigrante passa é fundamental para entender o impacto que 'Marina' estava vivendo.

Esse caso ilustra algo que ainda é bastante comum, o desconhecimento da questão migratória, do processo migratório e da relação intercultural que demanda cuidados específicos. Vemos a importância de uma política de saúde de Estado voltada para atendimento dos imigrantes provendo tradutores/intérpretes nos atendimentos de saúde ou mediadores culturais.

Segundo a Organização Mundial da Saúde (OMS), em 1982 fatores psicossocias foram reconhecidos como fatores-chave nas ações sociais e de saúde. As ações, para serem efetivas na prevenção de doenças e promoção da saúde e bem-estar, precisam se basear na compreensão da cultura, tradições, crenças e padrões de interação familiar. Apesar disso, vemos ainda uma forte presença do modelo biomédico da concepção de saúde, concentrando-se nas dimensões físicas da doença. "E cada vez mais a medicina moderna se baseia em tecnologia diagnóstica para diagnosticar e medir os fatos clínicos... Para cada medida, há uma faixa numérica – o valor normal – dentro da qual o indivíduo é considerado normal e saudável. Estar acima ou abaixo dessa faixa é considerado anormal e indica presença de doença"[18]. Interessante notar que, por volta de 2008, época em que muitos brasileiros que haviam emigrado retornaram ao país, divulgou-se na mídia que muitos sofriam da síndrome do regresso, um termo cunhado pelo psiquiatra Décio Nakagawa. Lembro-me de uma jornalista que me ligou da Espanha para uma entrevista sobre o tema; dado que ela mesma iria voltar para o Brasil, indagou se também sofreria da síndrome. Trata-se de um processo de migração que, tal como o da ida, implica uma aculturação de retorno e estresse de aculturação; ou seja, irá depender de uma série de fatores para sabermos se será uma experiência mais ou menos carregada de estresse ou não, e que passa a ser visto como um transtorno. Não se trata de um fenômeno necessariamente associado a uma patologia, como por vezes a mídia acabava dando a entender, correndo-se o risco de se criar mais um transtorno mental. Nega-se, assim, a vivência de um processo pelo qual o indivíduo passou e está passando, decorrente das mudanças de universos simbólicos.

Na área da saúde o cuidado é interativo, envolve a relação entre o profissional e a pessoa que foi em busca de assistência e acolhimento de sua história e sofrimento. Com o propósito de preparar os profissionais para o cuidado com populações imigrantes e de grupos minoritários foram formulados programas de desenvolvimento de competência cultural no sentido de sensibilizar os profissionais para o conhecimento das diferentes culturas e conscientização de suas próprias suposições[19]. Mas, como aponta Helman, a área da enfermagem está adiante da área médica na conscientização da necessidade de adaptar a clínica às necessidades de uma realidade cada vez mais diversificada[18]. Além disso, a área da enfermagem transcultural visa ao estudo da estrutura da sociedade que constrói e perpetua a desigualdade e dificuldade de acesso aos cuidados de saúde. Busca também capacitar seus clientes e permitir que eles participem nas decisões sobre seus próprios cuidados em saúde. De modo semelhante, no campo das orientações e psicoterapias interculturais, há dois eixos universais que as caracterizam[19]. Um é o *Emico-Ético*, em que se impõe ao terapeuta o desafio de se lançar para além de seu milieu cultural, isto é, que peso dará ao universal e ao culturalmente específico e como mudar de uma referência à outra ou como combinar ambas. Passos no sentido êmico (da cultura específica) levantam a questão da universalidade da psicoterapia no plano dos conceitos, técnicas, objetivos e valores. Daí a necessidade de voltarmo-nos para a direção ética (de mais culturas), mas com uma base sólida e cientes de nossa inevitável formação cultural.

O outro eixo é o *Autoplastic-Alloplastic*. Todos respondemos a situações mudando a nós mesmos (*autoplastic*) ou ao ambiente (*alloplastic*), ou combinando estas duas operações em diferentes proporções. Daí a possibilidade de estender o campo de ação do indivíduo no sentido de mudar o ambiente, algo que foi em grande parte negligenciado, favorecendo um objetivo implícito de um maior grau de conformismo direcionado ao indivíduo socialmente e culturalmente considerado desviante. Segundo Sue, na área da psicoterapia, os psicoterapeutas com competência intercultural se caracterizam por: autoconhecimento, especialmente quanto ao que considera condutas adequadas e inadequadas; consciência das características gerais da terapia e sua relação com a cultura e classe social; habilidade de compartilhar da visão de mundo do cliente e não estar culturalmente encapsulado; compreensão das forças sociopolíticas que afetam os clientes, especialmente racismo e opressão; domínio eclético de técnicas e teorias; e capacidade de escolher qual é a mais apropriada para o cliente em particular[21]. Nesse sentido, enfatizam-se as reações *contratransferenciais* que, em geral, esse hiato engendra; ou seja, estar a par das emoções e sentimentos que o contato desperta. Portanto, o profissional deve abordar essa situação com o máximo de autopercepção, não bastando estar disposto a escutar e conhecer o outro, mas preparado para lidar com as próprias distorções que vivencia no trabalho profissional.

REFERÊNCIAS BIBLIOGRÁFICAS

1. Sam D, Berry J. The Cambridge handbook of acculturaion psychology. Cambridge: Cambridge University Press. Sarriera, J. Psicologia comunitária, estudos atuais. Porto Alegre: Suina; 2006.
2. DeBiaggi SD. Nikkeis entre o Brasil e o Japão: desafios identitários, conflitos e estratégias. Revista USP. 2008;79,165-172.
3. Danta S. Diálogos Interculturais: Reflexões Interdisciplinares e Intervenções Psicossociais. São Paulo: Instituto de Estudos Avançados da Universidade de São Paulo; 2012. p.383.
4. Paini D. Encontros e desencontros. Pesquisadora do Campus Baixada Sanista estuda dificuldades enfrentadas por brasileiros que emigraram e agora tentam readaptar-se à vida no Brasil. Entrementes, Jornal da UNIFESP. 2014;5(2),5.
5. Dantas S. Saúde mental, interculturalidade e imigração. Revista USP. 2017;114,55-70.
6. DeBiaggi SD, Paiva GJ. Psicologia, e/imigração e cultura. São Paulo: Casa do Psicólogo; 2004.
7. Berry J, Poortinga Y, Segal M, Dasen P. Cross-cultural Psychology: Research and Applications, Cambridge: Cambridge University Press; 1992.
8. Paiva GJ. Apresentação. Em DeBiaggi, Sylvia Dantas & Paiva, Geraldo José. Psicologia, E/imigração e Cultura. São Paulo: Casa do Psicólogo; 2004. p.9-10.
9. Cuche D. A noção de cultura nas ciências sociais. Bauru: Editora Edusc; 1999.
10. Berger PL, Luckmann T. A construção social da realidade: tratado de sociologia do conhecimento. Petrópolis: Vozes; 2002 (Original publicado em 1966).
11. Sluski C. A rede social na prática sistêmica. São Paulo: Casa do Psicólogo; 1997.
12. DeBiaggi, SD. Changing gender roles: Brazilian immigrant families in the U.S. New York: LFB Scholarly Publishing; 2002.
13. Grinberg L, Grinberg R. Psychoanalytic perspectives on migration and exile. New Haven, CT: Yale University Press; 1989.
14. Ferreira AP. A psicanálise no terreno do outro. Em: Cruzando fronteiras disciplinares. Povoa, Hélion & Ferreira, Ademir Pacelli. Rio de Janeiro: Editora Revan/FAPERJ; 2005.
15. Sapienza, Antonio. Reflexões clínicas psicanalíticas sobre a memória-sonho. Cienc. Cult. [online]. 2004, v. 56, n. 4 [cited 2012-01-06], pp. 29-32. Available from: <http://cienciaecultura.bvs.br/scielo.php?script=sci_arttext&pid=S0009-67252004000400015&lng=en&nrm=iso>. ISSN 0009-6725.
16. Portes A & Rumbaut. Immigrant America: A portrait. Berkeley: University of California Press; 1990.
17. Hofsted G. Culturas e organizações. Lisboa: Edições Sílabo; 1997.

18. Helman C. Cultura, saúde e doença. São Paulo: Editora Artmed; 2009.
19. Santana C, Carvalho L, Silva R, Neto FL. Redes de serviços de saúde e apoio social aos refugiados e imigrantes. *In*: Mota, Marinho M, Silveira C. Saúde e História de migrantes e imigrantes. Editora UFABC; 2014
20. Marsella A, Pederson P. Cross-cultural counseling and psychotherapy. New York: Pergamon Press, 1986.
21. Draguns J. Cross-cultural counseling and psychotherapy: History, issues, current status. In: Marsella, A. & Pederson, P. (Eds), Cross-cultural counseling and psychotherapy. New York: Pergamon Press, 1986.

3

Adoecimento e Fracasso: Ser Feliz é Preciso, Viver não é Preciso?

MARIA LÍVIA TOURINHO MORETTO

O presente trabalho decorre de minha experiência enquanto psicanalista membro de equipes interdisciplinares em Instituições de Saúde, a partir da oferta de escuta e atendimento clínico a pacientes adoecidos, ao longo das últimas três décadas. Essa é uma experiência que produz inquietações, questionamentos e saberes que são objetos de reflexão nesse trabalho.

O principal tema aqui abordado é a experiência de adoecimento. Nem tanto o doente, nem tanto a doença, mas, sobretudo, nos interessa o modo pelo qual o primeiro estabelece relações com a última. Aqui abordo, como é de se esperar de um psicanalista, as narrativas sobre as relações que o doente estabelece com sua doença e o modo pelo qual isso é tratado no contexto clínico e institucional.

O trabalho se propõe a analisar, dentre tais narrativas, e pela frequência com que ela tem aparecido na clínica psicanalítica hoje, aquela na qual o paciente apresenta sua experiência de adoecimento associando-a, com sofrimento, à ideia de fracasso pessoal.

Para analisar essa associação, tomo como referência a seguinte hipótese: não há experiência de sofrimento que não esteja regida pelas relações do sujeito com a cultura de sua época. Numa cultura onde as subjetividades se organizam em torno dos ideais de sucesso e dos imperativos de felicidade, a experiência do adoecimento perde a dimensão de possibilidade lógica inerente à transitoriedade da vida e ganha, para algumas pessoas, o estatuto de fracasso pessoal, como se o processo de adoecimento pudesse ter sido por elas evitado.

Na condição, provavelmente equivocada, de responsáveis pelo seu adoecimento/fracasso pessoal, essas pessoas se apresentam ao psicanalista em sofrimento, uma vez que essa dimensão de fracasso não fica sem consequências nem para o doente nem para o seu tratamento, e deve ser levada em conta pelos profissionais de saúde que empregam seus esforços na oferta de cuidados com vistas ao sucesso terapêutico.

Inicio o texto fazendo uma apresentação, a título de breve contextualização, sobre as relações entre o sujeito e a cultura de sua época, enfatizando os efeitos dos ideais de sucesso e do imperativo de felicidade nos modos de subjetivação hoje.

Na sequência, abordo a experiência do adoecimento do ponto de vista psicanalítico, ressaltando o sofrimento envolvido em situações nas quais os pacientes se encontram diante do desafio de elaborarem, do ponto de vista psíquico, o que chamo de condição inédita, enfatizando, nesse ponto, o modo pelo qual o psicanalista intervém e aposta nos efeitos de sua intervenção.

Na terceira parte, apresento a dimensão traumática do adoecimento ressaltado a importância e o valor da alteridade nas práticas do cuidado em saúde, sob o ponto de vista da psicanálise.

No ponto seguinte destaco as narrativas de sofrimento de pacientes que associam, com ressentimento, o adoecimento do corpo à experiência de fracasso pessoal. Com a intenção de concluir, analiso os limites e os alcances da psicanálise frente aos problemas apresentados.

Espera-se que a discussão aqui proposta produza reflexões que possibilitem a construção de saberes que contribuam tanto no que tange à abordagem clínica do sofrimento de pacientes adoecidos quanto no que diz respeito ao aprimoramento do manejo das equipes de saúde que desses pacientes se ocupam, nessas circunstâncias.

SOBRE OS EFEITOS DOS IDEAIS DE SUCESSO E DO IMPERATIVO DE FELICIDADE

Para a psicanálise, há uma relação intrínseca entre inconsciente, subjetividade e cultura, donde se parte do princípio de que tanto a constituição subjetiva quanto as mudanças subjetivas se dão em um campo que chamamos de alteridade, portanto, no campo da relação com o outro. Dito de outro modo, para a psicanálise, as subjetividades se constituem no laço social[1].

É, portanto, por se sustentar nessa relação tão estreita entre clínica e cultura, entre processos psíquicos e contemporaneidade, que interessa sobremaneira ao psicanalista, o exame da relação que se estabelece entre as mudanças da ordem social, econômica e política e a subjetividade de sua época[2].

Nesse ponto é necessário que examinemos de modo crítico a relação do sujeito com os ideias de sucesso (tais como os ideais de beleza, autonomia, riqueza, etc.) e o imperativo de felicidade que caracterizam a cultura de nossa época.

Vivemos numa cultura que propõe, ou melhor, que impõe a felicidade como meta articulada no campo do coletivo – ou seja, haveria uma felicidade possível para todos – e que deixa implícito – ou melhor, que deixa explícito, que aquele que (ainda) não é feliz, não o é por dificuldades de ordem pessoal.

Nota-se, sem dificuldades, que as transformações de nossa cultura deslocaram a felicidade do campo do sonho para o campo do ideal, imprimindo-lhe o caráter de imperativo: "é preciso ser feliz".

É claro para nós que os ideais têm um lugar de muita importância na vida das pessoas. Eles funcionaram sempre e, provavelmente, continuam funcionando, como uma espécie de norte – aquilo que norteia e que orienta as decisões importantes que as pessoas tomam quando se encarregam de traçar, elas próprias, a trajetória que pretendem seguir em suas vidas.

Essa relação entre os ideais e os planos de vida é evidente e não nos parece ser problemática, em absoluto. O problema se constitui quando eles, os ideais, adquirem, pela própria interpretação do sujeito, o *status* de imperativo: no lugar de "o ideal é que você seja...", ele passa a ler: "Seja...você tem que ser".

Se, por um lado, a falta de reflexão e crítica com relação aos imperativos da cultura produz a submissão alienada aos mesmos, por outro nos indica o valor de orientação que tais imperativos adquirem para a organização da vida das pessoas.

Mas, do ponto de vista do psicanalista, é essa submissão alienada que nos permite compreender com clareza a relação entre ela e as narrativas de sofrimento que têm como central o tema da impotência e do fracasso. Dito de outro modo: a submissão alienada aos imperativos de sucesso e de felicidade produzem, necessariamente, sujeitos fracassados e infelizes.

E quando a experiência de adoecimento é interpretada pelo sujeito como uma experiência de fracasso pessoal?

SOBRE A EXPERIÊNCIA DE ADOECIMENTO DO PONTO DE VISTA PSICANALÍTICO

O adoecimento é um acontecimento na vida de uma pessoa que pode ser entendido por ela como um marco, no sentido daquilo que faz um corte no percurso de sua vida, produzindo um "antes" e um "depois" do acontecimento.

Ele pode evocar para ela diversos sentidos ou pode parecer para ela algo sem sentido algum. Muitas vezes o principal esforço de uma pessoa quando ela adoece é o de tentar dar algum sentido àquilo que, para ela, é, a princípio, sem sentido algum.

É frequente que, diante de uma situação de sofrimento inédito (inédito é aquilo que nunca foi dito), o paciente se apresente, também, sem palavras para se referir ao que acontece com ele próprio – angustiado, portanto, experimentando um estranhamento típico daquele que se encontra esvaziado de saber e de sentido.

Esse acontecimento pode produzir uma série de outras consequências, entre elas a surpresa e/ou a experiência de impotência e a constatação da finitude, o que exige um trabalho psíquico importante de enfrentamento e elaboração de lutos, sem o qual o paciente encontra dificuldades para lutar pelo que lhe é possível[3].

Proponho, nesse ponto, que façamos a diferença entre as noções de "acontecimento" e "experiência". Entenda-se por "acontecimento" aquilo que se refere ao fato. Por "experiência", proponho que se entenda a dimensão subjetiva do fato.

Isso posto, vamos direto ao ponto que interessa. O adoecimento é um acontecimento de corpo (e não apenas de organismo) que, por ser disruptivo, exige um esforço psíquico extraordinário por parte do paciente, no sentido de "acomodá-lo" em sua vida psíquica, transformando-o em experiência singular de vida[4].

O acontecimento em si – a doença – é alvo direto da medicina, a princípio, com todo seu aparato teórico clínico para lidar com os fatos. Nós, psicanalistas, somos profissionais da experiência – é enfaticamente o que nos interessa. Trabalhamos com pessoas a partir dos acontecimentos e de suas consequências, em vários sentidos.

O modo pelo qual cada um vai lidar com o acontecimento não está apenas associado à natureza do acontecimento em si, mas às condições subjetivas dessa pessoa, na relação com o acontecimento.

Do ponto de vista metodológico, na abordagem clínica psicanalítica, não é o acontecimento, nem a vertente imaginária (sentido) do acontecimento, o alvo de nossa investigação/intervenção. A direção do tratamento é essa: do acontecimento à experiência.

A construção da narrativa tem a função de fazer a passagem do acontecimento para a experiência e é por meio da construção da narrativa que, para uma pessoa, o adoecimento deixa de ser um acontecimento ao qual ela se submete (ou não) para se tornar uma experiência de vida. E como se sabe, essa operação da construção da experiência não se faz por si só: há de haver um interlocutor qualificado que favoreça e testemunhe, necessariamente, essa passagem. Esse interlocutor é o analista.

A DIMENSÃO TRAUMÁTICA DO ADOECIMENTO E A EXPERIÊNCIA DO CUIDADO EM PSICANÁLISE

É claro que o adoecimento é um acontecimento que pode se transformar em uma experiência traumática na vida de uma pessoa, mas é importante que se entenda que o que confere o caráter traumático a um acontecimento não é o acontecimento em si, mas a forma pela qual ele é incluído – ou, pior, excluído – no seu campo de relações[5].

Pode-se dizer, portanto, de outra maneira, que toda situação potencialmente traumática requer um processo, sempre singular, de elaboração[6]. Ou seja, o traumático ao qual nos referimos aqui não está tanto da natureza do acontecimento, mas sim do fato de a experiência não ter lugar no campo da alteridade, indicando que traumática é a experiência que, não reconhecida, produz um sujeito invisível ao outro por meio da indiferença desse último.

Eis a importância da alteridade nesse processo de produção (ou não) de experiências traumáticas. Quando o psicanalista se oferece como alteridade, é porque ele sabe da importância de sua presença atenta ao reconhecimento da experiência do sofrimento como facilitador para o necessário processo de elaboração de lutos[5].

E sabe também que o que confere o caráter traumático a uma experiência é, sobretudo, o fracasso de seu testemunho frente a um outro que não está disponível e que, por meio de sua indiferença em relação à experiência de sofrimento, também o desautoriza, transformando o que antes era o indizível da dor em experiência inaudível no campo da alteridade. É por isso que a experiência do cuidado é a contrapartida clínica para as situações potencialmente traumáticas provocadas pelo processo de adoecimento[6].

É nesse sentido que entendemos que, diante da angústia da condição inédita, é fundamental que o psicanalista possibilite ao paciente, por meio da oferta de um espaço de fala, a construção de uma narrativa na qual ele possa assumir a condição de autor de sua história, se afastando, na medida do possível, da condição de coadjuvante em um cenário no qual ele estaria identificado com o objeto dos cuidados médicos. Isso é bem diferente de o profissional de saúde responder ao chamado do paciente falando para/por ele.

A verdadeira disponibilidade do profissional para a experiência de alteridade facilita que o paciente reconheça também o valor de sua própria fala, identificando em si tanto suas possibilidades quanto suas limitações para lutar pelo que lhe é possível (Moretto, 2013).

A EXPERIÊNCIA DO ADOECIMENTO COMO EXPERIÊNCIA DE FRACASSO PESSOAL

Nesse ponto é interessante que possamos compartilhar com o leitor interessado nossas preocupações, especialmente aquelas que concernem ao modo pelo qual os pacientes que chegam ao nosso encontro encaminhados pelos seus médicos – principalmente, pelo fato de estarem adoecidos – se referem ao seu adoecimento.

Dito de outro modo, convém questionarmos com quais narrativas os pacientes que buscam o nosso trabalho nos apresentam o seu sofrimento hoje? Apresentam-nos, com frequência, um discurso fortemente marcado por um sofrimento que se relaciona com o acontecimento de corpo, é claro, mas não só. É preciso dar destaque às narrativas de sofrimento que associam, com ressentimento, o adoecimento do corpo à experiência de fracasso pessoal.

A queixa inicial – e talvez isso não pudesse ser diferente – é aquela na qual o paciente se refere ao adoecimento em si como algo que saiu da ordem prevista, planejada e que entrou em sua vida o distanciando de seus ideais.

Doravante, atravessado pelo imprevisto, o paciente vai nos dando sinais expressivos de que o sentido que ele empresta a essa experiência é, principalmente, o sentido de fracasso pessoal, que aparece enunciado numa narrativa de sofrimento marcada pelos sentimentos de impotência, culpa e vergonha, como se ele próprio, ao adoecer, desobedecesse aos imperativos de sucesso, sendo, portanto, responsável pelo seu fracasso.

Evidentemente que a gravidade dessa situação, do ponto de vista psíquico, exige intervenção clínica sem a qual o caso tende ao pior. Mas convém advertir que não é pela argumentação racional, ou melhor, não é pela contra argumentação do discurso do paciente que esta situação tende a se resolver. O que está em jogo aí?

Dentre tantas coisas, está em jogo a dimensão inconsciente da relação do sujeito com os seus ideais e com as suas ilusões, inclusive as de imortalidade. Note-se que a experiência de adoecimento está frequentemente associada à experiência de perdas que exige o trabalho de elaboração de lutos que não costuma ser simples: entrar em contato com a finitude é uma experiência que deixa marcas, e a principal delas parece ser a constatação de que "morrer é possível". O que se perde na experiência de adoecimento, dentre outras coisas, é, antes, a ilusão de imortalidade.

A clínica psicanalítica nos ensina que aí se dá uma experiência na qual a morte passa, no psiquismo do sujeito, para o campo do possível. O que, curiosamente, parece produzir em alguns sujeitos o desejo de lutar pela vida[3].

A luta pela vida, desse ponto de vista, não se faz desvinculada do processo de elaboração do luto dessa condição perdida (idealizada) de imortalidade. Mas, ao que nos parece, o principal luto a ser elaborado nesses casos é o luto com relação à perda dos ideais que se transformaram em imperativos superegóicos.

Há situações nas quais o paciente se surpreende verdadeiramente quando se dá conta, em processo terapêutico, que ele não tem o poder de decidir tudo o que diz respeito aos acontecimentos de seu corpo. Há situações nas quais os pacientes se surpreendem pelo "simples" fato de terem adoecido, e se perguntam, com franqueza: "Por que eu?" ou "Mas, por que agora?".

Por que uma pessoa responderia com um sentimento de impotência quando na verdade ela está diante da experiência do impossível? O sujeito sofre demasiadamente (e de modo desproporcional) quando interpreta o impossível da vida como signo de sua impotência pessoal.

Note-se, com atenção, a diferença fundamental entre impotência e impossibilidade, pois ela faz toda diferença no manejo clínico de cada caso. Não é desejável que nós, os clínicos, acolhamos o pedido de reconhecimento de uma experiência de impotência quando o que está em questão é a relação do sujeito com o impossível.

Isso faz toda diferença quando se está diante do desafio de enfrentar uma situação de adoecimento: frente ao impossível, cabe o luto; frente ao possível, cabe a luta[3].

De todo modo, o adoecimento é um acontecimento que exige, sobretudo, a constatação de que se tem um corpo, independente do que planejamos fazer com ele, mas é também a constatação de que esse corpo é finito e por meio dele somos apresentados à experiência do limite, da precariedade da vida, dos diversos tipos de desenlace e da solidão.

Ali onde os ideais da cultura passam pelo não envelhecimento, o corpo, o nosso corpo, é a prova viva da passagem do tempo. Então, insistimos na pergunta: em que medida, a rigor, podemos e devemos considerar a experiência de adoecimento do corpo como uma experiência de fracasso?

CONSIDERAÇÕES FINAIS

Se o adoecimento, como acontecimento de corpo, produz experiências singulares, enquanto elemento de um campo epistêmico ele conecta diversos saberes, convocando a equipe de saúde ao discurso interdisciplinar no campo institucional, marcado pelas diferentes ancoragens éticas[5].

O que nós, psicanalistas, temos pensado é que frente a essa narrativa de adoecimento focada no fracasso pessoal, encontramos pessoas que estabelecem com os ideais da cultura uma relação de alienação e submissão, tomando-os não como referências, mas como imperativos superegóicos.

São casos nos quais o próprio sujeito, ao não conseguir corresponder a estes ideias, interpreta essa não correspondência como fracasso, apresentando a demanda de ajuda na direção de melhor se adaptar aos ideais, demonstrando pouca disposição para assumir uma posição crítica ou mais analítica com relação ao próprio sofrimento.

Nós sabemos que o problema do fracassado não se localiza exatamente na não correspondência aos ideais, mas na submissão alienada a eles. Talvez essa posição subjetiva inconsciente de fracassado seja até mesmo anterior ao adoecimento, mas agora ele, o nosso fracassado, encontraria no adoecimento a justificava consciente para não conseguir corresponder aos ideais aos quais escolheu (ainda que não se dê conta disso) se submeter desde antes.

O que a clínica psicanalítica põe em xeque é este assujeitamento acrítico ao biopoder das sociedades de controle, em favor da singularidade e apostando no valor da alteridade nas relações.

Nota-se, no entanto, a alta probabilidade dos profissionais de saúde estarem, eles próprios submetidos também aos ideias da cultura sem que ainda tenham feito uma reflexão crítica a respeito dos efeitos desses tanto sobre eles mesmos quanto sobre o paciente que associa e empresta à experiência de adoecimento o sentido do fracasso pessoal.

Então, pergunta-se: com qual discurso uma equipe de saúde enfrenta esse problema que, por seu turno, dificulta sobremaneira o estabelecimento de uma relação razoável do paciente com o seu tratamento?

O que pretendemos deixar claro é que, não importa qual seja o profissional, a experiência do cuidado consiste, sobretudo, na atenção ao potencial traumático dos acontecimentos. É preciso que nossos pacientes possam falar do modo pelo qual transformaram suas experiências de adoecimento em experiência de fracasso até o ponto em que consigam elaborar suas perdas sem que necessariamente confundam infelicidade com fracasso pessoal.

Para tanto, apontamos como vantagem a interlocução interdisciplinar que toma em consideração os aspectos da singularidade de cada caso, de tal modo que os membros das equipes de saúde experimentem, em ato, o valor de sua presença no campo das relações, o que lhe permite decidir por oferecer (ou não) a sua disponibilidade à alteridade no dispositivo clínico que sustentam[5].

REFERÊNCIAS BIBLIOGRÁFICAS

1. Moretto, MLT, Kupermann D, Hoffmann C. Sobre os casos-limite e os limites das práticas de cuidado em psicanálise. Rev. latinoam. psicopatol. fundam. [online]. 2017; vol.20, n.1.
2. Lacan J. Função e campo da fala e da linguagem em psicanálise (1953). In: *Escritos*. Rio de Janeiro: Jorge Zahar, 1998. p. 238-324.
3. Moretto MLT. Entre o luto e a luta: sobre a noção de sofrimento psíquico do paciente com câncer e o trabalho do psicanalista em situações limite na instituição hospitalar. In: Moura, M. D. (Org.). *Oncologia: clínica do limite terapêutico*. Belo Horizonte: Artesã; 2013. p. 352-365.
4. Moretto MLT. A entrevista psicanalítica e a função do diagnóstico no hospital. In: Santos, N.O. et al (Org.) *Psicologia Hospitalar, Neuropsicologia e interlocuções: avaliação clínica e pesquisa*. Rio de Janeiro: Editora Guanabara Koogan; 2016.
5. Moretto MLT. A presença do pensamento freudiano no campo da saúde. In: Daniel Kupermann. (Org.). *Por que Freud hoje?*. São Paulo: Zagodoni. 2017;1;191-213.
6. Kupermann D. Trauma, sofrimento psíquico e cuidado na Psicologia Hospitalar. *Revista da SBPH*. 2016;*19*(1),6-20.

4

Dos Fundantes do Ofício do Psicólogo em Saúde[1]: Algumas Reflexões

JULIETA QUAYLE

O ingresso do psicólogo na saúde é relativamente recente. Sua atividade, entretanto, vem-se multiplicando em diferentes níveis e funções, estendendo-se além das questões específicas da saúde mental. Ao adentrar instituições onde seu papel é menos claro, o psicólogo é confrontado com a necessidade de utilizar parâmetros diferenciados.

A atuação do psicólogo em instituições médicas e hospitalares caracteriza-se, primordialmente, por lidar com os aspectos escamoteados e pouco evidentes do processo do adoecer, da vida e da morte. Historicamente, sua entrada nessas instituições se deu a partir da necessidade de uma abordagem mais integrada que considerasse o ser humano em sua totalidade, como sujeito de sua doença. Sua chegada, tardia, reflete uma preocupação humanitária e humanizadora relativamente recente. Relaciona-se, também, à necessidade de compreensão e controle do comportamento dos indivíduos em diagnóstico e tratamento nas instituições. Frequentemente visto como um profissional que tende a subverter a ordem e o *status qüo*, que trabalha com aspectos subjetivos, abstratos ou ficcionais, sua inserção se caracteriza, usualmente, por certa ambiguidade, gerando expectativas cuja satisfação é duvidosa e difícil.

Os outros profissionais de saúde, em sua maioria, têm seus papéis definidos com mais clareza do que os profissionais de psicologia. Minimamente, essa definição se faz em função de seu trabalho concreto, do que ele "produz" na

---

I. Embora nos pareça que os aspectos abordados a seguir possam contribuir para a reflexão e compreensão do papel do psicólogo hospitalar e da saúde, de um modo geral, a análise se refere ao papel e atuação do profissional de psicologia em obstetrícia e medicina fetal, áreas da medicina que se dedicam aparentemente à vida e ao nascimento, gerando paradoxos consideráveis dentro da instituição hospitalar. Adaptação do texto originalmente publicado em "Psicologia Hospitalar".

instituição ou no processo, do papel que desempenha. Assim, o médico "é quem trata", o enfermeiro "é quem cuida", a nutricionista "resolve os problemas de dieta". Mesmo o pessoal administrativo encontra clara definição de papéis, como aqueles que "cuidam da papelada", dos registros, dos documentos.

Nesse contexto, o que sobra para o psicólogo? Ele que quase só conversa e escuta, o que produz? Qual sua contribuição, do ponto de vista da instituição?

Por outro lado, numa ordem tão concreta, organizada e hierarquizada, que brecha pode esse profissional encontrar para fazer referência a uma ordem com outra articulação de sentidos e significados que, aparentemente, extrapolam a doença e seu processo? Quais as condições para uma atuação voltada também para a ordem simbólica, especialmente ao se considerar que a demanda da própria população que adoece é prioritariamente médica?

O encaminhamento de tais questões não é simples. A utilização das palavras sobra e brecha, normalmente associadas a conteúdos pejorativos, não foi aleatória ou casual e retrata, em certa medida, o espaço reservado ao psicológico nessas instituições. Tais palavras remetem a outros significados, que merecem ser sumariamente abordados[1]:

- sobra: fala daquilo que restou, que não se quer ou não se precisa. O que não tem lugar. Portanto, algo que não se valoriza, o que restou depois do uso; desnecessário, talvez descartável ou mesmo francamente ruim. É alguma coisa que pode ser facilmente ignorada ou jogada fora. Lixo. Todavia, sobra é também aquilo que não coube, por falta de espaço. O que não pode ser comportado, o que extravasou. Refere-se, assim, também àquilo que não pode ser lidado, elaborado, contido, mas que, ainda assim, existe, mesmo que escoimado. O que, em saúde, é usualmente ignorado ou descartado e, simultaneamente, posto de lado? Qual o resgate que se faz necessário?;

- brecha: aponta a falha na estrutura por onde se pode, até insidiosamente, penetrar. Todavia, a própria existência de uma brecha em determinada estrutura denuncia a falta, a lacuna ou a ausência. Um buraco na trama que se esgarça. O que se mantém ausente ou é escoimado no trabalho cotidiano de saúde? Quais situações não encontram cidadania e reconhecimento?

Cada ocorrência traz consigo particularidades e devires. Todavia, considerando-se a consigna representacional do profissional de saúde (vencer a doença, curar, vencer a morte), evidencia-se que a tendência é a de se cingir às representações positivas e fortes; aos finais felizes, buscando o sucesso do tratamento, da abordagem, do trabalho. Parcial ou totalmente negando as possibilidades de perda, de fracasso, de morte. De maneira quase maníaca, as dificuldades são minimizadas, escondidas e, por vezes, negadas – embora, de forma sintomática, muitas vezes utilizadas para obter a adesão do paciente à ordem médica e ao esquema terapêutico. As fantasias de onipotência são muitas vezes maximizadas pelos profissionais, na proporção inversa da possibilidade de sucesso, dificultando o contato com o paciente, seus receios e expectativas. Muitas vezes, essas defesas funcionam de forma estranha, como se aceitar a possibilidade de um desfecho ruim fosse o responsável por materializar essa possibilidade e não uma maneira de poder lidar com as diferentes alternativas de forma amadurecida, crítica e ética.

Quais as alternativas disponíveis? Quais os caminhos?

Evidentemente, não existe uma só resposta, um único *modus faciendi* que resolva todos os problemas, que dê conta de todas as faltas e todos restos. Um encaminhamento possível parte do resgate de uma representação mais fidedigna da própria área de atuação e suas possibilidades.

Tomemos por exemplo, a obstetrícia, que tem como mote a maternidade. Faz-se *mister* que nela possam se inserir os aspectos frequentemente denegados, que se associam cotidianamente aos problemas factuais e emocionais do ciclo gravídico-puerperal.

Fazem parte de qualquer ato criativo o assumir riscos, o fazer (plantar?), o esperar os resultados (os frutos?), o regozijar-se. Também fazem parte do mesmo processo a ansiedade, o medo e, eventualmente, a decepção, a tristeza pelo que não vingou, ou que não é como se queria: algo menos que perfeito.

Não é diferente na maternidade, apesar de sua representação no imaginário popular. Mãe e seus bebês correm riscos. Nem sempre o desfecho corresponde ao esperado "felizes para sempre".

Várias representações primitivas de deusas associadas à vida e à maternidade desvelam seu aspecto de morte e destruição, intimamente relacionados ao ato de (pro)criar e gerar. De acordo com Neumann[1], como Kali – a grande mãe terrível, elas são as arquetípicas representantes da Deusa-Mãe guardiã dos mortos e das sementes que irão germinar, uma deusa subterrânea que é responsável pela vida e pela morte. É a guardiã do portão leste, do nascer do sol e da vida, em sua face bondosa. Se irada, paralisa toda a vida: é a guardiã do portão oeste, da morte, das entradas para o mundo subterrâneo[2]. Duas faces da mesma moeda.

Assim é, de fato, a maternidade, o ser mãe, e o processo biológico subjacente. Um lançar os dados, semear, esperar. Vida, morte, sucesso, fracasso.

Em obstetrícia, *estar ao lado de*, como sugere a etimologia da palavra, é um ponto de partida necessário, mas nem sempre suficiente. Em medicina fetal, por exemplo, há que se ofertar um pouco mais.

Para o psicólogo, o percurso se delineia a partir mesmo de sua especialidade: a oferta de uma escuta diferenciada, uma fala sensível e honesta, afeita à verdade; a oferta de um espaço de acolhimento para o que não encontra outro lugar ou forma de expressão.

Inicialmente, há que se considerar que o trabalho em medicina fetal ocorre sempre em contexto de risco, real ou imaginado, mas sempre temido. É esse o recorte que delimita a atuação do profissional de saúde e, especialmente, a do psicólogo. De fato, a assistência da equipe multiprofissional e interdisciplinar em medicina fetal traz, sempre, a possibilidade de um diagnóstico de malformação fetal, no caso de exames profiláticos, ou ocorre após o diagnóstico de problemas fetais. Isso se contrapõe à imagem social da maternidade como um local de nascimento e de vida, sempre bom, desvelando o outro lado dessa representação[II]. Essa representação parcial tende a se tornar globalizante e totalizadora. Nesse imaginário, não há lugar para depressão ou perdas: acredita-se que mulheres grávidas e, especialmente, seus bebês, não ficam doentes, não correm riscos, não morrem.

As áreas da obstetrícia que lidam com esse outro lado mais de perto – "o lado escuro" e escondido dessa representação – tendem a ser vistas como desumanas, ruins, impessoais. Tal se aplica à medicina fetal como uma luva. Não é infrequente, por exemplo, que profissionais de outras áreas se referirem a ela como medicina fatal. Tal trocadilho, aparentemente inocente, revela de maneira bastante evidente a dificuldade de se integrar à representação de maternidade os seus aspectos menos bonitos e prazerosos, colocando o profissional dessa área

---

II. A representação mais íntegra da maternidade, que concilia os opostos (vida/morte; fracasso/sucesso) tende a ser rechaçada e substituída por uma representação parcial: a maternidade sempre doce, saudável, desejada e sem riscos. Lindas mães felizes de rosados bebês. Exclui-se dela o sofrimento – quiçá permaneça o do parto, transitório e passível de analgesia. Exclui-se o medo, a perda, o luto, como se a vida pudesse existir sem a morte e dela se alimentar.

como um *bode expiatório*, não mais dos pecados da tribo, mas da impotência de todos nós.

Da mesma maneira que se nega ao feto malformado um lugar social (pois a ele é outorgada uma representação de monstruosidade a ser ignorada), tende-se a atribuir ao profissional uma representação de "cientista maluco", desvinculado da realidade, maldoso destruidor de fetos... Isso, como se fosse ele o causador do problema; ele, seu descobridor, transforma-se em único responsável pelo mal. Seguindo antigos costumes, aqui também parece mais fácil matar o mensageiro que traz más notícias do que enfrentá-las. Por outro lado, é inegável que ao se perguntar se tudo está bem com o bebê, os pais desejam escutar que não existem problemas. Ignora-se, aqui, que ao se fazer uma pergunta, qualquer resposta é possível. As únicas maneiras de não se ter contrariadas as expectativas é não formular questões e se comprazer com fantasias e esperanças. Ou, então, não colocá-las em cheque, contrapondo-as à realidade[III].

Do ponto de vista de papel técnico, ético e social, o papel da medicina fetal é promover esse confronto, tão temido. Tal proposição traz consequências importantes, que não devem ser menosprezadas[3], incluindo as relativas a tomada de posição quanto à manutenção da gravidez e às repercussões familiares de se educar um filho portador de problemas graves.

Nesse contexto, cabe ao psicólogo, como integrante da equipe que assiste a paciente, o casal e/ou a família, o resgate de uma representação mais articulada e verdadeira da maternidade, em nível simbólico e individual, em abordagem que permita a todos os envolvidos uma vivência mais integrada e significativa da parentalidade e das intercorrências do ciclo gravídico-puerperal.

Em suas várias facetas, a medicina fetal, altamente especializada, lida com o risco inerente às situações críticas e transitórias que se inscrevem no ciclo gravídico-puerperal[IV], ele próprio um momento de transição no desenvolvimento psíquico da mulher e do casal. Assim é que, por exemplo, tanto em sessões de aconselhamento genético, como durante a realização de exames diagnósticos (invasivos ou não), ou em consultas clínicas: ao se investigar as condições do feto, ora reconhecido como paciente, também é avaliado o "eu parental", a progenitura. Talvez seja essa a razão pela qual os procedimentos em medicina fetal sejam sentidos, amiúde,

---
III. Nesse sentido, é emblemática a frase oriunda da antiga República dos Camarões: Aquele que faz perguntas não pode evitar as respostas.
IV. Dinâmica semelhante pode ser observada quando o diagnóstico de uma patologia materna coloca em risco o feto ou a manutenção da gestação.

como tão invasivos, não somente do ponto de vista físico, no que concerne à díade gestante/feto, mas, principalmente, do ponto de vista emocional.

À invasão da privacidade da cavidade uterina, desse espaço físico, com finalidades diagnósticas ou terapêuticas, corresponde a peculiar vulnerabilidade do sujeito que se entrega, mesmo que momentaneamente, a uma situação de dependência – ao saber, à técnica, à (oni)potência atribuída ao profissional de saúde, em geral, e ao médico, em particular. Tal vulnerabilidade se evidencia mesmo quando não são utilizadas técnicas que o profissional considera invasivas. Ela se associa à intrusão, permitida, desejada e mesmo buscada, que acompanha o entregar-se, e ao seu concepto, nas mãos do especialista. Irmã mais velha da impotência, prima do medo, ela antecipa os sentimentos de perda e pesar que a realidade pode vir a impor.

Por sua singularidade e especificidade, a medicina fetal demanda a participação de variadas áreas de conhecimento e, concretamente, o concurso de profissionais de diferentes formações. Ainda em 1979, Seymor Kessler[4] já enfatizava a importância de se estar atento para os aspectos psicológicos envolvidos no diagnóstico pré-natal de problemas fetais, considerando que, independentemente da época do ciclo vital em que se manifestam, as desordens genéticas frequentemente acarretam sequelas psicológicas significativas para o indivíduo e o núcleo familiar. Ao se inscrever em um período de crise normativa, potencializa a intensidade das reações emocionais usualmente associadas a processos diagnósticos e propõe sérios desafios aos profissionais da área.

Hoffmannm[5] refere que o cuidado da paciente grávida "deve incluir a identificação de fatores estressantes e o planejamento de estratégias para reduzi-los", com o objetivo de tornar o processo e os procedimentos tão fáceis quanto possível para a paciente e o profissional. Há que se considerar, aqui, o papel da equipe de medicina fetal, as principais fontes geradoras de ansiedade e estratégias gerais para lidar com a situação.

O profissional que atua na área se vê forçosamente confrontado com a possibilidade de morte/doença/defeito/fracasso. Paralelamente, a própria área de atuação e a utilização de tecnologia de ponta tende a incrementar sentimentos e fantasias de onipotência, dificultando o relacionamento com a paciente e a percepção de suas necessidades e dificuldades. Nem sempre ele se sente preparado para lidar com a intensidade dos sentimentos transferenciais e contra transferenciais que a situação provoca, não conseguindo detectar a origem ou consequência dos mesmos.

A fala e a escuta do psicólogo, diferenciadas a partir desse marco conceitual, procuram criar um espaço onde a angústia, a dúvida, a indecisão e o medo possam encontrar formas de expressão e canalização adequadas, minimizando o desgaste pessoal e o sofrimento psíquico. A partir do que percebe, da angústia que capta no casal (e na equipe), sua fonte e seu foco, o psicólogo pode devolvê-la de maneira articulada e compreensível, visando a elucidação de sentimentos e a tomada de decisões consciente e reflexiva[6].

De maneira integrada com os diferentes membros da equipe, sua atuação pode assumir várias faces: participação na discussão de casos clínicos, interconsultas, consultorias; atendimento clínico da paciente/casal família; participação em consultas médicas ou de aconselhamento genético; grupos de reflexão sobre a tarefa assistencial; proposição e participação em projetos de pesquisa e de educação. O fundamental é que não se perca de vista o caráter diferenciado da escuta e da fala do psicólogo, que transcende o dito e se pauta pelo respeito à individualidade e busca favorecer o desenvolvimento psíquico do indivíduo.

REFERÊNCIAS BIBLIOGRÁFICAS

1. Neumann E: The Great Mother: an analysis of the Archetype. Princeton University Press, 1974.
2. Quayle J, Isfer EV, Zugaib M. Considerações acerca das Representações Associadas ao Diagnóstico Pré-natal. Rev Ginecol Obstet. 1991;2(1):34-8.
3. Quayle J. Aspectos Psicológicos em Medicina Fetal. In: CHA, S.; ZUGAIB, M: Medicina Fetal. São Paulo: Atheneu,1993.
4. Kessler S. Genetic Counseling: a Psychological Dimension. New York: Academic Press, 1979
5. Hoffmann NS. Stress Factors Related to Antenatal Testing during High-risk Pregnancy. J Perinatology. 1990;10(2):195-7.
6. Quayle J, Neder M, Miyadahira S, Zugaib M. Repercussões na Família do Diagnóstico de Malformação Fetal. Rev. Ginecol Obstet. 1995;6(3).

5

A Construção do Caso Clínico: do Universal para o Sujeito do Inconsciente

NIRALDO DE OLIVEIRA SANTOS
JULIETA QUAYLE

Antes da descoberta do inconsciente, as experiências subjetivas próprias ao humano já eram mostradas de maneira singular pelos mais criativos ou pelos mais sensíveis. Freud chegou a dizer que os poetas anteciparam muito daquilo que ele veio a encontrar na clínica e a teorizar tempos depois. Se é certo que o inconsciente é intrínseco aos acontecimentos da vida cotidiana, o mesmo não se pode dizer de sua consideração na cena onde ele se mostra. Tendemos a não querer saber.

Lacan, em Seminário 3[1], nos diz que a certeza é a coisa mais rara para o sujeito normal. Apesar dessa maneira particular de lidar com a certeza, de um modo ou de outro, o humano é convocado a se deparar com as ameaças provenientes da decadência corporal e da finitude, como tão bem nos mostrou Freud no texto "O mal-estar na civilização"[2]. A morte é uma certeza estranha para o humano e, portanto, insistentemente negada.

Possuir um corpo, habitar um corpo é, portanto, condição para gozar e também um modo radical de lidar com o impossível de controlar, de domesticar. Como decorrência dessa conjunção entre a tendência do vivo, que caminha para o inanimado, e do real implacável com seus efeitos de surpresa, o hospital é um lugar que, independente do seu estilo de hotelaria, é signo de ameaça ao narcisismo.

O exercício da clínica psicanalítica no hospital permite afirmar, portanto, que se trata de um *locus* privilegiado para o convite à fala: encontro com o real, surpresa, ameaça narcísica, mal-estar diante da finitude; tudo isso se apresenta no cotidiano hospitalar abrindo um campo vasto para a atuação do psicanalista.

Se fôssemos movidos apenas pelo princípio do prazer, a escolha por trabalhar em um hospital não se justificaria. Mesmo correndo o risco de ser redundante, vale a pena lembrar que, salvo algumas exceções, as pessoas que ali estão para se tratar possuem algo que está fora da ordem e, por isso, sofrem. Diferentemente daqueles que trabalham nos setores onde objetos de consumo são vendidos com a promessa de trazer uma felicidade plena para o consumidor, a prática no meio hospitalar não acontece como nos corredores perfumados, assépticos e convidativos dos luxuosos *shopping centers*.

No cotidiano hospitalar, mesmo para aqueles que não trabalham em setores onde a condição humana se apresenta em sua forma limite, o corpo se mostra muitas vezes em situações distanciadas de sua forma bela e atrativa. O crescimento desordenado das células tumorais pode aparecer na face daquele que passa ao lado e o não querer ver já é uma constatação do explícito. Cheiros desagradáveis de toda ordem podem invadir as narinas e, ainda assim, vir de um paciente falante, com uma boa história para contar. É inegável a condição singular daquele que escolhe trabalhar em um hospital, na contracorrente da sociedade atual – que impõe o belo, o magro, o produtivo e o bem-sucedido como uma *diet-ética*.

Para além da coragem daqueles que praticam a arte de escutar no hospital, impõe-se a aposta de que há possibilidades de um trabalho ético circunscrever algo do real. Não se trata de um trabalho simples e requer, além de uma formação teórico-clínica consistente, disposições particulares para um trabalho junto aos demais profissionais das equipes de saúde, e o exercício de uma escuta e intervenções implicadas, pois essas, ainda que realizadas, frequentemente, em um curto espaço de tempo, não são sem consequências.

É com essa perspectiva que pretendemos discutir a clínica psicanalítica no hospital geral, fazendo um recorte e destacando a importância das entrevistas preliminares e da construção do caso clínico para a interlocução nas equipes de saúde.

Quase sempre o motivo que leva um profissional da equipe a nos encaminhar um paciente se refere à constatação de que há algo da ordem emocional que atrapalha, que merece atenção e intervenção. Ali, onde se constatou uma (des)ordem: a subjetividade se faz presente, seja no discurso do paciente, na condição clínica que permanece inalterada apesar dos esforços do médico, ou mesmo pela intrusão de comportamentos que escapam ao alcance das intervenções positivistas, entre outras formas de des-orden-ação do instituído. O sujeito e seu séquito de idiossincrasias, queixas, demandas e peculiaridades substitui o indivíduo das ciências naturais. Tal desordem pode ser percebida como ameaça a demandar atenção e intervenção – mas é ilusório assumir que existe, efetivamente, por parte daquele que encaminha o paciente, a disposição para lidar com essas facetas do processo sem resistências.

Dito de outro modo, muitas equipes se dispõem a reconhecer a presença e a importância desse fator subjetivo, particularmente, na ausência de uma etiologia/solução biológica/médica/natural. Todavia, é importante assinalar que esse reconhecimento ainda não implica que, junto às equipes, houve construção de hipóteses que levem em conta a posição do inconsciente do paciente atendido. Como possibilitar que nossa presença nesse cenário contribua para isso?

Pensamos que a construção mesma do caso clínico e sua condução podem se constituir em elemento organizador da atuação do psicanalista, favorecendo o estabelecimento da interlocução produtiva com a equipe de saúde.

Em todos os casos, temos, como entrada, um pedido que pode vir acompanhado de uma demanda de saber por parte do profissional requisitante do que está em jogo naquele caso. É nossa função acolher esse pedido, dando consequências a essa solicitação. Vale a pena lembrar que um encaminhamento ou pedido de consulta pode ser feito de diversas maneiras, desde a via formal, utilizando-se os formulários apropriados existentes na instituição, até o contato feito diretamente com o interconsultor, quando o colega da equipe enuncia a situação do paciente.

Quando o profissional da equipe nos dirige a palavra para contar a respeito de um paciente e solicitar nossa intervenção, pode-se configurar um momento ímpar para a elucidação da intenção do encaminhamento e isso, por si, já se constitui um acontecimento clínico – ou seja, inicia-se, aí, a construção do caso clínico. Pedidos de consulta escritos registram, de forma lacônica e, por vezes, estereotipada, situações que podem ser apenas aproximadas ao que de fato se tem. Desse modo, quando possível, vale a pena discutir com o solicitante as razões do encaminhamento antes da primeira entrevista com o paciente.

No ambulatório, o paciente pode ser atendido na ocasião de seu encaminhamento – condição mais próxima do ideal do que da realidade das instituições públicas, ou ser agendado (convocado) para data ulterior. Temos observado que há um número considerável de pacientes encaminhados que não comparecem à consulta marcada para o início do tratamento ambulatorial. É o protótipo da não adesão ao tratamento – a que ocorre antes mesmo de ele se iniciar, expondo dissensões importantes e merecendo nossa atenção.

De todo modo, ainda que haja um encaminhamento (formal ou, dito, informal), nosso trabalho se dá a partir de uma oferta – a oferta de escutar um sujeito que se disponha a falar de si e de seus acontecimentos corporais.

A princípio, o paciente que entrevistamos pode não saber muito bem o que dizer nem por onde começar. Pode até nos confundir com um outro profissional da equipe – já que o avental branco predomina, mas, basta que o escutemos de uma maneira singular, basta que lhe seja concedida a possibilidade de falar de si sem reservas, para que fique claro que se trata de uma entrevista diferente. Não raro escutamos, ao final: "Não imaginava que fosse falar tudo isso"; ou, "Nunca tinha falado sobre isso com ninguém". A entrevista marca, então, sua diferença de uma simples conversa, pelo próprio direcionamento; é quando o sujeito que fala se depara com o que de algum modo é estranho ao seu discurso usual, apesar de ter condições de saber que o que foi dito é parte de sua verdade inconsciente.

Em seu texto *Sobre o início do tratamento*, Freud[3] alerta para a extrema cautela com que se deve conduzir os primeiros encontros. Entre as diversas considerações freudianas acerca das entrevistas de ensaio, fica-nos a lição de que a insuficiência na consistência teórica e clínica obturam a escuta de aspectos fundamentais. Cientes da singularidade da clínica, dispomo-nos à escuta do discurso do paciente, para então tentarmos perceber como o sofrimento é veiculado junto ao sintoma e qual a demanda (se houver) de tratamento.

Solicitamos ao entrevistado que fale de si, das razões por ele imaginadas para o seu encaminhamento, seu adoecimento, sua internação. Tudo isso, muitas vezes, apenas perguntando: "Como vai?". A queixa é comumente a via pela qual o paciente inicia seu discurso. Veicular aí o sofrimento é começar dizendo o que não vai bem. Nem sempre é muito simples, já que até para se queixar é necessário articular palavras, colocá-las em um discurso. Muitas vezes nos deparamos com pacientes que não conseguem nem mesmo formular uma queixa – quanto menos formular seu pedido de ajuda. Porém, é exatamente diante de um discurso aparentemente caótico que o sujeito começa a expor sua posição subjetiva, seja falando das relações estabelecidas no cotidiano, seja diante da condição de ter algo no corpo que instala uma ameaça, um não saber, um enigma que pede solução.

A entrevista clínica não deve ser confundida com uma coleta de dados, uma anamnese, muito embora informações sejam arroladas e codificadas. Por outro lado, a prática institucional, independente de sua configuração (ambulatório, enfermaria, pronto-socorro, UTI), impõe particularidades que exigem do entrevistador habilidade para percorrer, sem atropelar o discurso do paciente, aspectos que são fundamentais e que se relacionam à condição clínica. Corremos o risco, aqui, de sermos criticados por favorecer certa subversão à associação livre do paciente. Até certo ponto, essa subversão deve ser praticada com a intenção de fazer circular o discurso do paciente em relação àquilo que inclui a sua construção particular diante do que enlaça a sua pertinência ao hospital e sua inclusão na clínica/setor onde se trata. Por mais incerta que seja a condição médica por ele apresentada, é imprescindível que o paciente que entrevistamos nos comunique sua interpretação singular de sua doença – ponto de virada diante de tantos saberes impostos pelo discurso da ciência.

Inscrever a contingência do caso na necessidade é destacar qual foi o evento contingente que se manifestou na vida daquele paciente e a relação feita por ele mesmo com os eventos apresentados no corpo. Ou seja, os acontecimentos podem se dar de formas contingentes, mas o que interessa no tratamento psicanalítico é o que cada um faz com as experiências advindas daí. Nas palavras de Miller[4]: "irrupção da morte numa existência que não a levava em conta". Esse é um dos fatores primordiais na construção clínica e no relato do caso.

Portanto, não se trata, aqui, de propor um roteiro para a realização da entrevista clínica ou para a atuação psicanalítica no contexto hospitalar. É *mister* que cada um empregue sua criatividade, seu engenho e arte, para lidar com as situações que se (lhe) apresentam, subvertendo, muitas vezes, o *status quo* do engessamento institucional.

O Quadro 5.1 apresenta uma lista de itens que servem de organizador para a construção do caso. A proposição não serve para a realização da entrevista – que deixaria de ser uma entrevista clínica e passaria à categoria de entrevista semidirigida; mas tem sido útil, em nossa prática, para a organização e apresentação do caso em reuniões clínicas, em supervisões na instituição, bem como para pensar o caso e seu direcionamento em atendimentos futuros.

Quadro 5.1 | Aspectos fundamentais para a construção do caso clínico

Motivo do encaminhamento do profissional da equipe – problemática subjetiva apresentada

Queixas do paciente

Construções do paciente em relação ao corpo e adoecimento

Avaliação da demanda formulada para o entrevistador

Acontecimentos na vida do paciente que se articulam com a queixa/adoecimento

Como estabelece relações no cotidiano e laços sociais

Modos de (in)satisfação e repetições

Como se posiciona diante de situações geradoras de angústia, que exigem posicionamento

Transferência

Construção de hipótese diagnóstica

Planejamento do tratamento

Os sintomas trazidos pelo paciente nas entrevistas, e tudo aquilo de que ele se queixa, são frequentemente apresentados como se lhe fossem exteriores e da responsabilidade de outro, seja o destino, os pares, o cônjuge, ou a genética. Tal movimento é, em parte, decorrente do discurso das tecnociências que insiste na localização unicamente biológica e determinista para o que se passa no campo do psíquico. Porém, sabemos, enquanto o sujeito mantiver seu discurso na posição de implicante – culpando o outro ou a si mesmo pela sua condição, nada se pode esperar de mudanças subjetivas com o tratamento. É somente quando esse, ao ser confrontado com uma posição sintomática que se repete ao longo da vida – e sua responsabilidade aí, que se pode observar uma retificação de sua condição de queixante. Passa-se então para uma posição de implicado na sua história e no seu sintoma, podendo responder da condição de responsável, inclusive, por aquilo que não controla. Essa passagem não se dá sem as intervenções do entrevistador, e sem que a transferência tenha se instalado.

O caso clínico, sempre único, inclui indissociavelmente o entrevistador e imprime o seu estilo no relato ou no escrito. Miller[5] fala que "expor um caso clínico como se fosse o de um paciente é uma ficção (...). Estamos implicados no caso, ainda que seja pelo efeito da transferência. Estamos dentro do quadro clínico e não saberíamos subtrair nossa presença nem nos tornar cegos aos seus efeitos".

A cada vez que o operador da psicanálise se dirige ao paciente para lhe pedir que fale, instala uma ética que pressupõe que o fazer falar não leva ao pior. Por vezes, na prática da supervisão no hospital, escutamos colegas alegarem a não realização da entrevista do paciente da enfermaria porque ele estava "bem; quieto em seu leito". Tudo se passa como se o fazer falar fosse desorganizar ou fazer desmoronar, desestruturar o paciente. É certo que, quando dizemos que fazer falar não é sem consequências, implica dizer também que uma entrevista pode ser conduzida de forma por vezes desastrosa. Por isso, é necessário estar claro ao entrevistador que, incluído em sua oferta de escuta, está contida a responsabilidade em promover um bem-dizer e uma sustentação clínica daquilo que se escuta. Não suportar o real veiculado no discurso daquele que sofre traz efeitos desastrosos para o trabalho clínico no hospital, além de instalar um mal-estar no entrevistador que pode, por vezes, ser acometido de horror ou repulsa. Principalmente nesses casos a supervisão se faz imprescindível, não sem levar em conta, antes de tudo, a análise pessoal do entrevistador.

Com a aproximação e ao mesmo tempo um certo distanciamento do que já há de estabelecido, fazendo de cada novo caso uma reinvenção da teoria – como nos ensinou Freud, é que é possível produzir efeitos terapêuticos e fazer da clínica psicanalítica uma prática demonstrável em outros meios.

Malengreau[6] nos fala da existência de um modo de apresentação clínica que favorece a elaboração de um problema psicanalítico. Para ele, a questão aceita uma dupla abordagem: ela diz respeito tanto ao material clínico apresentado quanto ao uso que nós fazemos dele para fins múltiplos, de ensino ou de transmissão, de "mostração" ou de demonstração. A esse respeito, a pergunta que nos interessa é: "Que uso fazemos de nossos casos nas nossas exposições, nos nossos ensinamentos? Existe uma maneira própria de falar de seus casos à psicanálise?"[6].

Nas comunicações clínicas que fazemos no meio hospitalar, não costumamos ter tempo suficiente para apresentar o caso como se apresenta um romance, uma novela. Tudo se passa como se tivéssemos que pegar carona no ritmo da urgência, na velocidade hospitalar. Nossa chance de comunicar algo deve integrar esse bonde que passa, fazendo bom uso do tempo disponível. Antes, então,

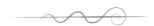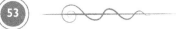

é necessário termos clareza de quais aspectos contidos no caso podem (e devem) ser comunicados.

Na tese de psiquiatria que conduz Lacan ao umbral da psicanálise, o fundo do método é jasperiano e se organiza em torno do conceito de personalidade. Ele estende o método na direção da concepção francesa da "psicologia concreta" e almeja a publicação de monografias exaustivas sobre um caso para testemunhar a verdade contida no discurso do sujeito. Lacan manterá em parte essa perspectiva. Tratava-se de um verdadeiro *single case experiment* apoiado sobre a unidade da personalidade.

É ao seguir o modelo fenomenológico de Karl Jaspers, ou seja, a elucidação descritiva dos sintomas apresentados no sujeito, que leva Lacan a analisar o romance familiar, a determinação social da eclosão de um sintoma. Lacan conclui sua extensa tese de doutoramento e se depara com uma matriz lógica na formação dos sintomas. Éric Laurent nos diz que Lacan inicia sua tese como médico e sai psicanalista[7].

A passagem de Lacan para a psicanálise o fará abandonar as esperanças de um método excessivamente descritivo e exaustivo, tanto para o escritor quanto para o leitor. Mais exatamente, ele substituirá a exaustão pela coerência do nível formal em que o sintoma se estabelece. À medida que torna lógico o inconsciente, Lacan faz pender, segundo Laurent[7], o relato de caso psicanalítico em direção à iluminação do *envelope formal* do sintoma, concebido como um tipo de matriz lógica, construído no tratamento. A noção de envelope formal é caracterizada no ensino de Lacan como o que vai à direção de evidenciar a estrutura do sintoma que se apresenta como uma equação no discurso do paciente e que está vinculada à sua maneira de sofrer. Esse aspecto inclui a posição subjetiva e o lugar do sintoma na vida do paciente, e são os fatores fundamentais a serem verificados nas entrevistas, contribuindo significativamente para a construção de uma direção para o caso junto à equipe.

Quando o envelope formal do sintoma fica claro para o entrevistador, ou seja, quando o ponto de fixidez que captura o sujeito em seus investimentos pulsionais é localizado, o caso pode ser exposto e discutido, mesmo em se tratando de uma comunidade de não psicanalistas.

Isso requer que o expositor tenha sido capaz de se apropriar do caso e dos conceitos envolvidos para que sejam passíveis de demonstração, afastando-se de qualquer atitude comparativa, já que tanto a construção do caso como a direção do tratamento são singulares.

A interlocução com os profissionais das equipes de saúde deve ser feita de forma cuidadosa, sempre. Mais especificamente no trabalho psicanalítico nas instituições de saúde, desconfiamos do profissional que se utiliza dos conceitos psicanalíticos de uma maneira "selvagem". Para Viganó[8], essa maneira se caracteriza por um estilo e uma linguagem que se apresentam artificiosos e que transferem todo o problema da patologia para o plano fantástico e pouco incisivo.

A teoria e, por conseguinte, os conceitos psicanalíticos, podem ser utilizados como artifícios para facilitar a transmissão daquilo que realmente importa no caso, mas não como uma maneira de polarizar toda a atenção e a tensão junto às equipes. A rivalidade das pequenas diferenças na teoria pode fazer perder de vista a intenção da construção do caso e fazer vir à tona apenas o caso do narcisismo dos operadores.

Esse é um fator que consideramos de extrema importância, uma vez que o trabalho do psicanalista em um hospital deve estar atento também à potência de sua transmissão, seja na interlocução constante com os profissionais das diversas áreas que compõem as equipes, seja no trabalho com psicólogos em especialização que possuem diferentes abordagens da psicologia.

Nesse exercício que é a construção do caso clínico, seja para apresentação em reuniões ou em trabalhos de pesquisa e publicação, cabe-nos o cuidado da exposição do que é essencial à nossa prática sem deixar de lado a ética. É importante cuidar para não tecer exposições exaustivas, herméticas ou – o que é igualmente inadequado – manter-se no plano do senso comum, mostrando apenas obviedades que já são do conhecimento da equipe.

Vale a pena lembrar que, em qualquer situação de demonstração da clínica nas instituições de saúde, é imprescindível que o operador da psicanálise esteja sempre atento ao lugar transferencial conferido a ele nas equipes, fator que define a acolhida ou o rechaço das considerações apresentadas. Isso implica ter clareza do que é essencial à situação clínica e que visa contribuir com a direção do tratamento do paciente. Nessa perspectiva, não podemos deixar de lado a exposição dos efeitos terapêuticos de nossa escuta e intervenção, comumente deixados de fora quando da ausência de clareza na apropriação do nosso método.

Por fim, consideramos que a exposição dos achados psicanalíticos, sempre atrelados à clínica, pode favorecer a interlocução com as demais áreas de saber numa instituição de saúde, contanto que essa não se apresente de maneira dissociada da realidade e das problemáticas inerentes a esse lugar. Para isso, pensamos ser importante manter o cuidado com o modo de transmitir o particular de cada caso, tentando, à medida do possível, deixar de lado as formalizações herméticas – já que essas podem ser discutidas em outro lugar, fazendo com que os conceitos indispensáveis à clínica possam circular de maneira que favoreça o trabalho de promoção da saúde.

Ao demonstrar os efeitos do método psicanalítico no trabalho em instituição hospitalar, estamos interessados nos meios possíveis de fazer com que os discursos possam ser apresentados, sem se desviar da ética da psicanálise. É poder pensar nas formações sintomáticas dos pacientes como modos de gozo e que, portanto, não devem ser tratados de uma maneira higienista, na intenção de melhor adaptar o sujeito a um mundo globalizado e capitalista, onde não há lugar para a singularidade. Por outro lado, é função do praticante confrontar aquele que se submete ao dispositivo analítico à lógica inconsciente de suas repetições. E se isso fizer com que nossos pacientes se internem menos, interrompam suas visitas às unidades de emergência, reduzam ou eliminem o uso de algumas medicações, etc., e se tudo isso promover uma redução nos custos hospitalares, e se tudo isso fizer com que os mestres contemporâneos se perguntem: "Mas, como isso foi possível?", que o operador da psicanálise possa se pronunciar, ainda que seja sempre um grande esforço partir do universal para o particular, para o sujeito do inconsciente.

REFERÊNCIAS BIBLIOGRÁFICAS

1. Lacan J. O Seminário: Livro 3 – "As psicoses". Rio de Janeiro: Jorge Zahar Editora, 2002.
2. Freud S. O mal-estar na civilização (1936). São Paulo: Companhia das Letras, 2010.
3. Freud S. Sobre o início do tratamento (1913). Rio de Janeiro: Imago, 1996.
4. Miller JA. C.S.T. In: Clínica lacaniana – Casos clínicos do Campo Freudiano (Irma). Rio de Janeiro: Jorge Zahar Editora, 1989. p.10.
5. Miller JA. Falar com seu corpo. Opção Lacaniana – Revista Brasileira Internacional de Psicanálise. 2013;66:12.

6. Malengreau P. Nota sobre a construção do caso. In: O caso clínico em psicanálise: construção, apresentação, publicação et cetera. Almanaque de Psicanálise e Saúde Mental. Belo Horizonte: Escola Brasileira de Psicanálise. 2003;6(9).

7. Laurent É. O relato de caso, crise e solução. In: O caso clínico em psicanálise: construção, apresentação, publicação et cetera. Almanaque de Psicanálise e Saúde Mental. Belo Horizonte: Escola Brasileira de Psicanálise. 2003;6(9).

8. Viganó C. A construção do caso. In: O caso clínico em psicanálise: construção, apresentação, publicação et cetera. Almanaque de Psicanálise e Saúde Mental. Belo Horizonte: Escola Brasileira de Psicanálise. 2003;6(9).

O Adoecer

PARTE II
Do Território

6

Desafios Atuais da Prevenção ao HIV/Aids e o Olhar da Psicanálise Diante das Estratégias de Prevenção Combinada

KARINA FRANCO ZIHLMANN
FABIANO DE ABREU MOREIRA

Nada me indicava que eu não conseguiria passar.

Então, eu arrisquei e fui[1].

Neste capítulo, pretendemos apresentar algumas ideias que se construíram a partir das discussões sobre casos e práticas cotidianas dos serviços de saúde nos processos de produção de cuidado realizadas nas supervisões e preceptorias dos estágios em psicologia e no diálogo entre os profissionais envolvidos no atendimento institucional.

Esperamos contribuir com uma outra possibilidade de olhar sobre as relações entre os sujeitos que buscam os serviços de saúde, suas necessidades e desejos, suas demandas de cuidado e a relação que se pode produzir a partir dos encontros entre servidores e usuários desses serviços. É nossa intenção também refletir sobre a utilização dos dispositivos ofertados como estratégias de prevenção do HIV/Aids e outras ISTs e sua articulação com processos da ordem da subjetividade humana. Por fim, pretendemos discutir a possível contribuição da psicanálise e do olhar/escuta do psicanalista ao entendimento dessas questões.

I. Depoimento de uma pessoa que entrou com seu carro em uma enchente na Marginal Tietê, em São Paulo.

A PREVENÇÃO COMBINADA: CONCEITOS BÁSICOS

As pessoas que procuram os serviços de saúde, em geral, têm algumas informações sobre as infecções sexualmente transmissíveis (ISTs) e a Aids e sobre as formas de prevenção. Tal situação se deve a uma trajetória de enfrentamento dessa epidemia no país, marcada pelas ações de luta pelos direitos das pessoas vivendo com HIV/Aids (PVHA). O Brasil, desde os anos 2000, teve destaque mundial ao propor o acesso universal aos tratamentos antirretrovirais, viabilizando o direito constitucional de acesso ao tratamento, caracterizando um marco no enfrentamento do HIV/Aids[1]. O acesso ao tratamento, por meio do programa de IST/Aids repercutiu concretamente na queda da morbi-mortalidade[2], gerando economia em custos de agravos e a diminuição significativa do número de mortes por Aids. Outro benefício dessas políticas públicas, foi o incremento das ações de prevenção da transmissão do HIV.

As propostas atuais de prevenção na área das ISTs envolvem a prevenção combinada, uma proposta recentemente apresentada pelo Ministério da Saúde, Departamento de Vigilância, Prevenção e Controle das Infecções Sexualmente Transmissíveis, do HIV/Aids e das Hepatites virais, que faz uso simultâneo de diferentes abordagens de prevenção (biomédica, comportamental e estrutural), e as aplica em múltiplos níveis (individual, nas parcerias/relacionamentos, comunitário, social) para responder a necessidades específicas a determinados segmentos populacionais e a determinadas formas de transmissão do HIV[3].

Considerando as intervenções biomédicas, são propostas de ações voltadas à redução do risco de transmissão do vírus. São propostos dois tipos de estratégias:
- métodos de barreira física ao vírus (por exemplo: acesso/distribuição de insumos de prevenção como preservativos masculinos e femininos, bem como, gel lubrificante);
- uso de antirretrovirais (ARV). Nessa segunda proposta há o tratamento para todas as pessoas (TTP); a profilaxia pós-exposição (PEP) e a profilaxia pré-exposição (PrEP)[3].

Já no que se refere às intervenções comportamentais, há ações para o aumento da informação e da percepção do risco de exposição ao HIV, visando sua redução, mediante incentivos a mudanças de comportamento das pessoas, da comunidade ou grupo social. Como exemplos, o incentivo ao uso de preservativos masculinos e femininos; aconselhamento sobre HIV/Aids e outras ISTs; incentivo à testagem; e à adesão às intervenções biomédicas; vinculação e retenção nos serviços de saúde de pessoas vivendo com HIV/Aids; redução de danos para as pessoas que usam álcool e outras drogas; e estratégias de comunicação e educação entre pares[3].

Outras propostas são as intervenções estruturais, que dizem respeito a ações voltadas às condições socioculturais que influenciam a vulnerabilidade ao HIV de indivíduos ou grupos sociais específicos, envolvendo preconceito, estigma, discriminação ou qualquer outra forma de alienação dos direitos e garantias fundamentais à dignidade humana. Como exemplos, há ações de enfrentamento ao racismo, sexismo, LGBTfobia e demais preconceitos; promoção e defesa dos direitos humanos; campanhas educativas e de conscientização[3].

A prevenção combinada pode ser pensada por meio de uma representação do tipo "mandala" (Figura 6.1).

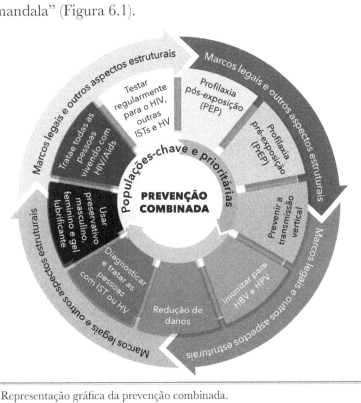

Figura 6.1. Representação gráfica da prevenção combinada.
Adaptado de: Ministério da Saúde (2017).

O princípio da estratégia da prevenção combinada se baseia na livre conjugação das ações dispostas na Figura 6.1, dependendo da população envolvida nas ações de prevenção (população-chave, prioritária ou geral) e no respeito à autonomia dos sujeitos para decidir sobre as melhores formas de buscar segurança considerando os próprios modos de viver a vida.

São consideradas populações-chave os segmentos populacionais em que a prevalência de HIV/Aids é superior à média nacional que, atualmente, é de 0,4%. Incluem pessoas em situação de maior vulnerabilidade como *gays* e outros homens que fazem sexo com homens (HSH), pessoas transexuais, pessoas que usam álcool e outras drogas, pessoas privadas de liberdade e trabalhadores do sexo. Por sua vez, as populações prioritárias são segmentos populacionais que possuem caráter transversal e suas vulnerabilidades estão relacionadas às dinâmicas sociais locais e suas especificidades. Como exemplos, temos a população de adolescentes e jovens, a população negra, a população indígena e a população em situação de rua[3].

Neste capítulo, destaca-se para a discussão, alguns aspectos sobre as intervenções biomédicas da profilaxia pós-exposição (PEP) e da profilaxia pré-exposição (PrEP).

Com relação à PEP, vemos o aumento dessa demanda nos serviços especializados em IST/Aids. Muitas pessoas que procuram os serviços solicitando o acesso à PEP são jovens (especialmente, HSH) e tem conhecimento/informação sobre a doença e suas formas de transmissão, bem como às formas de prevenir o contágio. Ainda assim, se expuseram de alguma maneira ao risco de se infectar. Outro ponto é que, em alguns casos, essa exposição se repetiu mais de uma vez, assim como a demanda de PEP.

Quanto à estratégia da PrEP, os serviços de IST/Aids estão ainda em implantação desses processos, embora definido que essa estratégia será oferecida inicialmente priorizando as populações-chave como *gays* e outros homens que fazem sexo com homens (HSH), pessoas transexuais e trabalhadores do sexo. Nos casos em que a pessoa frequentemente deixa de usar camisinha em suas relações sexuais (anais ou vaginais), e tem relações sexuais sem preservativo com alguém que seja HIV positivo e que não esteja em tratamento, faz uso repetido de PEP, ou apresenta episódios frequentes de IST, também é considerada a oferta da PrEP, disponibilizada em alguns centros de referência, no momento.

Apesar da implementação dos recursos e estratégias para a prevenção contra o HIV, do cotidiano dos serviços emergem algumas inquietações, como por exemplo, as ligadas às demandas de PEP sucessivas, por parte de um usuário que, muitas vezes, tem informação sobre HIV/Aids, acesso aos insumos de prevenção, e ainda assim passa por situações de exposição. Foi orientado e utilizou os medicamentos do tratamento com a PEP e, diante de forte impacto emocional e medo de ter se infectado, mesmo assim, mantém as mesmas situações em seu comportamento e estilo de vida, retornando para novas intervenções.

No que se refere às demandas por PrEP, é corriqueira a expectativa de uma ferramenta que mantenha a salvo, por vezes idealizada, parece ser utilizada como um dispositivo capaz de controlar e evitar o aparecimento de uma realidade que figura por vezes como assustadora no imaginário dos usuários. Esse aspecto positivo por vezes, ofusca o contato real com aquilo em que consiste tomar medicamentos com regularidade e passar por constantes processos de controle sobre o estado geral da saúde dos sujeitos.

Mas qual seria, de fato, a lógica por trás dessa demanda dos sujeitos que solicitam o atendimento em PEP?

A PEP/PrEP E O CONTEXTO DO CUIDADO EM SAÚDE: QUE LUGAR PARA O CORPO?

Quando a pessoa chega para o atendimento em PEP, é frequente que se encontre atordoada, amedrontada, em um momento de crise. Nesse sentido, a intervenção PEP é sempre um pedido. E o que ele encontra, do outro lado? Um profissional que foi capacitado para "acolher" sua solicitação, avaliar se houve, de fato, o risco da exposição ao HIV, orientar (novamente, se necessário) e encaminhar para o atendimento (nas dimensões biomédicas, comportamentais e estruturais).

E, nesse ponto, vemos a necessidade de uma reflexão cuidadosa: em uma série de situações, as práticas protocolares são atendidas e, algumas vezes, diante do aumento das demandas nos serviços de saúde e da restrição cada vez maior de recursos e profissionais, há uma adaptação. Conforme os trabalhos de Mendes--Gonçalves[4], que realizou observação e entrevistas com profissionais em serviços públicos, identifica-se a polarização dos saberes em torno de duas modalidades:

a clínica e a epidemiologia. O autor demonstra como esses polos abstratos estão relacionados a processos de trabalho que implicam objetos, instrumentos e finalidades estruturalmente interdependentes, mas diversos o suficiente para sancionar ou obstar diferentes perspectivas subjetivas e projetos tecnopolíticos em confronto na organização da atenção à saúde em construção no país. Seu trabalho se constitui como potente crítica tanto ao empobrecimento da incorporação de forma superficial e simplista da racionalidade epidemiológica na atenção básica, em ações voltadas à saúde coletiva, que são insensíveis à importância da construção de práticas capazes de dialogar com as populações e suas necessidades de saúde.

Em seu trabalho, Mendes-Gonçalves aponta que o médico, e compreendemos que isso também se aplica aos demais profissionais de saúde, vai atuar em diferentes práticas institucionalizadas conforme seu lugar na organização da produção dos serviços em que esteja trabalhando[4]. As instituições destinadas às diferentes classes sociais têm entre suas características a previsão do tempo que deve durar o cuidado – e de uma forma de desenvolvê-lo – não por nenhuma maquiavélica intenção institucional de diferenciar os cuidados oferecidos, mas por uma adaptação que se vai produzindo na prática às estruturas de normatividade da classe social que atendem.

Com essas reflexões, podemos questionar: no manejo do cotidiano, como fica a questão das profilaxias que envolvem medicamentos em serviços de emergência ou em ambulatórios, às vezes cheios de pacientes e com poucos profissionais? Não haveria o risco de uma massificação ou simplificação das práticas? E quais seriam as consequências dessa simplificação, considerando que as complexidades das demandas das pessoas? Lembremos que o oferecimento da PEP nos serviços de saúde, por exemplo, é algo relativamente novo e que merece ser cuidadosamente estudado, tanto do ponto de vistas dos usuários do serviço, quanto dos profissionais que o promovem, e a PrEP, por sua vez, enquanto atividade em implantação, tem ainda menos dados a oferecer sobre como os sujeitos lidam com esse procedimento.

Outro ponto importante a ser destacado é que as ações de saúde atuais na proposta da prevenção combinada, embora trabalhem no discurso do oferecimento de uma intervenção multidimensional (biomédica, comportamental e estrutural) e centrada numa construção conjunta e refletida, reforçadora da autonomia dos sujeitos, a partir do encontro entre profissional de saúde e usuário, na prática, respondem à uma demanda de urgência, que, supostamente, seria uma urgência do corpo, de protegê-lo enquanto se vivencia uma possibilidade concreta de perigo, carregada de angústias, necessidades e conflitos, que pode levar o profissional a lançar mão de práticas meramente prescritivas e centradas mais na entrega de medicações que nas vivências dos usuários. A angustia de ter que oferecer algo aos usuários em até 72 horas para tentar salvá-lo de uma infecção, coloca o medicamento, em sua concretude, como objeto das intervenções, e tira desse lugar os sujeitos, suas experiências e seus diferentes modos de viver. Os antirretrovirais acabam assumindo esse lugar de "dispositivo objetivo de cuidado/salvação".

Embora o discurso em Saúde Pública seja o da integralidade, humanização etc., nas áreas relacionadas ao HIV/Aids, há um vetor que atrai para a questão do biológico, que impulsiona o serviço de saúde a operar com um olhar para o corpo enquanto organismo. Mas o que está em jogo, de fato, é apenas algo da ordem do biológico (da lógica do bio)? De que corpo se está tratando quando se oferece a PEP ou a PrEP?

As pessoas vêm e dizem "Aconteceu, estou com medo. Me diga o que eu tenho que fazer para não me infectar pelo HIV". Não temos necessariamente um sujeito implicado em compreender sua vivência. Ele não quer, necessariamente, entender porquê agiu assim, o que o move, o sentido daquilo que faz e sente.

Nesse contexto, se a equipe oferece algo, um medicamento como resposta a essa demanda, na verdade, também não está envolvida em compreender o que aconteceu, mas sim, respondendo com um objeto produzido para tamponar a falta, um objeto de consumo que aplaca as subjetividades e as suas produções de sentido e também de sofrimento. Torna-se impossível nomear o que angustia, o que move ao agir e aos sentidos do viver.

A lógica atual por trás dessa oferta dos serviços de saúde não abarca o que está em questão. Antes se imaginava que, se houvesse um bom serviço (acolhedor), medicação, informação, a epidemia de Aids iria ser controlada ou extinguida. Mas parece que, com tantos esforços por parte da equipe de saúde, o usuário entra na equação como um elemento em aberto, que não se articula nessa lógica de dirigir ações ao resultado esperado.

Em outras palavras, nos deparamos com o fato de que nos modelos de prevenção há uma lógica em que a informação seria capaz de resolver os problemas, ou seja, não respondem de maneira tão efetiva às necessidades de controle da epidemia por não levar em conta toda a complexidade dos sujeitos envolvidos, gerando uma espécie de dor narcísica para os serviços de saúde. Em termos freudianos, pode-se dizer que há um mal-estar envolvido nessas ações de cuidado.

O OLHAR DA PSICANÁLISE PARA O SUJEITO QUE DEMANDA A PEP/PrEP: O QUE SE FAZ QUANDO SE FAZ PREVENÇÃO?

Ao ler os protocolos voltados à estruturação de ações de prevenção, pode-se até pensar os atendimentos para PEP e PrEP são possíveis de se fazer em um curto espaço tempo. Fica a impressão de algo prático e objetivo: o profissional avalia se houve exposição, orienta quanto à medicação e marca o acompanhamento. Não parece complicado de fazer. Mas o que não está descrito nos protocolos é que há algo que é da ordem do encontro com o sujeito, que governa, não só os modos de sentir, ver e viver, mas que também tem efeito como os resultados de qualquer intervenção. Para a Psicanálise, esse algo é a dimensão inconsciente dos sujeitos.

O que significa oferecer a PEP sem entender o que acontece nessa dimensão? Nesse capítulo queremos apresentar um ponto importante que diz respeito ao saber que a psicanálise tem a oferecer. Há uma lógica que precisa ser inserida: a dos sujeitos e dos seus inconscientes. Há uma escuta daquilo que está em questão, o sujeito e seu sofrimento, seu desejo/necessidade consciente e inconsciente. É algo que demanda um outro saber (como também um outro dispositivo de fazer, que não é o mesmo do atendimento biomédico, da informação, da prescrição ou das orientações sobre os riscos e comportamentos).

No atendimento em saúde, se não considerarmos o inconsciente, não é possível oferecer aos sujeitos possibilidade, na medida da sua busca e do seu interesse, de alcançar essa outra dimensão, que é a do sujeito do inconsciente. Mesmo que ele não queira (ou não possa) lidar com a dimensão do Inconsciente, o sujeito vai ser afetado por isso (e vai fazer o que sempre fez, sentir as coisas da mesma maneira, pensar e reagir do mesmo modo, sem saber o porquê e sem possibilidades de reconstrução de si mesmo e de seus recursos, bem como de ressignificação das experiências).

Diferentemente daqueles que pensam que a Psicanálise tem algo a interpretar sobre o comportamento dos sujeitos, na verdade ela se constitui a partir de um saber trazido por eles. As experiências dos sujeitos são uma fonte inesgotável de construção de conhecimento. Cientes disso, os psicanalistas que trabalham na área de IST/Aids podem contribuir com uma reflexão que pode ser útil para esse campo.

Considerando que, do ponto de vista da Psicanálise, os sujeitos têm um inconsciente e são governados por ele a maior parte do tempo, nem sempre adotam comportamentos com consciência da influência mobilizadora desse fator. Podemos tomar como exemplo, a complexidade da tarefa do uso de preservativo.

A orientação do uso do preservativo se tornou um "mantra", constantemente repetido nos serviços de saúde, chegando a tornar-se, na prática, quase como sinônimo de ação de prevenção, embora, teoricamente, as estratégias de prevenção englobem uma série de elementos.

Embora as estratégias de prevenção visem uma série de ações, está em questão, além da transmissão de informações, a distribuição de insumos (preservativo masculino, feminino e lubrificantes em gel) e de medicamentos. Quanto à indicação do uso de preservativos, quando se escuta aos sujeitos, é possível perceber que, na prática, está em jogo um trabalho muito elaborado, fruto do desenvolvimento de uma capacidade mental que tem a ver com o processo secundário, descrito por Freud[5], ou seja, não se trata de uma ação puramente mecânica e que dependeria somente da vontade e da posse do insumo no momento do encontro sexual.

A partir do início da epidemia da Aids, lembrar da Aids se tornou algo extremamente angustiante. O uso do preservativo se transformou em uma questão de vida ou morte. Como comenta a música de Cazuza, um cantor que, ainda hoje, é uma referência frequente associada à Aids: "o meu prazer, agora é risco de vida". Passado esse momento trágico da história do enfrentamento do HIV/Aids (quando não havia tratamento), hoje vivemos um contexto um pouco diferente: há tratamento e há prevenção da infecção.

Diante disso, um arcabouço teórico, como o psicanalítico, poderia nos trazer balizamentos para reflexão sobre o comportamento das pessoas? O que poderia a psicanálise nos mostrar quanto à questão da sexualidade? A sexualidade é um ato permeado por razão, contexto onde predomina a racionalidade? Ou seria uma moção que envolve sensações e emoções, mais do que um suceder de atos cujo pensamento, o planejamento e a vontade consciente participam em sua plenitude? A resposta é que a entrada da razão e do uso da informação na equação envolve um mecanismo de elaboração que faz com que o sujeito tenha que parar para pensar no que está fazendo. A psicanálise, enquanto conhecimento sobre os sujeitos, já nos ensinou que há uma distinção muito significativa entre o desejar, o pensar, o sentir e o agir, especialmente quando se leva em conta a questão do inconsciente[6].

O que significa parar para pensar no que se está fazendo para colocar um preservativo? Significa interromper um estado de emoção e entrar em contato com a razão, planificar os riscos presentes na realidade, dimensioná-los e hierarquizá-los, recorrer à um repertório de recursos para o enfrentamento desses riscos e decidir por respostas adaptativas considerando sua relevância e eficácia. Significa incluir naquele momento, cheio de sensações, uma reflexão do tipo: "existem doenças, especialmente a Aids, e eu posso pegar isso se eu não usar camisinha. Eu preciso agora, colocar freio no que eu estou fazendo, por tempo suficiente para me proteger". Mas esse pensamento racional não pode durar tempo demais para tornar o ato desprazeroso, pois, se isso acontecer, ou o ato é abortado ou o sujeito pode acionar mecanismos de defesa psíquicos e fazer sumir com a razão, para não entrar em contato com o desprazer e voltar a sentir o que estava sentido antes de parar para pensar.

Então, embora os trabalhos de prevenção batam insistentemente na tecla do "Use preservativo! Use preservativo", vemos que, na prática, esse uso é complexo, envolve um sujeito com sua trajetória de vida e suas características peculiares e suas representações internas que estruturam suas possibilidades de agir e de ser no mundo. A partir da teoria psicanalítica, concebe-se que há diferentes formas de se colocar como sujeito, e cada uma dessas formas vai se configurar como uma estrutura básica de autopercepção e de percepção da relação com o outro, dar um tom às angústias e às fantasias inconscientes operando nessas situações.

Sendo assim, qual o lugar do fator informação? A informação sobre prevenção é um processo de acréscimo progressivo e lógico de elementos que vão participar, mas não necessariamente, dirigir a construção de uma imagem/representação, que o sujeito vai acessar em momentos-chave. Essa informação vai dizer o que acontece se um grupo de sujeitos usar ou não usar o insumo de prevenção. O que é oferecido é uma informação sobre o que ocorre, ou se espera que ocorra, no que é de ordem do grupal e quantitativo, algo como: "Vocês precisam usar preservativo, esse é um meio de evitar a infecção pelo vírus HIV. Se vocês não usarem o preservativo, há uma chance de tantos por cento de ser infectado". Trata-se de uma informação que fala de uma chance estatística que envolve um olhar grupal. Vemos, nesse ponto, a diferença entre um olhar para o que é da ordem do individual e do que é da ordem do coletivo, pois quando o sujeito é infectado, para ele (em seu ponto de vista), houve uma chance de 100%.

Os processos de prevenção envolvem discussões ricas sobre protocolos, normas e diretrizes, que visam abarcar as dimensões complexas da prática. Mas como esses protocolos lidam com a dimensão subjetiva e singular dos sujeitos? Embora as ações de prevenção reconheçam a dimensão da variável individual no processo, a estratégia de aproximação com a questão do sujeito é feita pela via da Consciência, considerando que o sujeito, alvo das ações, é um sujeito que tem consciência e controle sobre si, é um sujeito que seria balizado pela coerência e, mais além disso, é um sujeito que obedece aos mesmos critérios de organização que todos os outros, ou seja, é um sujeito padrão. Enfim, o cuidado em prevenção obedece a uma proposta que estabelece um olhar a partir do coletivo, e um manejo que trata o sujeito como possuidor de uma lógica que conjuga uma possibilidade de cuidar de si (em consonância com a lógica daquele que lhe oferece cuidado em saúde).

Outra questão é a de que, profissionais que constituem parte dos processos de cuidado, põe em jogo suas angústias, necessidades e conflitos conscientes e inconscientes ao perceberem e compreenderem os diferentes sujeitos, organizar suas intervenções e agires no cuidado em saúde, e isso interfere significativamente na qualidade das relações entre servidores e usuários e na constituição dos serviços como um todo.

Quando se considera o inconsciente e o saber que a psicanálise traz sobre os sujeitos, vemos que nem todo ser humano "opera" da mesma maneira. Há uma estrutura psíquica em jogo e a compreensão desse *modus operandi* depende do próprio dispositivo psicanalítico para ser identificado e tratado. Outra reflexão importante que a Psicanálise traz diz respeito ao reconhecimento de que há, no sujeito, tanto elementos construtivos, preservadores (pulsão de vida), como elementos destrutivos, mortíferos (pulsão de morte) e que esses elementos inconscientes, combinados de diversas formas, estão em jogo no comportamento dos sujeitos[7].

Como a informação sobre prevenção é recebida pelo sujeito? Em primeiro lugar, a ausência absoluta da informação causa problemas de ordem prática evidentes. Mas se a informação transmitida não estiver ligada à vivência subjetiva do sujeito, há um risco de que essa informação não seja incluída na sua experiência. Nos mais de 30 anos de enfrentamento da pandemia de HIV/Aids, todos os processos de transmissão de informação foram sendo aprimorados, visando uma aproximação de ordem lógica e afetiva com os sujeitos, reconhecendo que, desse modo, o comportamento de prevenção tende a ser mais efetivo[8].

Reconhece-se o benefício dessa trajetória de enfrentamento e construção de práticas de cuidado em saúde, entretanto, atualmente, observa-se uma mudança no perfil epidemiológico do HIV/Aids que tem apresentado um aumento de infecções entre homens homossexuais e bissexuais, com idades entre 13 e 24 anos provocando inquietações em pesquisadores, educadores, ativistas e profissionais de saúde, pois se trata de uma população que possui conhecimento e acesso às informações sobre medidas de prevenção ao HIV/Aids[9]. Essa preocupação tem sido alvo de indagações em várias pesquisas como: Fernandes et al. (2017), Brito e Cunha & Gomes (2016) e Adam et al (2017)[10,11,12].

Explicitando a questão: por que jovens, especialmente HSH, mais informados/escolarizados estão se expondo e se infectando? Fernandes et al. apontam em sua pesquisa, que jovens homossexuais e bissexuais têm dificuldade em lidar com situações de preconceito gerando isolamento social e a busca indiscriminada de apoio[10]. Como o apoio familiar geralmente é frágil, buscam relações afetivas intensas e compensatórias, entregaram-se intensamente e apaixonadamente a relacionamentos afetivo-sexuais. Nesse contexto, os pesquisadores observaram que são afetadas as precondições cognitivas, comportamentais e sociais que seriam usadas para a diminuição da vulnerabilidade ao HIV/Aids, ou seja, os jovens HSH se tornaram mais vulneráveis.

Quem é esse usuário que tem procurado sucessivamente a PEP ou a PrEP

O arcabouço teórico da psicanálise pode contribuir com uma reflexão sobre as cadeias de representações (sua lógica de funcionamento), embasado no inconsciente, o que, afinal, interfere na sua capacidade ou possibilidade de cuidar de si.

DEMANDAS CONTEMPORÂNEAS DOS USUÁRIOS: O SENTIDO E O SEM SENTIDO DAS DEMANDAS DOS SUJEITOS PELA PEP/PrEP

Há diferenças, por exemplo, entre a pessoa que sofreu um acidente (rompimento do acidental do preservativo, ferimento perfurocortante) ou foi vítima de violência (sexual, por exemplo) e a experiência de uma pessoa que se expôs ao risco de infecção por não fazer uso dos dispositivos disponíveis. Nos casos de violência ou acidentes, parecem estar em questão sentimentos de impotência, medo e incapacidade diante do inesperado. Nos casos em que houve uma exposição para qual o sujeito tinha, supostamente, uma escolha, surgem sentimentos como culpa, constrangimento e medo (da infecção e do julgamento de outros).

Quem acolhe usuários para **PEP** tem que ter consciência de que funcionará como uma presença organizadora emergencial, promovendo um canal de comunicação ativa, uma possibilidade de construção de vínculo para que a pessoa possa contar sobre sua experiência de modo claro e sincero. É frequente que a pessoa tente ponderar sobre o risco, surgem pensamentos como: "Talvez não seja tão perigoso assim". De todo modo, ele tem que se haver com o que o levou a falhar na autoproteção. Os discursos, inflamados de afeto, mostram que o que está em jogo é como opera esse sujeito, tanto na sua vida cotidiana, quanto no momento do encontro íntimo. Na psicanálise, isso pode ser traduzido como: Como o sujeito lida com o outro? Qual é a sua lógica instaurada nas relações com o outro?

Vemos que, frequentemente, o outro é tomado como um objeto idealizado, para o qual o sujeito estabelece um voto de confiança como fator de proteção[13-16]. Outro ponto dessa relação idealizada com outro é a suposição de que ele é capaz/responsável sobre si mesmo e, assim, é capaz de discernir se precisa ou não se proteger, e, consequentemente, proteger ao parceiro. Em outras palavras: nesse (des)encontro, um deposita a responsabilidade de si nos ombros dos outro.

Outra questão que se apresenta: no encontro dos corpos, a dimensão de representação falha, ficando o sujeito refém da lógica da sensação imediata e, além disso, há uma dimensão temporal que se concentra no agora. A pessoa tinha informação sobre o **HIV**, sobre camisinha, medicação etc., mas a experiência foi permeada pela sensação, na qual toda a informação sobre prevenção sobre o **HIV** não encontra lugar na cadeia de representações. Após a exposição à possibilidade de se infectar, surge uma culpa incansável, porque ele se dá conta que não conseguiu trazer aqueles conhecimentos para participar da experiência, entrar na cadeia significante, o ato de pensar no momento do encontro sexual. A angústia e a representação sobre o ato aparecem somente no depois do encontro sexual. E se, de fato, a infecção acontece, essa culpa se torna inegável.

Cabe aqui também uma reflexão sobre a juventude na contemporaneidade, na qual há uma diferença significativa em relação às gerações anteriores. No passado, as gerações se submetiam a referenciais para o seu *ideal do eu*, e se expressavam na possibilidade de projeção para o futuro. Ou seja, os comportamentos se balizavam na lógica de que havia um projeto existencial para o futuro dependendo do seu comportamento hoje. Embora não houvesse garantias, havia uma expectativa de sucesso, mediante a adoção de um comportamento socialmente esperado. Na cultura pós-moderna as concepções e valores mudaram significativamente, como comenta Lazzarini[17]:

> *A cultura pós-moderna ou contemporânea gira em torno da caracterização de um neo-individualismo hedonista associado a uma subjetividade que se considera frequentemente como narcisista. Nessa cultura o valor da imagem é cultuado[...] O terror narcísico é o de ser comum, de não ser especial e o merchandising usa e abusa disto[17].*

Nesse contexto, a identidade se tornou uma espécie de "colcha de retalhos" que não consegue se integrar de modo consistente como parte do eu. Na contemporaneidade, os balizamentos identificatórios já não são mais capazes de direcionar e nem garantir referência para os sujeitos. Na contemporaneidade, em função de fenômenos como a globalização, internet, entre outros, há acesso a diversas formas de ver o mundo e um processo de relativização de valores. O certo e o errado são indefinidos e não há garantias. Vemos, portanto, que a dificuldade da pós-modernidade parece ser manter-se:

> *(...) fiel a uma identidade por muito tempo, ou seja, uma impossibilidade de achar uma forma da expressão da identidade que tenha boa probabilidade de reconhecimento vitalício e resultante necessidade de não adotar nenhuma identidade com excessiva firmeza, a fim de que se possa revê-la se for necessá-*

rio. *Se por um lado isso gera falta de pontos de referência mais duradouros e fidedignos podendo, inclusive, gerar insegurança, por outro pode dar condições de abertura, para o novo, o que caracterizaria um movimento mais criativo*[17].

A própria concepção de corpo, depende de ideais impossíveis, algo de demandas idealizadas:

> *O corpo é elevado à condição de objeto fetiche e submetido aos mandatos do ideal veiculado e, de tal forma sobrevalorizado e exigido, que acaba sucumbindo sob o efeito dos stresses. [...] Em nome da ilusão de domínio sobre seus próprios limites e diante da incapacidade de dar conta de tamanha demanda, o indivíduo tem se sentido, frequentemente confuso e culpado*[17].

Lazzarini também aponta que, além das atuais questões dos sujeitos quanto ao próprio corpo, há também a questão do comprometimento das relações entre as pessoas:

> *As relações amorosas e afetivas tendem a ser superficiais e passageiras com muito pouca condição de se transformarem em vínculos mais duradouros. Os afetos passam a ser tênues e as relações são vividas em meio a tédio, futilidade e ao vazio. Nessa condição o indivíduo se vê a mercê do desamparo e angústia. Não se trata da perda de um objeto ou de um ideal no qual o sujeito identificado ao objeto retirava-se, de certa forma, do mundo dos vivos, como observa Freud (1915), mas da incapacidade de se constituir um objeto consistente, substituto primordial do outro. A dificuldade é a de manter vínculos afetivos, dificuldade que os ideais individualistas da contemporaneidade vêm promovendo cada vez mais*[17].

Podemos refletir sobre qual o efeito dessas questões identificatórias nas pessoas que procuram a PEP ou a PrEP? Quem são elas e por que procuram sucessivamente os serviços de saúde com essas motivações? Os discursos revelam que há vivência de uma dimensão temporal, na qual se vive somente o agora, não existe um amanhã. Há uma vivência imediatista do presente e um empuxo à dimensão das sensações. Nos casos de exposição ao vírus, as escolhas não são feitas em torno de representações, mas o que organiza o repertório dessas pessoas parece ser o princípio do prazer e, em vez de pensar (representação), ocorre o agir.

Enquanto a capacidade de representação tem uma expectativa de permanência, os processos de sensação são caleidoscópicos. Na composição da colcha de retalhos da identidade, começa a falhar a função do pensamento e a apreensão da realidade, e o que é da ordem do impulso funciona como vetor para o agir. Vemos que o momento social traz o imperativo de que é preciso viver como se não houvesse amanhã.

As gerações anteriores se pautavam em direções que vinham dos contratos socialmente instaurados, mas as atuais têm que criar suas próprias saídas para os desencontros com o outro. E o que a geração atual tem para lidar com a ausência e a angústia? O corpo e o agora. O horizonte de futuro vem para perto (vislumbrando-se, no máximo, um amanhã, hoje mais tarde, semana que vem), houve uma compressão da perspectiva existencial. Outro ponto que ancora uma invenção para os sujeitos é o uso que se faz do corpo, agora tomado como dispositivo de acesso às experiências sensoriais do momento. Não é importante o sentido do que se faz, mas sim a sensação provocada pelo fazer.

Lasch cunhou a expressão cultura do narcisismo. Para ele, o narcisismo do homem contemporâneo é um narcisismo patológico fruto da institucionalização social que o distingue do narcisismo normal, componente indispensável para o bom funcionamento do psiquismo. Na sociedade contemporânea narcísica, o indivíduo vive um paradoxo: vive para si próprio sem se preocupar com suas tradições e com a posteridade e, no entanto, depende do outro para validar sua autoestima. Para Lash, a cultura atual fomenta o consumo imediato, estimula o narcisismo, pois torna as pessoas frágeis e dependentes do olhar do outro, na busca constante de admiração e, sem isso, vive um mal-estar generalizado[17].

Outro ponto interessante é que Lasch comenta, é que antes a publicidade/mídia se limitavam a anunciar um determinado produto exaltando suas qualidades, mas hoje, há a fabricação de um consumidor eternamente insatisfeito, que consome o que lhe apontam, sem suficiente crítica. Lasch ressalta que o indivíduo narcisista é a criatura fabricada pela violação capitalista daquilo que a família burguesa tradicional sempre quis preservar como essencial. Além disso, ele ressalta que o narcisismo é patológico, porque se manifesta como um eu regredido, submetido a um supereu arcaico e dominado pela pulsão de morte[17]. Sendo assim, o sujeito contemporâneo está voltado para o sexo e para o corpo, ávido de celebridade, frio afetivamente, invejoso e destrutivo das relações humanas em geral. É um sujeito caracterizado pelo caráter caótico levado por impulsos, que necessita de muita admiração, mas se entrega pouco a intimidade[17].

Freire Costa defende que a condição narcísica contemporânea seria, na verdade, uma resposta possível do sujeito, pois tornando o corpo e o sexo objetos de consumo, o capitalismo moderno obrigou o indivíduo a adotar uma estratégia de sobrevivência narcísica que pouco tem a ver com o prazer e muito tem a ver com a dor[18]. O indivíduo moderno é um indivíduo violentado antes de ser narcisista. É essa violência que explica seu narcisismo e as aparências patológicas que ele assume.

Não se pretende julgar esse tipo de modo de existir, mas é preciso considerar que há consequências em jogo. Se eu tenho um olhar que não considera o futuro e eu tenho um apelo muito intenso para uma vida do agora, por que se privar/limitar? A equação, que antes norteava as ações de gerações passadas, onde há uma relação direta entre causa e consequência, falha. A lógica é: o sujeito sem horizonte temporal, só tem o agora e, se ele perde o agora, perde tudo.

Nossa argumentação é que os sujeitos vivem uma superexposição ao agora, e quando não podem considerar o que está além do horizonte, quando se deparam com o que está para além desse horizonte, há uma experiência de impossibilidade de elaboração, uma angustia de aniquilamento, de horror.

Quando se escuta esses sujeitos, ficamos surpresos ao perceber que em suas falas parece que antes não existia a realidade da possibilidade da infecção até aquele horizonte temporal, como se a informação não estivesse disponível para o sujeito, e, além disso, a angústia também não está presente o suficiente para que se possa operar na mente uma ação que promova proteção. Depois da exposição, quando as emoções se abrandam, sobrevém uma angústia desesperada, como se houvesse uma dissociação na mente do indivíduo: antes desse horizonte de experiências e depois. E depois que se cruza esse horizonte, o sujeito se depara com um buraco gigantesco, para o qual não teve elementos para fazer uma conexão entre o momento pré e a angústia do momento pós.

Esse sujeito, em estado de crise, se apresenta aos serviços de saúde e pede uma "solução" que o mantenha protegido *a priori* ou o salve *a posteriori*, sem depender exclusivamente de sua condição de "er que se coloca no mundo com seus modos de sentir, agir e viver.

Nesse contexto, em que lugar o objeto medicamento entra nessa equação, para esse sujeito nesse estado tão peculiar? Qual seria também o lugar do encontro entre os servidores e os usuários de saúde?

UMA REFLEXÃO, NADA SIMPLES, SOBRE O MEDICAMENTO ANTIRRETROVIRAL

Uma questão: estariam as pessoas vendo a PEP/PrEP como objetos de consumo? Quando ficam conhecendo essa nova tecnologia, pensam em uma propaganda da PEP e entendem que podem recorrer a isso como algo que evita o HIV. Se esse é o lugar desse objeto, vemos que ele não tem a função de ser apenas um dispositivo que protege do HIV, mas também tem uma função de tamponamento da falta, como um dispositivo que faz com que o sujeito não tenha que entrar em contato, ao menos por algum tempo, com os limites e refletir sobre as escolhas, inclusive naquilo que é da ordem da sexualidade.

Na contemporaneidade, se criam objetos de desejo, ou seja, objetos que são tomados pelos sujeitos, não pelo que se necessita, mas pelo *status* que a posse do objeto pode oferecer. Outro ponto é que o objeto pode servir para obturar uma falta, tamponar uma falta. Esses objetos são conhecidos na contemporaneidade como *gadjets*.

Severiano ressalta que na sociedade de consumo, os ideais veiculados pela mídia não tem intenção de satisfazer realmente os desejos por ele suscitados e que isso é o que torna a busca narcísica, por meio do consumo, como um combustível permanente[19]. Apesar da frustração que isso gera, não há reflexão crítica entre a realidade e as possibilidades onipotentes propostas e, além disso, há um fluxo incessante de novos modelos-ideais que alimentam a idealização e o sujeito se veja engolfado pelos objetos.

Nessa lógica de consumo, as relações também são sustentadas pelo mesmo parâmetro: há relações que só se sustentam se for nessa lógica do consumo. E o qual o risco disso quando levamos em conta as ações de prevenção combinada? Temos que levar em consideração que nem todas as pessoas que procuram os serviços demandam uma possibilidade de se repensar. Eles procuram no serviço de saúde "coisas" que acreditam precisar, informações sobre o que eles têm que fazer. Agora, se houver outra lógica, se o serviço for colocar para pensar, aí a relação se complica.

Na verdade, muitas pessoas não estão esperando um atendimento que olhe para as questões subjetivas e não é raro que elas refiram que, no serviço público, se conseguirem um cuidado de ordem objetiva (medicamento, preservativo, cesta básica etc.) já se sentem "no lucro". Mas o cuidado em saúde é isso? Isso basta?

A ESCUTA DO SUJEITO E O QUE ESTÁ EM JOGO NO CUIDAR DE SI: PARA ALÉM DO PROTOCOLAR

O próprio acolhimento/atendimento pode ser aproveitado como uma oportunidade para ajudar na criação de um processo. E esse processo do atendimento tende a permitir que se crie um tempo. Que tempo é esse? Seria o tempo previsto para a realização da PEP? Independente disso, é possível criar um tempo no qual o sujeito pode começar a formular o que, de fato, está demandando quando faz o que faz com seu corpo.

Entender (demanda de saber) o que o levou a agir como agiu é uma demanda das pessoas que procuram o atendimento da PEP? Nem sempre! A procura pelo serviço de saúde também tem uma estratificação. A maioria das demandas é da ordem do fazer ("O que eu tenho que fazer para parar com o medo?"). E, diante disso, os serviços respondem com as ações de prevenção combinada.

Talvez exista a possibilidade de transformar uma demanda de fazer em demanda de saber. Lacan afirma que é com a presença do psicanalista que se cria a demanda de saber[20]. Sem o analista ali, no serviço de saúde, é mais provável que a resposta oferecida aos sujeitos continue na vertente do fazer. E como procede o psicanalista? Com intervenções, provocações, que convidem o sujeito a enxergar que existe algo aí, que há uma falta, que há uma questão que merece buscar ser respondida. Porque quando há uma questão, uma demanda de saber, ou seja, um não saber, se instaura o dispositivo transferencial e, assim, o psicanalista é colocado no lugar de suposto saber[21]. A psicanálise inverte a demanda do capitalismo. No capitalismo, em função de uma demanda, se produz algo. Na psicanálise, é pela presença do analista, que a demanda (de saber) é criada, ou seja, com a oferta, se cria a demanda. A presença de um analista quebra o circuito do simples fazer (consumir), e instaura uma questão[20].

Considerando que o tratamento psicanalítico não é uma panaceia para todo mundo, pois para que ele ocorra há necessidade de que o sujeito se implique de alguma maneira, a psicanálise pode oferecer um olhar para o que se passa com os sujeitos e seu gozo. E como tratar do gozo, quando não há uma demanda de saber? O que poderia colocar limite a isso? Há algo que valide essa limitação? Se o sujeito ficar no circuito do gozo, não é possível a intervenção psicanalítica, embora, nesses casos, seja possível se trabalhar, pelo menos, na vertente do oferecimento da informação, aconselhamento etc.

Esse sujeito que chega repetidas vezes aos serviços especializados em IST/Aids, podem vivenciar um processo de repetição e desorganização que remete aos processos de pulsão de morte.

Sendo assim, com o arcabouço teórico da psicanálise, indicamos a importância da consideração dos processos de constituição dos sujeitos, pois isso vai determinar como lidam com as limitações (e com a questão da castração), consigo mesmos e com o outro. Quando os processos de constituição falham nesses aspectos fundamentais, temos sujeitos desvalidos de estabilidade identitária, com uma noção incipiente de Ego e, além disso, faz com que o eu dependa da relação com o outro para lidar com as interdições, ou seja, fica na dependência de um outro externo para desempenhar esse papel de limitador/castrador.

Um exemplo singelo, mas ilustrativo, pode ser visto no caso da fala de um entrevistado que relatava à repórter: "Nada me indicava que eu não conseguiria passar. Então, eu arrisquei e fui"; citada no início deste capítulo. Nessa fala, percebe-se que ele esperava que algo de fora o parasse ou proibisse, ou seja, que o controle deveria vir de fora. Como não tinha ninguém indicando (um guarda, por exemplo) que ele não poderia/deveria passar com o carro na enchente, ele simplesmente jogou seu carro na água. O interessante foi notar que era evidente para qualquer um (inclusive para a própria repórter que fazia entrevista) que a enchente estava bem acima do nível do carro. Mas, sem alguém que fizesse o papel superegoico, aquele homem se arriscou. Embora esse relato pareça um tanto pitoresco, ele ilustra um aspecto que merece nossa atenção, pois evidentemente que aquele homem não era um idiota, mas com seu comportamento, podemos vislumbrar o que hoje se passa com as pessoas que se arriscam no encontro íntimo com o outro, ilustrando que não se trata de ser burro ou ingênuo quando se arrisca a pegar uma IST, mas de uma lógica própria. Um ponto importante, é que, sem a noção de interdição da castração, a instauração da função do desejo também fica prejudicada, pois a função do pai, além de indicar o lugar da interdição é também indicar o lugar das outras possibilidades desejantes.

Considerando esses sujeitos contemporâneos atordoados, qual é a verdadeira urgência do corpo quando o sujeito busca a PEP? É uma urgência provocada pela representação do corpo diante de uma percepção de falha ou de lapso. A pessoa não vem com o corpo sofrido, mas com um sofrimento, porque há algo da ordem do vital que ameaça o corpo e gera uma angústia. É a partir dessa angústia que ela percebe que tem um corpo que tem uma representação, que está em perigo e que tem sido usado como *gadjet*. O que é traumático não é a possibilidade de se infectar, mas sim, a busca repetitiva de entrar em contato com suas próprias pulsões, ou seja, ele atua e na atuação ele atualiza a relação com sua falta.

Portanto, o real seria a infecção do HIV? Seria se colocar em risco de infectar? Não, pois para entrar em contato com o real, é preciso que ele seja capaz de fazer essa reflexão reverter sobre si. Ele vive ali, sem refletir, não se coloca na posição de sujeito. Ele vive um processo de cisão e dissociação. O real não é só se infectar. O real é entrar em contato com as suas pulsões, a falta. É como se faltasse para esse indivíduo uma certa presença dentro de si mesmo.

PREVENÇÃO EM IST/AIDS E A PSICANÁLISE: UM ENCONTRO POSSÍVEL DAS CONTRIBUIÇÕES DE DIFERENTES CAMPOS DO SABER

Ainda que não se esgotem as questões, há contribuições que psicanálise pode trazer, ao colocar a questão do sujeito do inconsciente como elemento a ser considerado no campo das IST/Aids.

O que o sujeito busca nessas exposições? Quando ele retorna ao serviço de saúde, traz por vezes uma sensação desconfortável da qual ele quer se livrar, para voltar a esse estado anterior de não presença. Ao buscar ajuda, ele consegue de algum modo aplacar esse desconforto (com esse objeto de consumo medicação) e volta a agir de novo da mesma maneira. Para os sujeitos das PEP sucessivas é muito difícil se implicar, vai ser difícil o que realmente está em questão, reconhecer quem se é e porque age do jeito que age.

A sociedade está limitada à PEP ou à PrEP ou elas configuram apenas um dispositivo de suporte, que precisa se apoiar em outros que nascem dos encontros entre os sujeitos no contexto do cuidado? Só é possível oferecer esse objeto de consumo aos sujeitos? Seriam esses dispositivos um ponto frágil aos serviços de saúde no que toca aos mais novos sintomas sociais? Reconhece-se que os poucos que conseguem escapar desses sintomas sociais, fazem uma virada: constroem corajosamente uma questão sobre si mesmos e questionam o que supõe que o outro quer deles.

A pergunta é: o que funciona em uma sociedade que não faz contato, de não sujeitos, não lugares? Não se pretende desqualificar a informação, mas é possível questionar a potência desse dispositivo. A crítica a um modelo inócuo de prevenção vem a partir de uma leitura da realidade social e cultural, as características da população que está exposta, pois há muito a se questionar sobre o que realmente move essa população. Além disso, não se deve desconsiderar os interesses da indústria farmacêutica nesses processos em que há uma sociedade conformada para responder a essa lógica do consumo.

Como vimos, a psicanálise vai na contracorrente desse contexto e a função do analista na instituição de saúde é ser a força que mantém a questão em aberto. Ou seja, ele vai criar um espaço de tensão que vai contra a corrente, contra a lógica da oferta baseada na demanda, da urgência, da objetividade, da produtividade, e cria uma demanda de saber sobre os sujeitos. Como sustentar essa posição dentro de uma instituição de saúde e o que essa sustentação pode contribuir para ampliar o saber da equipe, dos usuários? Que estejamos certos de que há sujeitos que se beneficiam desse outro olhar (da psicanálise), pois há sujeitos que se implicam. Há dois níveis de contribuição, como comenta Zihlmann[22]:

- para o usuário dos serviços de saúde;
- para a instituição e os profissionais de saúde, pois a realidade mostra que o que existe e é oferecido hoje é algo que está "patinando". Com seu saber, a Psicanálise pode mostrar que não é produtivo tentar apenas produzir "objetos tampão".

Por fim, reconhece-se que as ações de prevenção são dispositivos de tentativa de resgate diante do desconhecimento sobre si e sobre o lugar do outro.

Para finalizar, apresentamos um poema de Adélia Prado, que nos remete a dificuldade que os sujeitos têm de olharem para sim, mas que, quando o fazem, há uma transformação inestimável[24]:

> *Tinha vantagens não saber do inconsciente, vinha tudo de fora, maus pensamentos, tentações, desejos. Contudo, ficar sabendo foi melhor, estou mais densa, tenho âncora, paro em pé por mais tempo. De vez em quando ainda fico oca, o corpo hostil e Deus bravo. Passa logo. Como um pato sabe nadar sem saber, sei sabendo que, se for preciso, na hora H, nado com desenvoltura. Guardo sabedorias no almoxarifado.*

REFERÊNCIAS BIBLIOGRÁFICAS

1. Barreto M, Teixeria MG, Bastos FI, Ximenes RAA, Barata RB, et al. Successes and failures in the control of infectious diseases in Brazil: social and environmental context, policies, interventions, and research needs. The Lancet. 2011;377(9780):1877-1889.
2. Casseb J, Fonseca LA, Veiga AP, Almeida A, Bueno A, Ferez AC, et al. Aids incidence and mortality in a hospital-based cohort of HIV-1-seropositive patients receiving highly active antiretroviral therapy in São Paulo, Brazil. *Aids Patient Care STDS*. 2003;17(9):447-52.
3. Ministério da Saúde. Secretaria de Vigilância em Saúde. Departamento de Vigilância, Prevenção e Controle das Infecções. Sexualmente Transmissíveis, do HIV/Aids e das Hepatites Virais. Protocolo clínico e diretrizes terapêuticas para profilaxia pós-exposição (PEP) de risco à Infecção pelo HIV, IST e hepatites virais. Brasília: 2017. Disponível em: www.saude.gov.br/bvs
4. Mendes-Gonçalves RB. Medicina e história: raízes sociais do trabalho médico. In: Ayres JR, Santos L (Org). Saúde, Sociedade e História. São Paulo: Hucitec; Porto Alegre: Rede Unida; 2017. Disponível em: http://historico.redeunida.org.br/editora/biblioteca-digital/colecao--classicos-da-saude-coletiva/copy_of_saude-sociedade-e-historia
5. Laplanche J. Dicionário de Psicanálise Laplanche/Pontalis. São Paulo: Editora Martins Fontes; 1998.
6. Quinet A. Demanda e desejo. In: Quinet, A. A descoberta do Inconsciente: do desejo ao sintoma. Rio de Janeiro, Jorge Zahar Editor; 2008.
7. Jorge MAC. Pulsão e Falta: o Real. In: Jorge, MAC. Fundamentos da Psicanálise de Freud a Lacan: as bases conceituais. Rio de Janeiro: Jorge Zahar Editor; 2005.
8. Paiva V. Sem mágicas soluções: a prevenção e o cuidado em HIV/Aids e o processo de emancipação psicossocial. Interface comun. saúde educ. 2002;6(11):25-38.
9. Brasil. Ministério da Saúde. Secretaria de Vigilância em Saúde. Departamento de DST, Aids e Hepatites Virais. Boletim Epidemiológico HIV/Aids [Internet]. Brasília (DF):2016. Disponível em: http://www.Aids.gov.br/sites/default/files/anexos/publicacao/2016/59291/boletim_2016_1_pdf_16375.pdf
10. Fernandes H, Oliveira EM, Ventura RN, Horta ALM, Daspett C. Violência e vulnerabilidade ao HIV/Aids em jovens homossexuais e bissexuais. Acta paul. en-

ferm.2017;30(4):390-396.Disponível em: http://www.scielo.br/scielo.php?script=sci_arttext&pid=S0103-21002017000400390&lng=en

11. Brito e Cunha RB, Gomes R. The meanings attributed to health care in general and prevention of STDs/Aids, in particular, by young gays. Physis. 2016;26(3):807-28.

12. Adam BD, Hart TA, Mohr J, Coleman T, Vernon J. HIV-related syndemic pathways and risk subjectivities among gay and bisexual men: a qualitative investigation. Cult Health Sex. 2017;10:1-14. doi: 10.1080/13691058.2017.1309461

13. Oltramari LC, Camargo, BV. Aids, relações conjugais e confiança: um estudo sobre representações sociais. Psicologia em Estudo 2010; 15(2): 275-283. Disponível em: http://www.redalyc.org/pdf/5057/505750948001.pdf

14. Giacomozzi AI & Camargo BV. Eu confio no meu marido: estudo da representação social de mulheres com parceiro fixo sobre prevenção da Aids. Psicologia: teoria e prática. 2004;1(6):31-44.

15. Silva CM, Vargens OMC. Aids como doença do outro: uma análise da vulnerabilidade feminina. Revista de Pesquisa Cuidado é Fundamental Online. 2015;7(4):3125-3134.

16. Costa e Silva SP et al. Saberes e Representações de vulnerabilidade para DST/HIV/Aids por universitárias. Id on Line Rev. Psic. 2016; 10(31):25-42. Disponível em: https://idonline.emnuvens.com.br/id/article/view/483

17. Lazzarini, ER. Emergência do narcisismo na cultura e na clínica psicanalítica contemporânea: novos rumos, reiteradas questões. Brasília. Tese [doutorado em Psicologia]. Universidade de Brasília. Instituto de Psicologia; 2006.

18. Freire Costa J. Violência e Psicanálise. São Paulo: Edições Graal; 2003.

19. Severiano MFV. Narcisismo e publicidade: uma análise psicossocial dos ideais do consumo na contemporaneidade. São Paulo: Annablume Editora; 2001.

20. Lacan J. Proposição de 9 de outubro de 1967 sobre o psicanalista da Escola. In: Lacan J. Outros escritos. Rio de Janeiro: Jorge Zahar Editor; 2003.

21. Silvestre D, Silvestre M. A transferência é amor que se dirige ao saber. In: Miller, G. (org). Lacan. Rio de Janeiro: Jorge Zahar Editor; 1987.

22. Zihlmann KF. Um olhar a mais: construção do trabalho psicanalítico na situação da perda da visão do paciente no contexto hospitalar. Revista Subjetividades; 2014;14(1):105-114. Disponível em: http://pepsic.bvsalud.org/pdf/rs/v14n1/10.pdf

23. Prado A. Poesia reunida. São Paulo: Siciliano; 1991.

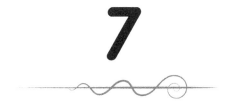

Sobreviventes ao HIV: do Mito ao Cotidiano

DRAUSIO VICENTE CAMARNADO JR.

Há quase 40 anos da epidemia que assombrou o século XX e que se perpetua no século XXI, o enfrentamento ao HIV/Aids continua como ponto de pauta na agenda das políticas públicas de saúde, bem como das organizações não governamentais que atuam, com excelência, para fazerem frente à epidemia, ao preconceito e à estigmatização que ainda cercam, e muito, a população brasileira, sobretudo, os seguimentos mais vulneráveis de nossa sociedade.

Embora no curso da história da pandemia tenham entrado em cena novas tecnologias de saúde – tecnologias de promoção, prevenção e assistência à saúde às pessoas que vivem com o HIV/Aids, considero pertinente e atual o exposto por Herzlich e Pierret[1]:

> *(...) para compreender o desencadeamento da abundante retórica que fez com que a Aids se construísse como 'fenômeno social', tem-se frequentemente atribuído o principal papel à própria natureza dos grupos mais atingidos e aos mecanismos de transmissão. Foi construído então o discurso doravante estereotipado, sobre o sexo, o sangue e a morte...*

Nessa direção, a escuta qualificada, quando das atividades realizadas no decorrer do aconselhamento em um serviço especializado em IST/Aids, nos revela que, ainda que lancemos mão das novas tecnologias para levarmos a termo nossa prática cotidiana, o HIV e a Aids se perpetuam como um fantasma tenebroso, um mito que ronda o imaginário das pessoas que nos procuram em busca de orientações.

Quando da revelação diagnóstica, o momento ora é sentido como um grande alívio, ora, um enorme fardo a ser carregado, em geral, solitariamente.

As expressões verbais e corporais dos usuários denotam e confirmam minhas afirmações. Expressões como: "Sei que fui irresponsável!", "Bebi muito e vacilei", "Estava muito louco(a)!", "Quando percebi já tinha acontecido", "Eles não querem usar camisinha", "Hoje eu nasci de novo! Obrigado, obrigado, meu Deus!", dentre outras tantas, permeiam o diálogo.

O sentimento de culpa invade o *setting* e, nessa oportunidade, tratamos de escutá-lo. Buscamos discutir estratégias factíveis para o gerenciamento de riscos. Falar sobre sexo e sexualidade, por vezes é constrangedor para a maioria dos munícipes que atendemos. Lidar com as diversificadas expressões da sexualidade, dos desejos, não é tarefa fácil. Rondam vergonhas, temores de serem discriminados e repreendidos, de serem mal compreendidos e aceitos.

Quando do diagnóstico positivo para o HIV, esses sentimentos se potencializam. O choro e o desespero por vezes tomam conta. É nosso dever acolher.

Devemos discutir a relevância da adesão/retenção ao tratamento, apresentando as novas terapias antirretrovirais (TARV) – as novas tecnologias, pois discutir as diferenças entre ser uma pessoa que vive/viverá com o HIV ou Aids é fundamental para garantir a adesão. Entretanto, ainda que a maioria saiba das novidades tecnológicas, muitas fantasias concorrem com esse saber e, mesmo assim, o fantasma da morte passa a rondar. Da morte física, literalmente, à morte de um corpo supostamente saudável, que terá que se adaptar a essa nova condição de vida. Lembro-me de um adolescente que atendi: timidamente revelou-me que era garoto de programa e, quando da revelação diagnóstica positiva para o HIV, chorou incessantemente. Dirigiu-se a mim e perguntou: "Mas, eu vou ficar feio?".

Dessa feita, revela-se estimulante retomarmos, ainda que com brevidade, a história das políticas de saúde, em especial, no município de São Paulo, e as práticas profissionais desenvolvidas nos cenários de encontros com as populações que procuram os serviços especializados de saúde em IST/HIV/Aids.

O CONTEXTO – OS SERVIÇOS DE ASSISTÊNCIA ESPECIALIZADA: SAE IST[I]/AIDS

Em visita ao portal da Prefeitura da Cidade de São Paulo[2] – Secretaria Municipal da Saúde, *link:* IST/Aids – encontra-se a interface do Programa Municipal de DST/Aids. Entre as informações contidas, destacam-se os SAE IST/Aids, que são serviços de saúde componentes da Rede Municipal Especializada em IST/Aids. A rede é composta por 26 serviços municipais que oferecem atenção à saúde das pessoas vivendo com infecções sexualmente transmissíveis (IST); com o vírus da imunodeficiência humana (HIV) e com a síndrome da imunodeficiência adquirida (Aids), que oferecem orientações sobre prevenção, testes para diagnóstico do HIV, camisinhas masculinas e femininas e gel lubrificante.

Já os 16 serviços de assistência especializada também oferecem profilaxia pós-exposição ao HIV – PEP[II], exames, consultas e tratamento para HIV e Aids e coinfecções, inclusive hepatites virais. Os serviços especializados são referência para tratamento das IST como, por exemplo, a sífilis e a gonorreia, nos casos que não respondem à abordagem sindrômica.

SAE DST/AIDS CAMPOS ELÍSEOS: HISTÓRIA E MEMÓRIA

Foi na administração municipal de Luiza Erundina de Souza (1989-1992), que ocorreu o grande incentivo à criação das administrações regionais de saúde modeladas na proposta da reforma sanitária discutida na VII Conferência Nacional de Saúde[3] (1980) e no cumprimento do determinado na Constituição de 1988, onde se definiram os moldes de implantação do Sistema Único de Saúde (SUS).

I. A terminologia infecções sexualmente transmissíveis (IST) passa a ser adotada em substituição à expressão doenças sexualmente transmissível (DST), porque destaca a possibilidade de uma pessoa ter e transmitir uma infecção, mesmo sem sinais e sintomas. A nova denominação é uma das atualizações da estrutura regimental do Ministério da Saúde por meio do pelo Decreto nº 8.901/2016, publicada no Diário Oficial da União em 11.11.2016, Seção I, páginas 3 a 17. *Links* para consulta: http://www.Aids.gov.br/pt-br/publico-geral/o-que-sao-ist; http://www.aids.gov.br/pt-br/noticias/departamento-passa-utilizar-nomenclatura-ist--no-lugar-de-dst.

II. A PEP (profilaxia pós-exposição ao HIV) é uma medida de prevenção à infecção pelo HIV que consiste no uso de medicação em até 72 horas após qualquer situação em que exista risco de contato com o HIV tais como: violência sexual, relação sexual desprotegida (sem o uso de camisinha ou com rompimento da camisinha), acidente ocupacional (com instrumentos perfurocortantes ou contato direto com material biológico). *Link* para consulta: http://www.Aids.gov.br/pt-br/publico-geral/pep-profilaxia-pos-exposicao-ao-hiv.

O decreto municipal 27.724 de 06/04/1989[4] reorganizou a estrutura da Secretaria Municipal de Saúde efetivando a descentralização político-administrativa por intermédio de dez administrações regionais de saúde. Essas, por sua vez, foram subdivididas em distritos de saúde, em número variável segundo cada região, obedecendo às características epidemiológicas, socioeconômicas e demográficas locais.

No início a atenção à saúde das pessoas vivendo com IST/HIV/Aids nos serviços de saúde do município eram precários ou quase inexistentes. Não havia nenhum serviço municipal especializado para tratar, à época, a alarmante epidemia. O município de São Paulo contava apenas com os equipamentos de saúde da rede estadual, sobretudo com o Centro de Referência e Tratamento (CRT), serviço pioneiro no município.

Paulatinamente, os profissionais de saúde se organizaram conjuntamente à Secretaria Municipal de Saúde e propuseram trabalhos que visavam a prevenção e a assistência aos portadores do vírus HIV/Aids e outras IST.

Nessa ocasião, foi criado o primeiro Centro de Orientação e Assistência (COAS Henfil), hoje conhecido como: Centro de Testagem e Aconselhamento (CTA Henfil), serviço considerado modelo em nosso país.

Porém, por volta de 1994, a Secretaria Municipal de Saúde iniciou a implantação de um novo modelo de atenção à saúde, o Plano de Atendimento à Saúde (PAS). Nele predominavam as cooperativas médicas de serviços de saúde, gerando um desmonte das propostas de trabalho levadas a termo pela referida prefeita.

Tal iniciativa veio obstruir os avanços do SUS e sua implantação gerou grandes conflitos e controvérsias entre profissionais e também entre a população, em decorrência de posicionamentos ideológicos diversificados.

Com a implantação do PAS, alguns programas de saúde não foram encampados pelas cooperativas, provavelmente, porque sua manutenção seria dispendiosa, contrariando o interesse das mesmas. Estavam aí incluídos o Centro de Referência e Saúde do Trabalhador (CRST), o Centro de Referência em Farmacodependência (hoje denominado CAPS Álcool e Drogas III Centro) e o Centro de Orientação e Apoio Sorológico (COAS – Henfil, hoje, CTA Henfil). O PAS também não contemplou o atendimento integral às IST/HIV/Aids.

Esse fato gerou, por parte da sociedade civil, uma série de denúncias que rapidamente ganharam espaço na mídia. Somou-se, ainda, a ameaça, por parte do

Ministério da Saúde, de suspensão da verba destinada ao Município de São Paulo que não era empregada adequadamente nas ações de saúde para o tratamento da epidemia. A Prefeitura de São Paulo propôs então a criação e implementação de serviços especializados no atendimento das IST/HIV/Aids.

O Plano Municipal de Saúde passou a assumir que caberia também à administração municipal o atendimento integral às IST/HIV/Aids. Para tanto, no ano de 1996, passou a otimizar os serviços destinados à Orientação e Aconselhamento IST/Aids (COA) e aos serviços destinados ao atendimento de portadores assintomáticos do HIV. Restava o atendimento especializado para pacientes sintomáticos em unidades ambulatoriais, serviço que não existia na estrutura municipal, com exceção de uma unidade localizada na zona leste do município.

Foram criados, naquela ocasião, os Centros de Referência em DST/Aids nas regiões de saúde do município. Inicialmente, esses serviços organizaram-se com aqueles profissionais que mantinham interesse em trabalhar com essa demanda seja por terem escolhido essa modalidade de trabalho, seja com a finalidade de se manterem vinculados à Secretaria Municipal de Saúde para escaparem das remoções arbitrárias[III] a outros serviços municipais, ainda em decorrência da recusa de adesão ao PAS.

Vale ressaltar que nem todos estavam sensibilizados com as questões que as IST/HIV/Aids desvelavam: questões relativas à sexualidade e suas manifestações, à diversidade de estilos de vida adotados pelas pessoas com relação à expressão de sua sexualidade, às pessoas usuárias de drogas, dentre outras.

Para lidar com as situações que se revelavam, foram realizados treinamentos e propostas de capacitação para todos os profissionais. Entretanto, foi no cotidiano de trabalho, concomitante ao avanço da epidemia – em tempo real, e com as proposições para o enfrentamento dos desafios, que os profissionais deram contorno e forma para suas ações em saúde, problematizando, repensando modelos de atenção, criando propostas inovadoras de intervenção. Nessa ocasião, tive a oportunidade de compor a equipe multiprofissional do Centro de Referência em DST/Aids Campos Elíseos.

Todavia, no ano 2000, com a mudança da administração municipal, houve também, grande rearranjo na concepção e nos modelos de atendimento aos

---

III. A adesão ao PAS para compor as cooperativas de saúde implicava, necessariamente, que o profissional aceitasse se licenciar ao cargo conquistado por meio de concurso público. Os servidores municipais que se recusaram à época, a adesão, tinham sua remoção publicada em Diário Oficial do Município de São Paulo a quaisquer secretarias, serviços, setores que não os da Secretaria Municipal de Saúde. Um caso emblemático foi de um neurocirurgião removido para uma usina de asfalto.

usuários dos serviços especializados. Foram paulatinamente remodelados, otimizados, implementados e implantados serviços de saúde especializados no atendimento às IST/HIV/Aids e dentre esses, os Serviços de Assistência Especializada (SAE). Nesses serviços oferecia-se testagem sorológica, atividades de prevenção, assistência, aconselhamento e tratamento de IST e HIV/Aids. Alguns desses serviços contavam, além de um pequeno laboratório, com equipe multidisciplinar incluindo médicos em diversas especialidades, psicólogos, nutricionistas, assistentes sociais, educadores, entre outros.

Inquietações de um psicólogo em um serviço público de saúde

Em meados da década de 1990, quando da implantação do serviço, que a propósito, denominava-se Centro de Referência em DST/Aids Campos Elíseos, havíamos criado o setor denominado, na ocasião, Equipe Multiprofissional ou "Equipe Multi", como habitualmente o chamávamos, que se ocupava essencialmente com atividades voltadas à orientação e prevenção às IST/HIV/Aids. Realizávamos o acolhimento dos munícipes que nos demandavam e as atividades compreendiam: realização de oficina de sexo seguro, com ênfase na utilização do preservativo masculino como estratégia de prevenção às IST e HIV e encaminhamento para testagem convencional – Metodologia Tipo Elisa – para diagnóstico do HIV.

Nessa ocasião, percebia uma forte dicotomia entre prevenção e assistência, o que motivou a redação da dissertação de mestrado: *Prevenir é Melhor que Remediar? Os Sentidos das Práticas Sociais Preventivas para Profissionais de um Serviço de Orientação e Prevenção as DST/Aids*[4].

Com relação às práticas preventivas preconizadas à época, deparei-me com escritos de inúmeros pesquisadores. Dentre esses, Roche[5] (1997) nos advertia, apontando questões relevantes referentes ao complexo processo de trabalho que envolvia as práticas sociais preventivas: é próprio de toda posição preventiva que sejam reunidas duas condições necessárias: um conhecimento suficiente da causalidade dos fenômenos e os meios de ação sobre essas causas, a fim de permitir uma modificação suficiente para evitar o advento do fenômeno. Apontava ainda, que a prevenção é inseparável da possibilidade e da qualidade da previsão, mas que, por razões práticas e econômicas, a prevenção incorre em uma simplificação exagerada, onde a multicausalidade tende a ser reduzida à causa única do fenômeno; bode expiatório que assume a função de reassegurar a todos os envolvidos, contra a complexidade e contradições que o mesmo dissimula.

Salientava que a pretensão teórica de uma abordagem racional da prevenção ou das prevenções se choca com os comportamentos que não se deixam aprisionar na simples razão de um sujeito preocupado com sua boa conservação, que obedeçam a outras racionalidades, sejam elas, inconscientes, egoístas, suicidas, econômicas, políticas. As atitudes preventivas estão em permanente conflito com esses interesses e a prevenção avança como um embate que não é somente técnico, mas que remete às resistências e aos enfrentamentos ideológicos e corporativos[5].

Do mesmo modo, as práticas de saúde pública, embasadas em modelos comportamentais, suscitam certo número de reticências e resistências. As campanhas de abstenção, prescrição ou interdição, como por exemplo, as do consumo de álcool, do fumo, da utilização de preservativos, dentre outras, encontram-se plenamente justificadas do ponto de vista da preservação da saúde; entretanto, sem evocar as expectativas que são necessariamente dirigidas à liberdade do sujeito, incorrem nos efeitos de isolamento, separação e estigmatização que se observa na promoção desses modelos[5].

Roche[5], nessa ocasião, ilustra sua argumentação, reportando-se às campanhas preventivas contra a Aids e, particularmente, às que estimulam o uso de preservativos. Tais campanhas encontram resistências e hesitações muito características da complexidade dos comportamentos humanos quando o desejo submerge a atitude racional, quando o risco faz parte do jogo ou quando podem ser atenuados os elementos da probabilidade. Nesses casos, o discurso do controle perde sua eficácia, afirma o autor.

No Brasil, as primeiras atividades preventivas datam do início da colonização, quando da introdução de medidas de higienização do espaço urbano[6,7].

Conforme Camargo Jr.[8], um marco mais consensual e significativo da institucionalização da prevenção em saúde é representado pelas ações de Oswaldo Cruz, no início do século XX. Para ilustrar, basta lembrarmo-nos da instauração da polícia sanitária e da obrigatoriedade da vacinação contra doenças infectocontagiosas, dentre outras medidas de higiene. Seguindo a argumentação desse autor, essas ações assumem importância no presente, porque determinam um traço constitutivo da concepção das políticas públicas para a área da saúde, denominado por Luz[9] de modelo campanhista:

> (...) a concepção de que os problemas de saúde – as epidemias e endemias basicamente – podem ser solucionados por intervenções institucionais temporárias maciças planejadas e conduzidas centralmente. Do ponto de vista histórico, essa concepção associou-se aos traços autoritários de nossa cultura política, sobretudo, pela tímida e escassa participação popular na determinação de políticas públicas em nosso país.

Embora o enfrentamento da epidemia HIV/Aids tenha contribuído para a revisão dessas práticas, essas características estruturais ainda tendem a permanecer no cenário nacional.

A partir de meados do século XIX, as ações preventivas foram constituídas no campo da epidemiologia que, por sua vez, é o principal eixo da saúde pública. Segundo Rouquayrol e Goldbaum[10], definir epidemiologia não é tarefa fácil, pois sua temática é dinâmica e seu objeto, complexo. Porém, pode-se de maneira simplificada, segundo os autores, conceituá-la como:

> (...) ciência que estuda o processo saúde – doença em coletividades humanas, analisando a distribuição e os fatores das enfermidades, danos à saúde eventos associados à saúde coletiva, propondo medidas específicas de prevenção, [grifos meus] controle, ou erradicação de doenças e fornecendo indicadores que sirvam de suporte ao planejamento, administração e avaliação das ações de saúde (...)

Acheson[11] sugere que a prevenção se faz com base no conhecimento da história natural da doença:

> (...) sob o ponto de vista do bem público, uma das implicações práticas da epidemiologia é que o estudo das influências externas torna a prevenção possível, mesmo quando a patogênese da doença concernente não foi ainda compreen-

> *dida. Mas isso não quer dizer que a epidemiologia seja, de alguma maneira, oposta ao estudo de mecanismos ou, reciprocamente, que o conhecimento do mecanismo não seja às vezes crucial para a prevenção.*

A saúde pública, desde a década de 1950, encontra-se fundamentada no conhecimento da história natural da doença[8]. No texto clássico de Leavell e Clark[12] os autores denominam História Natural das Doenças o conjunto de processos em interação que compreendem:

> *(...) as inter-relações do agente, do suscetível e do meio ambiente que afetam o processo global e seu desenvolvimento, desde as primeiras forças que criam o estímulo patológico no meio ambiente, ou em qualquer outro lugar, passando pela resposta do homem ao estímulo, até as alterações que levam a um defeito, invalidez, recuperação ou morte.*

Compreendem, pois, dois períodos ou estágios sequenciados que contribuem para a análise do processo saúde/doença: o período epidemiológico e o período patológico. O primeiro estágio, período epidemiológico ou pré-patogênico, refere-se à interação preliminar dos fatores relacionados com o agente potencial, o hospedeiro e o meio ambiente na produção da doença (Ibid.). O segundo estágio, denominado patogênico, o curso natural do distúrbio, refere-se:

> *(...) à evolução de um distúrbio no homem, desde a primeira interação com estímulos que provocam a doença até as mudanças de forma e função que daí resultam, antes que o equilíbrio seja alcançado ou estabelecido, ou até que seja um defeito, invalidez ou morte (...)*

Desse modelo explicativo do processo saúde/doença, modelo multicausal por excelência, depreendem-se cinco níveis de prevenção, a saber:
- promoção da saúde ou prevenção inespecífica;
- prevenção específica;
- diagnóstico antecipado e tratamento adequado;

- limitação da incapacidade;
- reabilitação.

Correntemente, denomina-se prevenção primária os níveis um e dois; prevenção secundária, os níveis três e quatro; e prevenção terciária, o nível cinco.

Segundo Camargo Jr.[8], a saúde pública se encontra ainda alicerçada nesse modelo, portanto:

> *(...) há uma forte tendência, mesmo nas áreas técnicas, a se conceber "prevenção" e "assistência" como atividades completamente excludentes, competidoras até, o que se evidencia até mesmo em ditados populares do tipo "melhor prevenir que remediar".*

Camargo Jr.[8] alerta que essa visão é essencialmente incorreta e, no caso específico das ações preventivas contra o HIV/Aids, chega mesmo a ser perigosa. Refere que há décadas já se estabeleceu como consenso o conceito de integralidade das ações de saúde, sendo prevenção e assistência ações indissociáveis. Porém, salienta que:

> *(...) a dificuldade de implementar de fato essa perspectiva em nosso país decorre, entre outros fatores, de uma longa tradição de divisão, inclusive em nível institucional, que por décadas conviveu com a separação de ações em orgãos diferentes, arquetipicamente representados pelo Ministério da Saúde e pelo Ministério da Previdência, tradição que ainda hoje gera problemas não inteiramente superados.*

Isso posto, ao compor a equipe responsável pelo aconselhamento, ressurge a indagação: persiste ainda, a dicotomia prevenção/assistência em nosso serviço especializado de saúde?

Percebo e constato que o serviço ainda não oferece espaços ampliados de discussão, tais como rodas de conversa, grupos de reflexão, grupos de sala de espera, dentre outros, que possam efetivamente romper com a aparente dicotomia por mim problematizada.

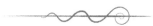
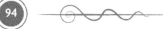

Quando de meus atendimentos como aconselhador, ao realizá-los, invariavelmente deparo-me com desconhecimentos acerca das IST, com relatos de uso esporádico do preservativo ou de seu rompimento quando das relações sexuais, ou ainda, dificuldades quanto ao gerenciamento individual de riscos.

Embora os dados da Pesquisa de Conhecimentos, Atitudes e Práticas na População do Município de São Paulo (PCAP-MSP)[13], realizada entre outubro de 2013 a janeiro de 2014, tenham apontado que 97% das 4.318 pessoas entrevistadas concordam que o preservativo é a melhor maneira de evitar a transmissão do HIV, 46% do total de participantes, declararam que não utilizaram preservativos no último ano (2015).

Esse achado reacende minhas inquietações acerca das práticas sociais preventivas às IST/HIV/Aids, sobretudo porque me fazem recordar do postulado por Roche (1997): a abordagem racional da prevenção ou das prevenções se choca com os comportamentos que não se deixam aprisionar na simples razão de um sujeito preocupado com sua boa conservação, que obedeçam a outras racionalidades, sejam elas, inconscientes, egoístas, suicidas, econômicas, políticas, diante da complexidade dos comportamentos humanos, quando o desejo submerge a atitude racional, quando o risco faz parte do jogo ou quando podem ser atenuados os elementos da probabilidade, nestes casos, o discurso do controle perde sua eficácia.

A ESCUTA QUALIFICADA DOS USUÁRIOS DO SAE IST/AIDS (OU DE QUANDO RESSURGEM MINHAS INQUIETAÇÕES)

No início de fevereiro de 2017 passei a compor a equipe responsável pelo aconselhamento. Retornar às atividades profissionais em um Serviço de Assistência Especializada em IST/Aids após 17 anos de sua implantação é oportunidade ímpar e inquietante. Durante as primeiras semanas de trabalho me foi sugerido, pela gerente da unidade de saúde, observar a dinâmica e os processos de trabalho que ali transcorriam.

Logo percebo as transformações na atenção à saúde dos usuários. Novas tecnologias de prevenção, como a denominada prevenção combinada[IV] do IST/

IV. A prevenção combinada é uma estratégia que faz uso simultâneo de diferentes abordagens de prevenção (biomédica, comportamental e estrutural) aplicadas em múltiplos níveis (individual, nas parcerias/relacionamentos, comunitário, social) para responder a necessidades específicas de determinados segmentos populacionais e de determinadas formas de transmissão do HIV (http://www.Aids.gov.br/pt-br/publico-geral/previna-se).

HIV/Aids, entraram em cena; as testagens rápidas para o HIV, sífilis, hepatites virais (B e C); a profilaxia pós-exposição sexual (PEP); a profilaxia pré-exposição sexual[V] (PrEP). Quanto à assistência, novas combinações medicamentosas estavam disponíveis para a terapia antirretroviral (TARV), dentre outras.

Não obstante, no decorrer do primeiro semestre de 2017, levou-se a termo um trabalho de investigação, mais precisamente uma sondagem, intitulado: *Conversas do Cotidiano: Identificando Necessidades de Saúde[VI] de Usuários de um Serviço de Assistência Especializada em IST/Aids*.

Sabe-se que a qualidade e resolutividade das ações e tecnologias de saúde estão intimamente atreladas à capacidade de escuta das necessidades da população que vive com HIV/Aids e demais infecções sexualmente transmissíveis (IST), pois o valor de uso que assume cada tecnologia é sempre definido a partir dessas necessidades e singularidades[14,15].

Dessa feita, o trabalho realizado destacou como objetivo identificar necessidades de saúde de usuários do Serviço de Assistência Especializada (SAE DST/Aids). Tratamos como um estudo descritivo, uma sondagem inicial a partir da escuta qualificada quando do aconselhamento e da circulação na sala de espera do serviço.

Nos diálogos estabelecidos no decorrer dos aconselhamentos invariavelmente surgem dúvidas sobre o HIV/Aids, demais IST e gerenciamento de riscos. Da circulação pelo SAE, em especial, na sala de espera, local privilegiado para o estabelecimento de vínculos e acolhimento dos usuários, as conversas foram orientadas com destaque às seguintes indagações: quais serviços o SAE poderia oferecer, além dos ofertados? Se o serviço ofertasse grupos de discussão, quais temas gostariam de ver contemplados? Essa sondagem preliminar foi levada a termo, pois o intuito é nortear futuras pesquisas e, sobretudo, orientar proposições de projetos de intervenção.

Os resultados revelaram que os usuários matriculados no serviço, isso é, aqueles que seguem em tratamento, ao responderem o que o SAE poderia oferecer além dos serviços ofertados, explicitam que nada lhes falta. Entretanto, alguns se queixam da infraestrutura predial; de problemas de relacionamento

---

V. A profilaxia pré-exposição (PrEP) ao HIV é um novo método de prevenção à infecção pelo HIV. Isso é feito tomando diariamente um comprimido que impede que o vírus causador da Aids infecte o organismo, antes de a pessoa ter contato com o vírus. (http://www.Aids.gov.br/pt-br/publico-geral/prevencao-combinada/profilaxia-pre-exposicao-prep).

VI. Necessidades de saúde está relacionada com a maneira como se vivem condições de vida; necessidade ao acesso a toda tecnologia capaz de prolongar a vida; necessidade de criação de vínculo entre o trabalhador de saúde e usuários[15].

com alguns dos profissionais; se ressentem da falta de algumas especialidades em saúde e medicamentos que não os prescritos para a terapia antirretroviral.

Já os que visitam o serviço pela primeira vez e vêm em busca das testagens rápidas se queixam do fluxo do atendimento, a saber: do sistema de distribuição de senhas e do tempo de espera no local. Entre as temáticas que gostariam de discutir, explicitam: a prevenção, tratamento, adesão e, sobretudo, atualidades sobre o HIV/Aids; a prevenção e tratamento das demais IST; a intolerância à diversidade sexual e a inclusão social da população LGBT; esclarecimentos sobre o funcionamento do SAE. Não obstante, alguns dos matriculados, assim como os novos, declaram desinteresse em discussões temáticas e encontros grupais.

Das conclusões dessa sondagem inicial foi possível depreender que os usuários matriculados, em sua maioria, apontam que nada lhes falta; entretanto, salientam problemas relacionados à gestão do cuidado. Já os novos, problemas relacionados à rotina do serviço.

Das discussões de temáticas, para os novos e alguns dos matriculados preponderam a prevenção, o tratamento, a adesão e as atualidades sobre o HIV/Aids e demais IST. Todavia, chama atenção àqueles que declararam que nada lhes falta e o desinteresse por discussões temáticas. Tais diálogos potencializaram minhas inquietações cedendo lugar à reflexão: sentem-se contemplados em suas necessidades de saúde ou encontram-se resignados frente ao que lhes é ofertado?

O ACONSELHAMENTO EM CENAS: PRIMEIRO ATO

As cinco primeiras cenas descritas ocorreram na sala reservada para o aconselhamento. A sexta cena, quando da circulação pela unidade de saúde.

[Cena 1] Das múltiplas linguagens ou da linguagem verbal à linguagem do corpo: um simples gesto, o estender da mão

Com o prontuário em mãos, dirijo-me à sala de espera e chamo pela munícipe. O nome grafado no verso do prontuário forneceu pistas de que se tratava de imigrante africana. Acompanhada de uma agente de saúde, que logo me diz:

ela não falava português, mas, sim, francês. Entramos na sala enquanto A. chorava muito. A agente de saúde me contou que A. foi recentemente diagnosticada com o HIV. Vejo-me diante de uma situação em princípio perturbadora. Como acolher a história diante da barreira de idiomas, como acolher o visível sofrimento. Percebo que a agente de saúde compartilhava das mesmas perturbações. Porém, disposta – dispostos.

Diante da situação, em um dado momento estendo a mão e tenho como resposta o mesmo ato. Nesse instante, o choro intensifica-se. Mantivémos as mãos dadas e, paulatinamente o choro foi cessando. Com o auxílio de meu telefone celular formulo algumas perguntas em francês, a que prontamente A. respondia.

Disse-lhe que estamos ali para ajudá-la. Preenchi a documentação protocolar para a matrícula no serviço de saúde.

Mais calma e agora esboçando um leve sorriso, nos preparamos para sair da sala. No corredor, a agente de saúde, sensível, vê outra imigrante aguardando atendimento e pergunta: você fala português? Obtive sim como resposta. Perguntou ainda, se falava francês. Novamente a afirmativa. A agente de saúde me propõe conversarmos novamente. Agora com uma intérprete.

A. aceitou a entrada da intérprete e mediante sua assertiva, disse-lhe: Proposta aceita! Retornamos à sala de aconselhamento. Logo, estabeleceu-se um diálogo. Percebi, em alguns momentos, em decorrência dos cognatos, que a conversa também mantinha um cunho religioso. A intérprete conseguiu tranquilizar ainda mais A.

A situação perturbadora inicial cede lugar à tranquilidade possível. Trocaram os números de telefones e nos despedimos.

[Cena 2] O casal: das (minhas) fantasias de separação e superação

Na sala de espera chamo pelo munícipe. Estava acompanhado e solicitou que sua companheira adentrasse a sala. Geralmente, proponho a entrevista inicial individualizada, entretanto, era visível a angústia de ambos. Ela chorava e ele, mostrava-se muito apreensivo e assustado com a situação. Contaram-me que ela, ao realizar exames de rotina, em clínica privada, descobriu-se soropositiva para o HIV.

Ele procurou o serviço público de saúde para realização de testagem, pois embora trabalhando, não possuía convênio de saúde. Conversamos a respeito do propósito de nosso trabalho, solicitei os testes rápidos, mas, sobretudo disse-lhes que a despeito dos resultados, estávamos ali para ajudá-los. Assim, ambos ficaram mais calmos.

Ele seguiu para a coleta de sangue e, posteriormente, testagem. Comuniquei que assim que os laudos estivessem prontos, retomaríamos nossos diálogos. Com os laudos em mãos, chamei o casal. Iniciei a revelação diagnóstica: ele também era soropositivo para o HIV. Novamente, choram e eu acolhi a dor. Disse-lhes que estavam no melhor lugar para tratarem a nova situação.

Contaram-me que estavam mantendo um relacionamento afetivo recente, tudo muito recente! Expliquei nossa conduta dali em diante, dando prosseguimento à matrícula dele em nosso serviço. Expliquei-lhes que após a realização de todos os exames de rotina, agendaríamos a primeira consulta com o infectologista.

Levaria certo tempo, porém o suficiente para iniciar seu tratamento. Ele não apresentava, naquele momento, queixas clínicas. Entretanto, ela ficava apreensiva com essa explicação, pois continuaria seus cuidados de saúde em clínica privada, onde a consulta já estava agendada, embora tenha oferecido a ela, o nosso serviço como referência. Todavia, coloquei-me à disposição, caso nesse ínterim, viesse a se sentir mal ou surgissem novas dúvidas.

Ainda com a expectativa de tranquilizá-los o suficiente, contei-lhes minha trajetória naquele serviço. Retomei minhas atividades após 17 anos ausente. Eu mudei, a epidemia havia assumido novos contornos, a tecnologia disponível para tratamento havia evoluído, enfim, o serviço mudou, nós mudamos. Valho-me, sempre que possível e pertinente dessa estratégia e percebo que em muitos casos faz um enorme sentido.

Após algumas semanas do primeiro aconselhamento, ele me procurou no serviço, pois a companheira continuava apreensiva com a demora para a primeira consulta médica. Acolhi as apreensões, reforçando a explicação na ocasião de nosso primeiro encontro. Expliquei-lhe, novamente, que se houvesse alguma alteração importante em seu sistema imunológico, demonstrada pelos exames subsidiários, nossa equipe de enfermagem estabeleceria contato no sentido de adiantar a consulta médica. Ele tranquilizou-se e agradeceu a acolhida.

Alguns meses depois, os encontro em um vagão do metrô. De longe me acenaramm e eu retribuí o gesto. Percebi uma tentativa de aproximação. Agora ambos ao meu lado, ele me contou que a consulta com o infectologista havia sido agendada.

Ela aproveitou a oportunidade e contou que estariam viajando para o interior do Estado, pois chegara o dia de apresentá-lo à família como seu companheiro. Seria um almoço em família. Disse-lhes que essa era ótima notícia.

Ela me disse sorrindo que ele estava ansioso, acanhado e preocupado. Eu respondi dizendo que imaginava ser assim mesmo, no início, mas logo, logo a ansiedade seria amenizada. Sorrimos e eu me despedi, desejando-lhes um bom encontro e um excelente almoço em família.

[Cena 3] O contador

Munícipe de meia idade comparece ao serviço para realização de testagens rápidas. Contou-nos que havia mantido relações sexuais com uma parceira, sem proteção. No entanto, no curso da entrevista relatou que era usuário de múltiplas drogas, mas, preferencialmente, o álcool. É nesse momento que, visivelmente emocionado, falou de sua história: morava com sua mãe, pois fora abandonado pela esposa e filhos. Sua mãe o importunava com frequência, posto que, há muito tempo sem trabalho. "Eu sou contador, trabalhava muito e, atualmente, não tenho mais trabalho. É uma situação bastante difícil. Eu sou contador!". Emocionou-se.

Para alívio da tensão gerada durante o discurso, interrompeu com um chiste: "Você sabe o que quer dizer a palavra Aids? *A **i**lustre **d**oença do **s**exo* (ou algo similar)". Ri de sua piada e retomei sua história. Percebi que buscar os serviços do SAE fora um pretexto para expressar sua angústia frente ao que tem vivido. Novamente, falou sobre a falta de trabalho e frisou: "Eu sou contador, um bom contador, mas sem emprego".

No momento da revelação diagnóstica, resultados não reagentes para os testes solicitados. O munícipe voltou a falar sobre sua atual condição de vida. "Quero um trabalho, não quero mais humilhações". Emocionou-se e, novamente, mais um chiste: "Você sabe o que quer dizer SUS? *Seu **ú**ltimo **s**uspiro!*". Novamente, ri muito e relaxei.

Nesse momento decidi perguntar-lhe o que mais a palavra contador podia significar, o que mais lhe sugeria? Perplexo, ficou atento à minha indagação. Respondeu: "Não sei! Só sei que sou contador".

Repiti com a devida pausa: "Conta – dor lhe diz alguma coisa? Parece-me que há muitas dores a serem contadas, não?".

Instaurou-se, naquele momento, um silêncio propício à reflexão.

Continuei: "Escutei aqui, uma parcela delas. Seu sofrimento diante da ausência de trabalho, o abandono dos seus entes queridos, a mãe que lhe cobra o tempo todo, o sentimento de fracasso e humilhação, a dependência química, dentre outra".

Então, sugeri: "Já pensou em buscar ajuda em um Centro de Atenção Psicossocial Álcool e Drogas – CAPS AD? Penso que teria um espaço privilegiado para contar e, sobretudo, tratar suas dores. Que lhe parece?".

Realizei o encaminhamento a um dos serviços de referência em álcool e drogas em nosso território de saúde. Despedimo-nos e o munícipe deixou a sala, pensativo. Disse-lhe para que voltasse, caso houvesse necessidade e também para que viesse me contar como foi seu atendimento no CAPS AD.

[Cena 4] A camisinha masculina como brinquedo erótico

Ao ser chamado para o aconselhamento, levantou-se um casal e dirigiram-se a caminho da sala de atendimento. Solicitei à senhora que o acompanhava que aguardasse, por enquanto, na sala de espera. Ele nos contou que compareceu à unidade para a realização das testagens rápidas, pois a esposa é soropositiva para o HIV, em tratamento em nosso serviço. Juntos há algum tempo, nos contou que ela era a mulher de sua vida. Moravam em um abrigo administrado pela Secretaria Municipal de Assistência e Desenvolvimento Social (SMADS), aqueles destinados às pessoas em exclusão social.

Relatou que na noite anterior havia mantido relação sexual com a companheira, porém sem uso de proteção. Nos disse ainda que nunca usava camisinha, por não gostar e não se acostumar com o uso. Tratamos de conversar sobre o tema, sobre os riscos de sua exposição. Em um dado momento, sugeri a ele experimentar a camisinha como mais uma possibilidade durante o jogo erótico, como um brinquedo erótico a ser introduzido, durante as preliminares. Que, inicialmente, experimentasse sozinho, e aos poucos, convidasse a companheira a participar daquele jogo.

Ele, muito atento, interessou-se pela proposição. Curioso, reiteradas vezes, no curso de nosso diálogo, retomou minha ideia. Para ele, ainda havia a indicação da profilaxia pós-exposição (PEP). Fiz a proposta, que foi aceita prontamente. Ele seguiu para a sala de coleta e disse-lhe que assim que tivéssemos os laudos dos testes rápidos em mãos, retomaríamos a conversa.

Realizados os testes, o chamei novamente. Ao sentar-se, voltou a falar de minha proposição do uso do preservativo como mais um elemento do jogo erótico, que ficou pensando enquanto aguardava a chamada e que desejava experimentar.

Resultados das testagens rápidas não reagentes, sobretudo para o HIV. Propus o uso da PEP, que foi aceito prontamente. Perguntei-lhe se gostaria de conversar conjuntamente com sua companheira. Chamei-a à sala e ele a apresentou com pompa e circunstância. Contou a ela minha proposição sobre a camisinha. Ela disse o quanto era desconfortável para ela, manterem relações sexuais sem preservativo, já que sabidamente é soropositiva para o HIV. Nos disse que ele era teimoso e, em decorrência disso, tem dificuldades em negociar o método de proteção. Entretanto, estava aliviada, mediante o interesse dele frente à nova possibilidade de experimentação.

Ele seguiu para o infectologista para a prescrição da PEP, mas advertiu: "Vou experimentar o que o senhor me falou". Ao que respondi: "Voltem para me contar como foi a experiência".

[Cena 5] Com risco é mais excitante

Recebo para aconselhamento e testagens rápidas, um jovem de 20 anos, que nos contou que, invariavelmente, mantinha relações sexuais com seus parceiros, sem o uso de proteção (camisinha). Nos procurou, pois mediante às exposições de riscos, decidiu conhecer seu *status* sorológico para o HIV e outras ISTs. No curso da revelação diagnóstica, que a propósito, todas não reagentes, propus refletirmos sobre as estratégias possíveis para o gerenciamento de riscos.

Em um dado momento, disse-nos: "Sabe, eu sei que a camisinha pode me proteger, mas eu acho que gosto de correr esse risco, é mais excitante ... Eu preciso entender melhor o que acontece comigo".

[Cena 6] O espelho e a maquiagem: preparando-se para a coleta de sangue

Sai da sala destinada ao aconselhamento, acompanhando o paciente que acabara de atender. Habitualmente, procedo dessa maneira no sentido de orientar o fluxo pós-atendimento.

Deparei-me com uma munícipe, negra, meia idade, sentada no banco de uma das salas de espera, que cuidadosamente deslizava, com uma das mãos, o batom carmim sobre os lábios. A outra mão segurava, com precisão, um espelho de bolsa. A maquiagem dos olhos já estava finalizada. Motivado pela beleza da cena, me aproximei, dirigi-me a ela e lhe disse: *Que linda!*

Perguntei, então, seu nome e me apresentei. *G.* sorriu e me contou que precisava estar bonita para fazer seus exames. Contou-me que morava há anos embaixo de um viaduto, vivendo do auxílio de terceiros e que os agentes de saúde sempre vão buscá-la para dar continuidade ao seu tratamento. Que gostava de estar bonita quando vinha ao médico. Nesse momento levantou-se para atender ao chamado da profissional da sala de coleta. Despedimo-nos e, novamente, disse-lhe: *Está linda!*

O ACOLHIMENTO, O ACONSELHAMENTO E A ESCUTA QUALIFICADA: OU DAS POTENTES ESTRATÉGIAS DE TRABALHO EM SAÚDE

O acolhimento como diretriz da Política Nacional de Humanização (PNH)

Discorrer sobre a prática do aconselhamento nos serviços de saúde que prestam atenção integral às pessoas que vivem com o HIV e Aids (PVHA) nos faz reportar à Política Nacional de Humanização (PNH).

Dotada de métodos, princípios, diretrizes e dispositivas, a PNH, lançada em 2003, busca por em prática os princípios do Sistema Único de Saúde (SUS) no cotidiano dos serviços de saúde, produzindo mudanças nos modos de gerir e cuidar[16]. Mais do que isso, estimula a comunicação entre gestores, trabalhadores e usuários para construir processos coletivos de enfrentamento de relações de poder, trabalho e afeto que muitas vezes produzem atitudes e práticas desumanizadoras que inibem a autonomia e a corresponsabilidade dos profissionais de saúde em seu trabalho e dos usuários no cuidado de si.

A comunicação entre esses três atores do SUS provoca movimentos de perturbação e inquietação que a PNH considera o motor de mudanças e que também precisam ser incluídos como recursos para a produção de saúde. A partir dessa articulação se faz possível, a construção, de forma compartilhada, planos de ação para promover e disseminar inovações nos modos de fazer saúde.

Nessa direção, humanizar se traduz como inclusão das diferenças nos processos de gestão e de cuidado. Tais mudanças são construídas não por uma pessoa ou grupo isolado, mas de maneira coletiva e compartilhada. Incluir para estimular a produção de novos modos de cuidar e novas maneiras de organizar o trabalho. Dessa feita, a PNH tem seu método estabelecido.

Como princípios estão definidos:

- a transversalidade, uma política que atravessa todos os programas e ações de saúde. Transversalizar é reconhecer que as diferentes especialidades e práticas de saúde podem conversar com a experiência daquele que é assistido. Juntos, esses saberes podem produzir saúde de forma mais corresponsável;
- indissociabilidade entre atenção e gestão: essa é uma diretriz que assume que as decisões da gestão interferem diretamente na atenção à saúde. Por isso, trabalhadores e usuários devem buscar conhecer como funciona a gestão dos serviços e da rede de saúde, assim como participar ativamente do processo de tomada de decisão nas organizações de saúde e nas ações de saúde coletiva. Nessa perspectiva, o cuidado e a assistência em saúde devem ser compartilhados entre a equipe de saúde, os usuários e sua rede sociofamiliar; um ato de corresponsabilidade em relação aos cuidados de si nos tratamentos. Nessa direção, usuários e usuárias ocupam a posição de protagonista com relação à sua saúde;
- protagonismo, corresponsabilidade e autonomia dos sujeitos e coletivos. Significa que qualquer mudança na gestão e atenção é mais concreta se construída com a ampliação da autonomia e vontade das pessoas envolvidas, que compartilham responsabilidades[16].

Na PNH, situam-se estratégias que atuam a partir de orientações clínicas, éticas e políticas, que se traduzem em determinados arranjos de trabalho. Dentre as Diretrizes da PNH, destaca-se o acolhimento como potente ferramenta que norteia as boas práticas em saúde:

> *(...) acolher é reconhecer o que o outro traz como legítima e singular necessidade de saúde. O acolhimento deve comparecer e sustentar a relação entre equipes/serviços e usuários/populações. Como valor das práticas de saúde, o acolhimento é construído de forma coletiva, a partir da análise dos processos de trabalho e tem como objetivo a construção de relações de confiança, compromisso e vínculo entre as equipes/serviços, trabalhador/equipes e usuário com sua rede socioafetiva.*

Com uma escuta qualificada oferecida pelos trabalhadores às necessidades do usuário, é possível garantir o acesso oportuno desses usuários a tecnologias adequadas às suas necessidades, ampliando a efetividade das práticas de saúde. Isso assegura, por exemplo, que todos sejam atendidos com prioridades a partir da avaliação de vulnerabilidade, gravidade e risco[16].

O acolhimento, conforme postulado pela PNH[16] é uma diretriz do modo de se produzir saúde, bem como um dispositivo, uma ferramenta tecnológica de intervenção na qualificação de escuta, construção de vínculo, garantia do acesso com responsabilização e resolutividade nos serviços.

O acolhimento é ainda, um ato ou efeito de acolher e expressa, em suas várias definições, uma ação de aproximação, um "estar com" e um "estar perto de", ou seja, uma atitude de inclusão. Atitude essa que implica, por sua vez, estar em relação com algo ou alguém. É exatamente nesse sentido, de ação de "estar com" ou "estar perto de", que afirmarmos o acolhimento como uma das diretrizes de maior relevância ética/estética/política da PNH do SUS: ética no que se refere ao compromisso com o reconhecimento do outro, na atitude de acolhê-lo em suas diferenças, suas dores, alegrias, seus modos de viver, sentir e estar na vida; estética, porque traz para as relações e os encontros do dia a dia a invenção de estratégias que contribuem para a dignificação da vida e do viver e, assim, para a construção de nossa própria humanidade; política, porque implica o compromisso coletivo de se envolver nesse "estar com", potencializando protagonismos e vida nos diferentes encontros[17].

O acolhimento ou do encontro genuíno com o outro

Conforme nos orientam Grangeiro et al[18], a prática do aconselhamento desempenha um papel importante no contexto da epidemia no Brasil desde a criação do Programa Nacional de DST/Aids, e se reafirma como um campo de conhecimento estratégico para a qualidade do diagnóstico do HIV e da atenção à saúde. Quando avaliamos o que diferencia o campo da prevenção das IST/HIV/Aids, da prevenção dos outros agravos, não podemos deixar de considerar a ação de aconselhamento.

Trata-se de um diálogo baseado em uma relação de confiança que visa proporcionar às pessoas condições para avaliarem seus próprios riscos, tomarem decisões e encontrarem maneiras realistas de enfrentar seus problemas relacionados às IST/HIV/Aids.

Portanto, uma ação de prevenção que permite a atenção individualizada e singular, além de representar um importante componente do processo de diagnóstico do HIV, da sífilis e das hepatites virais. Não obstante, o aconselhamento difere da orientação preventiva, porque busca realizar uma avaliação de riscos individuais e, sobretudo, oportunizar discussões que visam refletir sobre o gerenciamento de riscos.

Todavia, sua realização, na prática, não deve estar restrita aos momentos pré e pós-oferta de testagem, nem tampouco ao atendimento das pessoas que buscam o diagnóstico e tratamento. A recepção, a oferta de atividades em sala de espera, grupos específicos, consultas individuais onde se estabelece a troca de informações, o vínculo com o serviço e o estímulo ao diagnóstico, significam aproximações importantes para a avaliação de riscos, etapa principal do aconselhamento. Logo, o aconselhamento vislumbra, também orientar as pessoas no caminho da cidadania e na plena utilização dos seus direitos.

Ainda, valendo-me das proposições de Grangeiro et al[18], dentre os papéis desempenhados pelos profissionais no decorrer do aconselhamento, destacam-se:

- ouvir as preocupações do indivíduo;
- propor questões que facilitem a reflexão e a superação de dificuldades;

- prover informação, apoio emocional e auxiliar na tomada de decisão para adoção de medidas preventivas na busca de uma melhor qualidade de vida.

Ouvir e escutar: qual a diferença? A escuta qualificada

Movido pela curiosidade, valho-me de uma breve consulta ao dicionário, cujo intuito foi explorar as diferenças entre as palavras ouvir e escutar e, por consequência, qualificar. Deparo-me com as seguintes definições:

- ouvir: sentir (alguma coisa) pelo ouvido. Prestar atenção. Ser dócil a; obedecer a. Inquirir. Perceber pelo ouvido[19];
- escutar: prestar o ouvido a; dar ouvidos a, dar atenção a. Tornar-se atento para ouvir. Espiar. Auscultar. Pôr-se a ouvir. Deixar-se guiar por.

> Sim, localizo diferenças. Nos parece que a palavra ouvir remete ao sentido da audição, isso é, à esfera do sistema sensorial ou aquilo que o ouvido capta, os estímulos mecânicos (sonoros) que se propagam por meio de ondas que, por intermédio de células específicas, os traduz em impulsos nervosos. Já escutar, requer a atenção [grifos nossos] a aquilo que é ouvido ou captado pelo sistema sensorial, onde se torna imperativo compreender e processar a informação, internamente.

- qualificar: dar uma qualificação a. Indicar a que qualidade ou classe pertence alguém ou alguma coisa. Apreciar; avaliar; classificar; enobrecer; ilustrar.

Portanto, quando tratamos da escuta qualificada tratamos da interlocução entre sujeitos – o usuário do serviço de saúde e o aconselhador –, em dado contexto social e histórico, onde ambos são afetados mutuamente. Um processo constante de intersubjetivação.

Não obstante, a formação e o trabalho do psicólogo, sobretudo os que se dedicam à clínica, estão pautados na capacidade e no desenvolvimento da habilidade de escutar. Nessa direção, a escuta e a linguagem são as ferramentas privilegiadas para o desenvolvimento do trabalho psicológico. Em linhas gerais, é por intermédio dessas ferramentas que se busca dar sentidos, aquilo que aparentemente carece de sentido. No entanto, aqui falamos, ainda que sucintamente, da especificidade profissional do psicólogo.

Entretanto, não só de psicólogos se faz o aconselhamento em IST/DST/Aids. Outras categorias profissionais se somam a essa tarefa e, consequentemente, desenvolvem, com sensibilidade, o trabalho de escutar.

No aconselhamento, as pessoas ao serem escutadas, genuinamente, percebem e sentem que suas experiências são valorizadas, que suas necessidades (de saúde) são levadas em consideração e, assim permitem o rompimento de defesas, tornando-se mais sensíveis às proposições que lhe são apresentadas. Não obstante, o ato de escutar também agrega valores àquele que realiza a escuta, possibilitando inúmeras reflexões durante e depois ao ato.

A escuta qualificada é uma das palavras chaves para o acolhimento/aconselhamento, porém não significa que o usuário será apenas ouvido. Significa, também, traduzir essa necessidade de saúde daquele usuário em uma oferta de serviço. Desse modo, a escuta qualificada é instrumento importante para a gestão do SUS, tendo em vista o seu papel de garantir o direito à saúde[16]. Nessa direção, Raimundo e Cadete[20] acrescentam:

> *(...) escuta qualificada é uma ferramenta essencial para que o usuário seja atendido na perspectiva do cuidado como ação integral, já que, por meio dela, é possível a construção de vínculos, a produção de relações de acolhimento, o respeito à diversidade e à singularidade no encontro entre quem cuida e quem recebe o cuidado.*

SOBREVIVENTES AO HIV: DO MITO AO COTIDIANO

Indiscutivelmente, a oportunidade de escrever esse texto foi e é de relevância inestimável. Portanto, retomo o título desse capítulo e as cenas apresentadas no *Primeiro Ato - O aconselhamento em cenas*, na expectativa de seguir para o último ato.

O Meu Cotidiano de Trabalho no SAE DST/Aids Campos Elíseos

Após 17 anos ausente desse serviço e uma boa parte desses anos desempenhando atividades de gestão em saúde, a princípio, causou-me estranhezas.

Voltar a realizar atendimentos, colocou-me frente a uma situação crucial: ainda tenho mão para a realização dessas tarefas?

Entrar em contato – *com tato* – com inúmeras vozes e histórias em meu cotidiano de trabalho, constitui-se como atividade fascinante. A disposição interna de estar junto ao outro, na sala destinada ao aconselhamento ou fora dela, é experiência e ação que consagram minha decisão de retornar aos atendimentos. Daí a escolha das cenas 1 e 3 para ilustrarem o meu cotidiano de trabalho.

Constato: sim, ainda tenho mão para desempenhar essa tarefa; não a perdi! E os usuários contribuem, e muito, na construção cotidiana desse trabalho. A mim confiam episódios de suas histórias de vida, por vezes sem rodeios, em outras, algo reservados. Busco, com constância, estabelecer um encontro favorável, um genuíno encontro e é, desse modo, que me auxiliam a lapidar minha escuta.

Quanto ao casal da cena 2, que tolice a minha fantasia de que, diante a situação que se apresentara, culminaria em separação. Um mito a ser superado? Sem dúvidas!

A prática tem me mostrado que casais, parceiros soropositivos para HIV ou mesmo sorodiscordantes, em sua maioria e, em que pesem as adversidades, têm mantido uma relação de apoio mútuo e cumplicidade, uma relação de parceria.

Não obstante, invariavelmente quando das revelações diagnósticas positivas para o HIV, os usuários perguntam: "Mas, pelo exame dá para saber quando foi que aconteceu?". Subjacente a essa pergunta, encontram-se a ideia, a fantasia de que os exames também revelarão quem foi a pessoa que o (a) infectou. Possivelmente traduz uma necessidade de culpabilizar o outro e, nesse momento, atenuar ou ainda se eximir da responsabilidade.

Da cena 4, a camisinha masculina como brinquedo erótico passou a figurar quando de minhas discussões sobre gerenciamento de riscos, porque, em geral, esse insumo é apresentado e associado como um protetor de doenças. Na realidade, entretanto, passei a refletir porque não o apresentar como algo associado ao prazer e assim esmaecer o peso que as doenças (ISTs) carregam.

A propósito, também fui me dando conta de que raras, muito raras, são as vezes que me refiro à camisinha feminina. Passo a pensar sobre essa conduta e me recordo que, no passado, havia queixas de que esse insumo, durante o ato sexual, emitia sons como se amassemos uma sacola plástica. Se verdade ou mito, uma interrogação. O que sei é que preciso escutar melhor as mulheres.

A cena 5, *Com Risco é Mais Excitante* – de imediato remeteu-me a Roche[5], quando de sua argumentação sobre as campanhas preventivas que estimulam o uso de preservativos. Retomando a proposição do autor, tais campanhas e, em nosso caso, o incentivo do uso do preservativo nas relações sexuais quando das atividades no aconselhamento, por vezes encontram resistências e hesitações em decorrência da complexidade dos comportamentos humanos, e dentre essas, quando o desejo submerge a atitude racional, quando o risco faz parte do jogo. Entretanto, dado o oportuno *insight*, perguntei ao munícipe se já havia considerado a possibilidade de buscar psicoterapia para discutir suas questões emocionais, ao que ele espondeu prontamente que sim e, frente à assertiva, realizei o encaminhamento à sua Unidade Básica de Saúde (UBS) de referência.

Já a cena 6, *O Espelho e a Maquiagem: preparando-se para a coleta de sangue*, foi inspiradora. A partir desse feliz encontro iniciei a construção de um projeto de intervenção, uma oficina de autocuidado. Sai em busca de doações para montar um salão de beleza no jardim de inverno do SAE. Consegui um lavatório de cabeça, longarinas e duas poltronas. Bom início!

Comecei a redigir o projeto, pois precisava buscar patrocínios – insumos de beleza para os cabelos e insumos cosméticos. Porém, a despeito de ter que lidar com uma série de empecilhos objetivos para levar a termo a proposta –, tais como: a entrada e saída d'água, a voltagem do aquecedor que terei que providenciar e instalar, um fantasma passa a rondar meus escritos: estaria eu propondo algo da ordem higienista? Estaria eu diante de uma contradição?

Novamente me dei conta que me deparo com contradições em meu cotidiano de trabalho, algumas de fácil superação e outras, nem tanto. Quanto ao projeto, sobretudo o fantasma higienista, penso que superei.

Por fim, dos sobreviventes ao HIV, eu também, um sobrevivente, frente a tantos desmandos e desmontes do SUS, perpetrados por uma parcela significativa de governantes descompromissados com a coisa pública, com o bem comum e, sobretudo, com os cidadãos e cidadãs de nosso país.

No entanto, insisto e resisto, por acreditar que é possível o SUS para todos! Um sistema único de saúde como projeto ético e político, produzido coletivamente, por sujeitos que se empenham em construir cidadania.

Esse foi um modo possível para lhes contar parcela de minha história profissional, dentre tantos outros possíveis.

REFERÊNCIAS BIBLIOGRÁFICAS

1. Herzlich C, Pierret J. Uma doença no espaço público. A Aids em seis Jornais Franceses. *PHYSIS* – Revista de Saúde Coletiva. Sexualidade e Aids. Rio de Janeiro. 1992; 2(1):7-35.
2. Prefeitura do Município de São Paulo. Secretaria Municipal da Saúde de São Paulo. Programa Municipal de DST/Aids. Disponível em http://www.prefeitura.sp.gov.br/cidade/secretarias/saude/atencao_basica/index.php?p=188831. Acesso: 20 de jan. de 2018
3. Brasil. Ministério da Saúde Anais da VII Conferência Nacional de Saúde[3] (1980). Disponível em http://bvsms.saude.gov.br/bvs/publicacoes/7_conferencia_nacional_saude_anais.pdf.
4. Camarnado Jr DV. Prevenir é melhor que remediar? Os sentidos das práticas sociais preventivas para profissionais de um serviço de orientação e prevenção em DST/Aids. 2000. (Dissertação de mestrado) São Paulo: Pontifícia Universidade Católica; 2000.
5. Roche R. La prévention: entre science, idéologies, dispositifs politiques. Bullettin du groupe petite enfance. La prévention en question. 1997;11:81-88.
6. Machado R. et al. Danação da Norma. Rio de Janeiro: Graal, 1984;
7. Costa JF. Ordem Médica e Ordem familiar. Rio de janeiro: Graal, 1983.
8. Camargo Jr. KR. Políticas públicas e prevenção em HIV/Aids. In:Parker R, Galvão J, Bessa MS (orgs.). Saúde, Desenvolvimento e Política: respostas frente à Aids no Brasil. São Paulo: ABIA/Editora 34, 1999.
9. Luz MT. Medicina e ordem política brasileira. Rio de Janeiro: Graal, 1982.
10. Rouquayrol MZ, Goldbaum M. Epidemiologia, História Natural e Prevenção de Doenças. In: Rouquayrol MZ, Almeida Filho N. Epidemiologia & Saúde, 5ª ed. Rio de Janeiro: MEDSI, 1999.
11. Acheson ED. Clinical practice and Epidemiology: two worlds or one? British Medical Journal. 1979;1:123-6.
12. Leavell H, Clark EG. Medicina Preventiva. São Paulo: McGraw-Hill do Brasil, 1976.
13. PMSP. Secretaria Municipal da Saúde de São Paulo. Programa Municipal de DST/Aids. Pesquisa de Conhecimento Atitudes e Práticas na População Residente no Município de São Paulo – PCAPMSP 2013/14. São Paulo, 2014.
14. Campos GWS. A reforma da reforma. São Paulo: HUCITEC, 1992.
15. Cecílio LCO. As necessidades de saúde como centro estruturante na luta pela integralidade e equidade na atenção em saúde. In: Pineiro R, Mattos RA (orgs.). Os sentidos da integralidade na atenção e no cuidado à saúde. Rio de Janeiro: UERJ/ IMS/ABRASCO, 2001. p.113-126.
16. Brasil. Ministério da Saúde (2013). Política Nacional de Humanização. Disponível em: http://bvsms.saude.gov.br/bvs/publicacoes/politica_nacional_humanizacao_pnh_folheto.pdf. Acesso: 08 de janeiro de 2018.
17. Brasil. Ministério da Saúde. Diretrizes para a organização e funcionamento dos CTA do Brasil. Disponível em: file:///C:/Users/User/Downloads/cta2010-01-web_1_1%20(1).pdf. Acesso: 15 de fevereiro de 2018.
18. Grangeiro A (org.). Aconselhamento em DST/HIV/Aids para a Atenção Básica, s/d. (Brasil. Ministério da Saúde). Disponível em: http://bvsms.saude.gov.br/bvs/publicacoes/manual_simplificado.pdf. Acesso: 01 de fevereiro de 2018.
19. Dicionário Aurélio. Disponível em: https://dicionariodoaurelio.com/qualificar. Acesso em: 13 de março de 2018.
20. Raimundo JS, Cadete MMM. Escuta qualificada e gestão social entre os profissionais de saúde. *Acta Paul Enferm.* 2012;25(2):61-7.

8

Dói Aqui, Dói Ali: Vicissitudes da Dor Crônica

DIRCE MARIA NAVAS PERISSINOTTI

PREÂMBULO

A palavra vicissitude, pelo dicionário[1], significa "inconstância dos fatos; sucessão de mudanças ou de alternâncias; sequência de coisas que se sucedem; instabilidade dos acontecimentos que leva à imprevisibilidade; acaso, eventualidade; condição desfavorável ou contrária a algo ou alguém; revés".

Ao longo do tempo todas as condições de vida ocorrem como que num encadeamento de fatos construindo a história individual, cultura e da história do homem. E, individualmente, tornando-a idiossincrásica no tocante à construção da subjetividade, da experiência subjetiva do viver.

Algumas passagens teóricas nortearão o presente trabalho que citamos abaixo.

Somos uma temível mistura de ácidos nucleicos e lembranças, de desejos e de proteínas. O século que termina ocupou-se muito de ácidos nucleicos e proteínas. O século seguinte vai concentrar-se sobre as lembranças e desejos. Saberá ele resolver essas questões?[2].

A psicoterapia é um trabalho sobre a memória – trata de modificar inscrições mnêmicas e sobre seu acompanhamento com experiências, no presente, que a reconsolidem de maneira diferente. Aqui não há nenhum descobrimento sobre a importância da memória. (...) Assim o essencialmente novo em minha teoria é a informação de que a memória não se encontra em uma única versão se não em várias, ou seja, que se transcreve em distintas classes de signos (...). Devo enfatizar que as sucessivas transcrições representam o trabalho psíquico de épocas sucessivas da vida. Em cada limite de dois desses tempos, o material psíquico deve ser submetido a uma tradução. Eu atribuo as particularidades da psiconeurose à falta de tradução de certos materiais que levaria a certas consequências[3].

Consideramos que a vida mental é a função de um aparato que a confere características de ser extensa no espaço e de estar constituída por várias partes – o que imaginamos como um telescópio ou microscópio ou algo similar. Apesar de alguns intentos anteriores na mesma direção, a realização consistente de uma concepção como esta é uma novidade científica[4].

Destacamos os trechos acima com o objetivo de elucidar o encaminhamento do presente capítulo.

INTRODUÇÃO

A dor é uma função vital tendo o objetivo de fornecer ao organismo informações sobre a ocorrência de ameaça e/ou perda de integridade, seja por lesões potenciais ou reais. É uma sensação que surge quando receptores sinápticos são estimulados e sinais elétrico-químicos são transmitidos por meio de diferentes fibras nervosas (de fino ou grosso calibres), cujas trajetórias no sistema nervoso são próprias enviando informações ao tálamo, onde o processo perceptivo se inicia. Tais informações são então enviadas ao córtex cerebral, onde são interpretadas[5]. Caracteriza-se por ser uma experiência sensorial, combinada com fatores psicológicos, que conjugadas a experiências passadas por meio de aprendizagem (conteúdo passado, acumulado) a individualiza, subjetiva, como experiência idiossincrásica e, portanto, fazendo-a uma experiência, emocional subjetiva, única.

A dor pode ser aguda ou crônica e relaciona-se a diferentes condições médicas. Têm sido consideradas como problema de saúde mundial agravado em decorrência da dificuldade de sua complexa compreensão teórica, uma vez que é fenômeno multidimensional e multifatorial. Notadamente no que se refere à dor crônica, ela converteu o sinal de alerta, protetor da sobrevivência para assumir caráter de doença, embora concentre as peculiaridades da experiência subjetiva.

É a principal queixa presente nos serviços de saúde, não somente em emergências, mas em todo o sistema de assistência à saúde.

Os custos anuais com tratamentos para a dor chegam a bilhões de dólares no Canadá e nos Estados Unidos e, em nosso meio, o número de adultos com dor crônica é estimado em 100 milhões com custo anual de mais de $ 635 bilhões de dólares[6].

Tanto a falta de tratamento adequado, quanto o abuso de uso de algumas medicações em países desenvolvidos têm sido problema de saúde pública[6] que se agrava rapidamente e estão exigindo intensos esforços para o abordar o problema de maneira mais racional[6].

No Brasil, um estudo epidemiológico afirma que 39% da população refere dor crônica e o dado equivalente ao que se observa na população mundial em adultos. A prevalência de dor crônica teve predominância de 56% entre as mulheres residentes nas regiões Sul e Sudeste. Contudo, o estudo identificou insatisfação com os tratamentos para a dor crônica relatada por 49% dos participantes, o que levou os participantes a referirem que a percepção de intensidade interferisse fortemente no desempenho atividades da vida diária[7].

ADOECIMENTO, CURA, ESTAR DOENTE E SENTIMENTO DE DOENÇA E A DOR

Observa-se, ainda hoje, que pouco se discute sobre diferenças entre os conceitos que envolvem o adoecimento e a cura, estar doente e sentimento de doença. A necessária elucidação desse processo pelo qual o doente com dor, particularmente a crônica, enfrenta. Pois, as diferentes modalidades desse processo possibilitam que se identifique a maneira como os indivíduos se posicionam, como experimentam, suas vivências, quando acometidos ou mesmo após os tratamentos usuais são estabelecidos e efetivados.

Quando o quadro de doença ou da condição médica termina? Haveria coincidência entre o término da tomada de medicações o término da doença?

Sob a dimensão psíquica, haveria coincidência entre o momento em que um problema de saúde termina, segundo a perspectiva médica, ou restaria algo ainda a ser lidado, manejado, ao final de um tratamento padrão. Ocorreria *co-incidência* necessariamente entre a elaboração mental e o seu processo neurofisiológico?[8,9].

Há inúmeras definições sobre o que significa cura. As ideias mais frequentes se referem a um retorno ou restabelecimento do estado de saúde habitual, àquele vivido antes do adoecimento.

A cura visa possibilitar desenvolver novos padrões de vida. Às vezes, melhores do que o antigo, anterior, mas não idêntico. O tempo e as vivências experimentadas no período de doença deixam marcas e não se retorna ao estado original anterior da doença. Não se torna novamente, ou mais exatamente, ao mesmo[10].

Diante do exposto nos deparamos com a questão: a doença é um fantasma ou uma realidade psíquica (mental, emocional e cognitiva)?; (*La guérison: fantasme ou réalité?*)[11]. Definitivamente, não se tem uma única resposta ao dilema. A relação não é excludente, necessariamente. Para algumas pessoas haverá sempre um fantasma que as assombra e as acompanhará, mesmo que a cura tenha ocorrido há anos. Seria esse um efeito traumático do se sentir doente? Do estar doente?

Se o conceito de cura for aquele do desaparecimento dos sinais e sintomas de uma doença e o retorno ao estado de saúde original, então teríamos a concepção *co-incidente* entre a versão de cura dos que adoeceram? A versão do paciente é suficiente o bastante para que afirme se sentir curado ou sentir-se doente? Retornar a ser aquela mesma pessoa ao final do tratamento, retornar a ter aquele mesmo estado de saúde, com um mínimo de danos físicos, como poderíamos definir isso?

Contudo, sabe-se que sob o ponto de vista psíquico, há um sentido distinto do que o que se objetiva em outras esferas de tratamento. Seria o sentido da cura, a cura do medo da morte *(la guérison de la peur de mourir)*[11], da impotência diante do real[I].

I. Referência à instância do Real, em Lacan.

A noção de cura no sentido médico seria um estado que pode ser definido e, também, comprovado, por meio da sensação (ordem do sensível). Mas a proposta é que se separar a maneira que o conceito vem sendo anunciado em suas propriedades (ordem simbólica) e de sua integração psíquica, uma vez que separando-se a cura do conceito de sua posse (ter cura) em diferentes dimensões conceituais as práticas poderiam nos fornecer diferentes modos de manejo, seja no que concerne à cura, ao sentir-se curado (sentimento de cura) e, finalmente, ao estar curado (ser curado)[12].

O sentimento da cura, assim como o sentimento de doença, parece ligado a variáveis que vão além daquelas objetivamente relacionadas ao desenvolvimento dos sinais e sintomas objetivos. Estão relacionados aos efeitos do real e como foram suportados, elaborados e desenvolvidos.

A maneira como se dá o anúncio do diagnóstico, a maneira como foi dito, anunciado pelo médico e, também, como o paciente pode absorver a notícia sobre o que foi dito; a maneira que interpreta o que lhe foi dito, ocupam, portanto, um lugar que deve ser considerado como uma das fases do tratamento e que refletirão no após o tratamento. Vale dizer o mesmo quanto à maneira como foram anunciadas as consequências acerca da doença e do restabelecimento da saúde física e psicológica e qualidade de vida. Estão aí incluídas a relação com a história pessoal – melhor seria poder grafar a palavra como "estória" –, pois diz respeito as idiossincrasias, singularidades do viver. As atitudes quanto aos relacionamentos sociais e com entes queridos e como desempenhará seu papel na reapropriação do sentido de pertencimento para com o grupo familiar e outros[11,13].

Em muitos casos de pacientes com dor crônica encontram-se situações onde permeiam a remissão dos sintomas com a sensação de cura havendo certa ambivalência entre sensação de vulnerabilidade e o medo de uma recidiva carregados de ansiedade diante da possibilidade de morte, sentimento de abandono[14] e, muitas vezes, tais situações são corroboradas pela desorganização do quadro de cuidados. Sintomas como medo de reincidência podem induzir à baixa autoestima, preocupação mórbida com a morte e abandono gerando labilidade emocional amiúde observada por meio do isolamento social, dificuldade de reintegração social, profissional e familiar. Nessas condições, ocorreria qual desordem psíquica transitória com duração variada havendo necessidade de elaboração mental da sensação de cura e remissão do problema. Ao elaborar o processo evolutivo que ocorre entre o instante de ver a doença, o tempo de compreendê-la até que se chegue ao momento de conclui-la, parafraseando a noção de tempo lógico preconizado por Lacan.

Pesquisa realizada na França[15] conclui que apenas 58% dos pacientes alegaram estar curados em pacientes com câncer de mama, embora de acordo com o seu médico tenha havido remissão total do problema. Observaram que o resultado esteve presente em 53% de mulheres em remissão objetiva da condição se declararam estar curadas e 47% das mulheres estudadas em remissão, declararam-se, no entanto, não curadas por não se sentirem elas mesmas. Os resultados descritos foram independentes das características de variáveis sociodemográficas das pacientes estudadas como idade, situação civil, escolaridade ou renda. Os autores discutem ainda que ocorreria qual que uma sequela psíquica, identidade desfigurada, em que o efeito da doença permaneceria até vir a ser elaborado mentalmente não havendo, para tanto, compasso uníssono com o tempo decorrido para o tratamento médico.

A sensação de cura não se reduz, portanto, à objetividade de sua remissão dos sintomas objetivos. O tempo da elaboração mental obedece à lógica do funcionamento psíquico, mental: há um instante de ver o problema, um tempo envolvido para a sua compreensão para, posteriormente, haver o momento de se concluir a elaboração da sequela psíquica.

Com isso, dizemos que a cura física e a cura psíquica não são necessariamente síncronas[6] havendo diferença entre o que ocorre no tempo real e o tempo psíquico para a cura do acometimento relacionado à doença uma vez que não se sobrepõem[17,18].

Os critérios médicos e psicológicos a respeito da dor crônica diferem e, logo, deve haver conjugação de esforços para que a cura e o sentimento de cura possam vir a ser melhor conjugados, uma vez que a evolução do sentimento de cura, quando da remissão objetiva da doença dor estiver intimamente integrada com comprovação subjetiva do sentimento de doença.

Conforme acima, a sensação de cura não é redutível ao conceito objetivo de remissão ou cura objetiva e, com isso, é necessário que se estude também sobre como o sofrimento intervém no processo da dor crônica.

Vários estudos vêm sendo dedicados à melhor compreensão entre sofrimento e dor e os dois são considerados experiências desagradáveis[19,20].

Não somente a dor descrita em termos neurobiológicos, mas a consciência cognitiva, a interpretação, as disposições comportamentais, bem como os fatores culturais e educacionais definitivamente têm influência decisiva na percepção da dor, bem como o sofrimento que afetam gravemente o indivíduo, tanto do ponto de vista psicofísico, como existencial e, também, neurobiológico[21,22,23]. A compreensão de cada uma dessas perspectivas separadamente e depois sua integração pode e deve ser igualmente útil para gerenciar a doença dor, uma vez que não se define ou privilegia uma única característica para descrever o fenômeno[24].

A inclusão do conceito "sofrimento" sobre os estudos de dor crônica tem a relevância, uma vez que seus efeitos são marcados determinando o estilo de apego (incluindo-se a gestão pessoal, ou as influências culturais e sociais que o moldam) e a melhor compreensão de como acontece a experiência. Isso significa dizer que diversos aspectos da vida se somam como uma constante evitando-se, com isso, inúmeros erros epistemológicos, injustiças morais e atuais limitações na maneira em que os tratamentos disponíveis vêm sendo disponibilizados aos doentes.

COMPREENDENDO O PROCESSO DE DOR AGUDA E CRÔNICA

Thomas Szasz[25] usou o termo "sensação" para descrever a dor como algo que é experimentado igualmente por todos, usando o exemplo do brilho do sol. Temos a mesma experiência ao ver o sol brilhar, mas o que percebemos, o que nos chama a atenção, o que solicita a atenção para levar essa experiência à plena consciência, segundo o autor, é o momento da experiência individual, subjetiva. O que exigiu de cada um a atenção plena para que a experiência pudesse ser percebida é subjetiva, no entanto, é universal que todos temos a experiência da atenção plena diante do fenômeno. Se por outro lado, a dor é um efeito de sinais somáticos e sensoriais como fenômeno universal, por outro, esses são contextualizados pela história de desenvolvimento e pelo ambiente interpessoal, resultando em uma experiência parcialmente consciente acrescidos do relacionamento interpessoal que podem se sintonizar mais diretamente a ela ou não (fenômeno subjetivo) que se conjugam com o sofrimento e empatia. Ajudar quem sofre de dor a entender sua experiência com mais consciência, de modo que as escolhas de resposta à dor sejam mais adaptadas e se multipliquem, resulta em resposta mais eficaz aos sinais objetivos de dor, conclui o autor[25].

DÓI, DÓI, DÓI... AQUI, ALI, ACOLÁ. O TEMPO TODO...

A percepção da dor é protetora. Em estado agudo, tem caráter de alerta, o que permite ao organismo se organizar reagindo a contento diante de ameaças. Em condição crônica, o caráter de alerta deixa de ter função organizadora tornando-se um estressor patológico. O que foi num dado momento presente, o aqui, um sinal de alerta objetivando preservar a integridade física, passa, ao longo do tempo, a ser, num outro momento, no ali, o próprio problema. A cronificação do sinal de alerta se torna um estressor permanentemente ativo.

A dor crônica não é meramente uma dor aguda prolongada, embora tenhamos o conceito de dor persistente. É um processo regido por mecanismos neurofisiológicos e comportamentais diferentes daqueles que regem o sinal de alerta para a manutenção da integridade do organismo.

Grandes teorias ao longo do tempo tentaram justificar, do ponto de vista biológico, a detecção do estímulo pela maneira que o sistema nervoso (aferente primário) age e reage ao ser ativado.

É importante que se considere as bases neurofisiológicas para a compreensão da dor para não se incorrer no erro de haver interpretações psicológicas equivocadas e ser pensada como uma experiência uniforme que todos os sintomas poderiam ou deveriam são interpretáveis, apenas de um ponto de vista, o da experiência subjetiva. Defesas inconscientes e intencionalidade somente poderão ser consideradas se houver diminuição de aspectos considerados como determinantes do comportamento. Deve-se inclusive considerar o esquema de medicação utilizada pelo paciente, pois algumas delas tornam os pacientes vulneráveis a alterações comportamentais e cognitivas, por envolverem vias nervosas relacionadas à dor subjetiva.

Duas grandes teorias sobre a dor se destacam historicamente:
- a teoria da especificidade[26], em que afirma que a dor é produzida pela ativação de subtipos de neurônios sensitivos estão sintonizados para detecção de qualidades específicas ou intensidade (calor ou frio);

- teoria de comporta (*gate theory*) que se opôs ao conceito de especificidade e que entende que um estímulo doloroso é produzido quando um estímulo é suficientemente intenso para eliciar um padrão de atividade funcional indistinto em algumas fibras nervosas do sistema nervoso central (medula e ou cérebro), onde representações específicas são atribuídas aos estímulos (térmicos, mecânicos ou químicos) do campo receptivo[27].

Atualmente, a dor é considerada uma sensação específica e uma emoção, iniciada pela atividade em neurônios periféricos e centrais particulares que compartilham recursos com outras sensações e com forte associação com a pré-disposição genética. Os mecanismos neurofisiológicos da dor incluem órgãos receptivos especializados, vias seletivas e convergentes, capacidade da plasticidade de resposta e modulação interativa.

Nenhuma teoria única (emoção, especificidade, intensidade, padrão ou comporta) se adequa à evidência atual por si só, embora uma combinação de ideias responda pela maioria dos problemas de dor. A razão sugere uma integração de recursos e tem sido a melhor escolha para uma hipótese de trabalho sobre o tema[28].

Ao se cronificar, ou seja, durar mais tempo para ser amenizada do que o esperado, o efeito do estímulo estressor persistente chamado sinal nociceptivo perde a função protetora e induz a várias alterações em diferentes estruturas (desaferentação, modificação dos mapas corticais), difíceis de identificação por exames objetivos disponíveis atualmente.

Os princípios gerais sobre dor crônica formulam que as operações de mecanismos psíquicos são o que permite sua percepção. Não há dor sem a participação do sistema nervoso central, entretanto, o desenvolvimento da dor se encaminha desde impulsos surgidos dos receptores periféricos, sistema nervoso periférico.

Em cérebros de mamíferos foi identificado um processo adaptativo[29] fundamental que permite modificações por meio da flexibilização e não da análise passiva de informações recebidas do mundo exterior. As respostas relacionadas à análise passiva são instintivas e automáticas (reflexas), além de serem inflexíveis; contudo, as expectativas cognitivas, mantém ativamente representações e experiências anteriores, que podem esculpir[30], significativamente, as respostas neurais relacionadas aos eventos subsequentes. As respostas cognitivas conscientes modificam predominante a resposta à dor e são decisivas e determinantes no curso do desenvolvimento da cronificação[31].

A importância da compreensão das respostas condicionadas automáticas no contexto do estudo da dor é de extrema relevância, porque para haver modulação cognitiva da dor, tanto em condição aguda como crônica, com base em conhecimentos adquiridos e aprendizagem ou por meio do processamento cognitivo se baseando em experiências anteriores e para o organismo modular a experiência de dor esse processo é dependente de diferentes estados, incluindo-se esquemas de antecipação, experiência (vivência) de dor e de avaliações pós-evento[32].

Vale lembrar que a dor é uma crueldade e legitimamente se deve combate-la, porém, o sonho de sua eliminação da condição humana é um engodo que encontra na palavra que a enuncia seu simples começo. A dor não deixa outra escolha senão de se conciliar com ela[33].

Sabe-se que o córtex cerebral é responsável pela discriminação do estímulo doloroso identificando a percepção das emoções a ele associados. A motivação para reduzir a dor e a memória do evento doloroso proporcionam o estabelecimento de estratégias cognitivas para reduzi-la ou preveni-la e modulada.

O valor biológico adaptativo da supressão da dor em situações de lesão ou de ameaça à integridade do organismo estão no geral relacionados a reação de luta, fuga ou *freezzy*. E, no ser humano motivações, crenças, espiritualidade, afetividade, empatia, acolhimento assim como vínculos afetivos, confiança, segurança são determinantes no desenrolar da dor aguda e, particularmente, na sua cronificação. Esses últimos fatores são nomeados como psicossociais eliciadores de dor.

Lembramos que quando a mente compromete o corpo e ele reage com hiperativação neurovegetativa, deixa suas marcas não somente no corpo, mas também nela[34]. O conceito de marcador somático – aquele que outorga valor a uma experiência – não é somente relativo à avaliação cognitiva, senão como um certo estado somático, dado pela ativação de complexos circuitos subcorticais neuro-humorais que marcam o pensamento com uma carga específica afetiva e tomam relevância[34].

As áreas corticais relacionadas à dor, como a somatossensorial, também são responsáveis pela intuição ou sensações instintivas (*gut feelings*), involuntárias juntamente com a ativação das memórias implícitas relacionadas às nossas experiências nos ajuda a tomar decisões[35]. Nossos corpos se tornam modelos para a nossa compreensão de como ocorre o processo de empatia com os outros guiados pelas sensações e/ou por meio dos mapas neuronais[34]. Regiões do cingulado estão implicadas em comportamentos de apego (maternais ou parentais) que envolvem o brincar ou vocalizações com tonalidade afetiva (em humanos, com a prosódia) e comunicações entre predador e presa, relacionamentos entre companheiros e mãe-filho[36]. E, também, são regiões envolvidas com o processamento da dor, assim como a ínsula e permitem em termos cerebrais que haja conexão entre os estados corporais primitivos, as vivências e a expressão da consciência corporal, das emoções e do comportamento doloroso[37].

Outra região de importância na compreensão do fenômeno doloroso é o cingulado anterior, que em conjunto com a ínsula permite estarmos cientes sobre o que acontece dentro dos nossos corpos (propriocepção e em parte o processo de conação) para que seja possível haver reflexão sobre as experiências emocionais[38,39], pois a ínsula está envolvida na mediação de uma gama de emoções que vão do nojo ao amor[40].

O sistema adaptativo em animais e em humanos compartilha características físicas e emoções básicas em resposta a situações de ameaça de comprometimento da integridade física ou sobrevivência que seriam, dentre outras, o medo e ansiedade. Suas origens se ligam às reações de defesa.

As respostas comportamentais e seus mecanismos são dependentes de o organismo dimensionar o risco para reagir. Quando a situação, ou estímulo ameaçador, é real, como o que acontece com o doloroso, seria considerado ameaça de doença ou, efetivamente, uma doença, ou lesão propriamente dita, ou a presença do predador, os comportamentos desencadeados como fuga e congelamento seriam representativos de medo ou pânico. Enquanto aqueles representativos de ansiedade seriam desencadeados por estímulos ou situações como apenas potencialmente ameaçadoras, e são acompanhados de conteúdo de memória (sensorial ou cognitiva) ao se reatualizar o conteúdo de memória que se associou a uma qualidade do evento, como o que ocorre quando uma presa associa uma parte do conteúdo de memória ao odor do predador.

Experiências decorrentes de aprendizagem, por meio de estímulos dolorosos, associam-se (aprendizado associativo) a outros eventos de maneira subliminar, como estímulos condicionados, incluídos o estresse associativo emocional. E, da mesma maneira, tanto na dor quanto numa emoção negativa, uma lembrança passada, ou da (re)vivência atual, presente, pode ser integrar ao conteúdo a ser lembrado futuramente.

Um estímulo doloroso agudo, ao se prolongar temporalmente, envolve padrões emocionais e físicos coativados por conterem sinais que foram fixados na memória (por reforçamento positivos ou negativos) que, mesmo na ausência do estímulo doloroso primitivo se atualizam e tornam-se presentes, atuais e, ao serem revividos, ou relembrados, tanto de maneira mais consciente ou menos, envolvem diferentes aspectos da memória em suas diferentes formas, seja ela cognitiva/afetiva, ou de sensações e, portanto, inconscientes[8], que descreveremos a seguir.

Um exemplo simples do cotidiano pode ser considerado como equivalente ao que fora citado acima. Quando uma criança se machuca e se dirige à mãe para afagá-la, beijando o machucado, a atitude da mãe diante do machucado do filho, denota valor expandido de seu valor. O afeto, além da conduta da mãe, permite a associação entre um momento de dor, do ferimento e seu efeito sobre o alívio. O apoio afetivo de encorajamento pode ser traduzido na cena pela criança, como de reforçamento positivo. Além de buscar o afeto da mãe, a criança (alívio) busca a reafirmação de que aquele momento pode ser suportado e enfrentado, mesmo que tenha sido incialmente muito ruim ou doloroso. A criança busca algo do tipo "Vai, meu filho, é difícil, mas sei que você consegue", reasseguramento, que embora a situação seja difícil, alguém acredita que consiga suportar e superar.

O mesmo esquema poderia ser pensado acerca da associação negativa entre pensamento e emoção, quando, por exemplo, num episódio de violência, alguém sofre um golpe físico e, além do golpe físico, associam-se momentos de angústia e emoção negativa magnificado essa memória. Tais *flashes* de memória parecem à vítima do golpe serem inesquecíveis, reverberando como que infinitamente. Motivos neurobiológicos (hiperativação central, sediada no hipotálamo) sustentam essa reverberação mnêmica, processo mais bem conhecido por meio de estudos de transtorno de estresse pós-traumático.

Em casos de dor, particularmente a crônica, nossa hipótese é a de que haveria como que um colabamento de estímulos condicionados resultando num certo curto-circuito sináptico modificando o resultado, a resposta comportamental.

Voltemos ao exemplo da criança que busca a mãe para ter suporte afetivo para suportar a dor. A hipótese metafórica seria a de que esse beijo deixaria de ter uma conotação de afeto positivo, do apoio ao enfrentamento e encorajamento à busca de solução se tornando extremamente negativo, pois, a associação entre afeto negativo e conteúdo de memória, aversivos, ao serem relembrados, não de forma necessariamente conscientes, tornar-se-iam a reafirmação da incapacidade para enfrentar a difícil condição. Ou seja, confirmaria a impotência diante de um estímulo devastador e que o indivíduo sem apoio externo não se sente em condições de superá-lo, o que retroalimentaria o ciclo destrutivo da dor devastando o organismo.

Há algum tempo, estudiosos vêm lançando a hipótese de que a dor crônica envolve distorções de memória, sejam elas sensoriais cognitivas ou afetivas, ou elas em conjunto, e a cada tempo novos estudos surgem nessa direção.

A proposição de uma autonomia organizacional do material mental implicaria em que não existiriam pontes causais diretas entre seu substrato biológico e experiência subjetiva, o que permite a elaboração também a restringe. Ou seja, a dinâmica mental que rege a experiência subjetiva e o substrato biológico a restringe a certas possibilidades. E o papel restritivo do substrato biológico – que simultaneamente oferece um papel habilitador – para o advento da organização mental, teria um papel na determinação do significado da experiência mental possibilitando construções mentais mais proximais ao evento e, portanto, fornecendo ao indivíduo melhores e mais confortáveis explicações[41].

Em decorrência de vários fatores relacionados à condição dolorosa ou mesmo a seus tratamentos, vem sendo confirmado que os fatores de cronificação estão intimamente relacionados à fatores psicológicos e psicossociais[5]. E, no geral, métodos psicológicos apresentam utilidade como adjuvante no tratamento, uma vez que auxiliam modificar comportamentos pouco saudáveis que podem induzir ou agravar a doença dor e levar a melhora da qualidade de vida[42].

DOR E SEU MANEJO

Estudos vêm demonstrando que a associação entre características pessoais em alguns quadros de dor e estabelecem relações cada vez mais consistentes entre emoção, impulsividade, hostilidade/raiva, instabilidade emocional e depressão[43] e, por outro lado, o comportamento de risco como fatores contextuais incluídos fatores econômicos, culturais, comunitários, sociais e de estilo de vida, que influencia decisivamente o curso e evolução dos tratamentos de dor[44,45]. Mudar comportamentos de risco convertendo-os em comportamentos de saúde têm sido o propósito ao ajudar doentes com dor visando melhora nos índices de adaptação a manterem e recuperarem seus padrões o mais saudável quanto possível.

Diante desse panorama cada vez se evidencia a importância do acompanhamento psicológico[46,47] e as diretrizes do conhecimento psicológico deveriam ser de interesse de todos os psicólogos integrando a grade curricular de formação por ser esse um campo de pesquisa amplo em que diferentes modos de pensar e por se conjugar como oportunidade única do conhecimento do comportamento humano. Conhecer a dor é conhecer a amplitude do humano em todos os seus aspectos para todos os psicólogos[5].

Com isso, os tratamentos psicológicos são considerados de interesse tanto para a dor aguda ou crônica por abrangerem pelo menos os aspectos descritos abaixo e para os quais deverão ser considerados como parâmetros de eficácia dos tratamentos[48,49]:

- autopercepção: capacidade de autorreflexão, autoimagem, identidade e diferenciação dos afetos;
- autorregulação: capacidade de tolerância de afetos, autoestima, regulação de expressão dos instintos e antecipação de consequências;
- autoproteção ou defesa: tipo de resultados obtidos por meio da estabilidade, flexibilidade e mecanismos reativos adotados diante de situações-problemas;
- percepção objetiva: capacidade de diferenciar conteúdo subjetivo do objetivo, empatia, como o objeto da percepção afeta a percepção dos objetos afetivamente;
- comunicação: contato, a compreensão dos outros afetando a comunicação e a reciprocidade;
- vínculo (*attatchment*): capacidade de internalização, mentalização e variabilidade de apego.

O trabalho do psicólogo enquanto atividade clínica será pelo menos o de avaliar as seguintes situações: investigar a existência de questões psicológicas que influenciam sua magnificação e manejo; e identificar estratégias pelas quais o paciente que, provavelmente, se beneficiará em seu âmbito de ação profissional e como pertencente à equipe multiprofissional[50].

A eleição de algum modelo de intervenção psicológica certamente deverá ser adotada, se houver sido feita avaliação apropriada e rigorosa da condição psicológica (psicossocial, cognitiva e dinâmica). Seu âmbito principal é o de verificar a presença de estressores e desencadeadores de dor e é necessário que se avalie a relevância dos fatores psicossociais, intrapsíquicos, relacionais e comportamentais na origem, gravidade e na manutenção da dor, incapacidades e comportamentos dolorosos e disfuncionais. Detectar a presença de dados relevantes da história biopsicossocial reconhecendo reforçadores mantenedores da dor e incapacidades, verificar em que e como a dor afeta a vida e identificar que fatores pessoais, do ambiente e cultural influenciando o significado que atribui à dor, pois conforme indicado anteriormente, os conteúdos idiossincrásicos atribuídos corroboram para o incremento de inúmeras situações adversas[51].

A terapêutica psicológica é arsenal baseado em diferentes modelos e cada qual obedece e se organiza de acordo com referencial filosófico e teórico. Assim, deve-se sempre observar suas especificidades. Como qualquer outra técnica, deve ser aplicada em acordo com seus objetivos e seus pressupostos, caso contrário, insucesso terapêutico é certo[50].

As intervenções psicológicas atualmente também podem ser aplicadas mediadas por instrumentos externos[52] como a exemplo de técnicas psicofisiológicas ou medidas distrativas que se servem de tecnologia computacional, *videogames* ou de realidade virtual, buscando o manejo técnico para a modificação do comportamento habitual e induzindo a mudanças de padrões adquiridos[50]. Tais técnicas, contudo, não se resumem a simples aquisição e manejo de equipamentos, uma vez que são parte da aplicação da técnica[53]. Quando utilizados sem a devida formação e profissional qualificado não atingem seu intento, pois a introdução desses elementos por si só não significa que estejam a serviço da terapêutica[54].

Estudos afirmam que as intervenções psicológicas, desde que respeitadas suas prescrições e características, podem ser tão eficazes quanto a cirurgia para aliviar a dor, porque alteram a forma como o cérebro processa sensações de dor[5,53].

Técnicas psicológicas, diríamos todas elas, visam mudanças comportamentais, mesmo as que não estão denominadas no rol das terapias behavioristas. E com isso o que se almeja é que haja por meio de seus métodos modificação de repetições mal adaptadas no que concerne a dor. Para tanto, devem ser prescritas condizentemente com condições identificados por meio de avaliação específica, psicológica.

Procurando auxiliar, de maneira geral, visão sobre indicações e emprego correto de diferentes técnicas descreveremos os objetivos terapêuticos e de acordo com suas aplicações em condições clínicas para o manejo da dor subdivididas em grandes linhas teóricas nas quais se baseiam as intervenções psicológicas[50], embora seja sabido que uma diversidade enorme de considerações poderia ser discutida, salientamos as que seguem:

- técnicas comportamentalistas (behaviorismo e outras, incluídas as cognitivo-comportamentais) devem ser empregues quando ocorrerem disfunções em definir pensamentos específicos verbais e suposição, ou esquemas de pensamentos automáticos, denominados disfuncionais;
- técnicas psicodinâmicas (suportivas ou de suporte) são úteis em situações em que são identificadas disfunção das representações, dificuldades interpessoais específicas e expectativas relacionadas ao *self* (eu)[55], a outrem com respeito a como às relações se configuram na organização do afeto, pensamentos e comportamento geral;
- técnica psicoeducativas (ou educativas), não necessariamente aplicadas em grupos, mas também, são técnicas que visam amenizar a angústia situacional e utilizam relaxamento passivo e/ou progressivo, imagens mentais ou visualização, distração cognitiva e/ou focalização, hipnose e musicoterapia e usualmente específicas e mais breves;
- técnicas de alívio no sentido psicológico são definidas como aquelas que propiciam aprendizagem e, por conseguinte, a mudança de comportamento com respeito à dor utilizando os pensamentos inúteis que se tem sobre a dor como ponto de apoio para desenvolver novas maneiras de pensar sobre problemas e encontrar soluções. Em alguns casos, distrair-se da dor é útil. Vários métodos podem ser utilizados para se obter os seus resultados;
- técnicas de distração (atenção plena ou foco dirigido) envolve métodos de mudança do foco atentivo visando deslocar o sentido do foco de con-

centração e a perseveração de queixas dolorosas e, em geral, são utilizadas técnicas de distração que por vezes podem bastante ser simples de serem aplicadas.

Em condição de dor aguda, as técnicas psicológicas utilizadas devem ser dirigidas para amenizar a sensação aversiva relacionada ao estímulo doloroso, medo, ansiedade, promover melhora da resposta do sistema nervoso periférico e da resposta de estresse (*distress*) evitando a possibilidade de fixação na memória implícita e visam prevenir sua cronificação[51].

Em condição crônica são utilizadas técnicas que modifiquem a memória implícita da dor por diminuírem a reatividade psicofisiológica e por modularem respostas não específicas ao estímulo doloroso, além de visarem aumentar o controle sobre a sensação e emoção relacionadas à dor[56].

As técnicas de intervenções psicológicas podem ser subdivididas em técnicas autoaplicadas e heteroaplicadas. As primeiras auxiliam os pacientes com dor e crônicas a promover maior implicação do doente no estado de doença, enquanto as segundas, em geral, são utilizadas em condição de dor aguda, visando promover maior afastamento do estado-dependente de dor[51,57].

AQUI, ALI: VAIVÉM

Retomando o preâmbulo, as vicissitudes da dor significam que inconstantemente ocorrem uma sucessão de mudanças em alternância semelhantemente a uma sequência de coisas que levam à instabilidade dos acontecimentos imprevisíveis que o acaso, a eventualidade, mostra a condição desfavorável que os reveses da vida impõem. Talvez seja exatamente essa a função da dor: nos evidenciar que diante dos reveses e das vicissitudes da vida há algo a ser ainda conquistado. O aqui e o alí, ainda que haja dor, embora doa, "dói aqui..., dói ali..." há algo que com que se tenha que se haver. Há algo além dessa falta de recursos que amenizem a dor. Talvez, algo que nos dê o sentido, do que pulsa na/da pulsão: vida e morte. E, fundamentalmente, a função da dor é manter a vida.

Para encerrar e pensando nas passagens citadas no preâmbulo, particularmente as de Freud, em que diz que a psicoterapia é um trabalho sobre a memória por modificar suas inscrições para que no presente venham a se reconsolidar de maneira diferente e, daquela citação, que considera que a vida mental é uma função de um aparato que começa a se articular, podemos dizer que a conjugação entre as instâncias neurofisiológicas e psíquica (neuro + biológico + mental – neologismos não dão conta do que se pretende expressar) e a sua realização consistente ainda aguardam ser mais bem estabelecidas. Algumas propostas vêm sendo delineadas, no entanto, algum caminho já foi percorrido, pelo menos no que concerne à dor, conforme expusemos no presente capítulo, quando se refere à sua condição simultaneidade da composição comportamental, biológica, simbólica, imaginária e real. Tal ponto de vista pretende consolidar que o problema da dor não pode ser apreendido unilateralmente.

CONSIDERAÇÕES FINAIS

Cabe ao profissional da área de saúde, sobretudo o de saúde mental, identificar o desajuste básico para intervir visando "balanço", a alostase. O objetivo é que seja por intermédio de interações sociais, ou por meio de propostas de reorganização cognitiva, ou psicoafetiva individual, ou no que se refere aos fatores psicossociais o auxílio deve visar agenciar, quando possível, mudança na estrutura da personalidade do doente, bem como o melhor emprego de estratégias de enfrentamento das/nas situações-problema. As demandas podem ser reduzidas ou adaptadas às reais condições do paciente que por ser auxiliado a superar os problemas do cotidiano teria mais condições de lidar com dor o que lhe toca e sofre. E, quando não for possível, deve-se investir na redução do impacto dos fatores sociais e ambientais que estejam fora de seu controle.

Concluo parafraseando Francis Jacob[2]:

> *Será que sobre as associações entre ácidos nucleicos e lembranças, desejos e proteínas; teríamos algo a dizer, como psicanalistas e psicoterapeutas no século que se inicia?*

REFERÊNCIAS BIBLIOGRÁFICAS

1. Michaelis. Moderno Dicionário Da Língua Portuguesa. Verbete *vicissitude*. Recuperado em 03/01/2018 http://michaelis.uol.com.br/busca?id=4bq1Q
2. Jacob F. O rato, a mosca e o homem. Companhia das Letras, 1998. p.150-156.
3. Freud S. Obras Completas, Carta número 52 a Fliess (6/12/1896), trad. Luis Lopez Ballesteros y Torres, 3ª ed., Madri, *Biblioteca* Nueva, *s.* d., Tomo III, 1973. p.3551-56.
4. Freud S. Obras Completas. Compêndio del Psicoanalisis (1940 [1938]) Primeira Parte Cap. 1 El aparato psíquico. trad. Luis Lopez Ballesteros y Torres. Biblioteca Nuova, 3ª ed. Madri, 1973. Tomo III. p.3379-83.
5. Jensen MP, Turk DC. Contributions of psychology to the understanding and treatment of people with chronic pain. Am Psychol. 2014;69(2):105-118. doi:10.1037/a0035641.
6. National Academies of Sciences Engineering and Medicine; Health and Medicine Division; Board on Health Sciences Policy; Committee on Pain Management and Regulatory Strategies to Address Prescription Opioid Abuse. Pain Management and the Opioid Epidemic: Balancing Societal and Individual Benefits and Risks of Prescription Opioid Use; 2017.
7. Souza JB De, Grossmann E, Perissinotti DiMN, Oliveira Junior JO De, Fonseca PRB Da, Posso IDP. Prevalence of Chronic Pain, Treatments, Perception, and Interference on Life Activities: Brazilian Population-Based Survey. Pain Res Manag. 2017;2017:1-9. doi:10.1155/2017/4643830.
8. Perissinotti DMN. Dor Psicogênica. In: Posso IP, Grossmann E, Fonseca PRB, et al (eds). Tratado de Dor. são Paulo: Atheneu; 2017. p.1359-65.
9. Perissinotti DMN. Compreensão do fenômeno doloroso: a dor como traição. In: Quayle JR, Lucia MCS (eds). Adoecer - as Interações Do Doente Com Sua Doença. São Paulo: Atheneu; 2003. p.65-83.
10. Canguilhem G. Le Normal et le pathologique. Galien Hist Philos la Biol la M*édicine*. 1966. doi:10.7202/400194ar.
11. Marx E. Guérison psychique: fantasme ou réalité? Cas clinique. Rev Francoph Psycho-Oncologie. 2004. doi:10.1007/s10332-004-0017-3.
12. Seigneur E. Découverte d'une grossesse pendant le traitement d'un jeune enfant atteint de cancer: accompagnement psychothérapique des parents. Psycho-Oncologic. 2015. doi:10.1007/s11839-015-0528-4.
13. Winograd M, Teixeira LC. Afeto e adoecimento do corpo: considerações psicanalíticas. *Ágora: Estudos em Teoria Psicanalítica*, 2011;*14*(2):165-182. https://dx.doi.org/10.1590/S1516-14982011000200001.
14. Lakke SE, Meerman S. Does working alliance have an influence on pain and physical functioning in patients with chronic musculoskeletal pain; a systematic review. J Compassionate Heal Care. 2016. doi:10.1186/s40639-016-0018-7.
15. Le Corroller-Soriano AG, Malavolti L, Mermilliod C. La vie, deux ans après le diagnostic de cancer. In: Paraponaris A, Ventelou B, Malavolti L, et al. Le maintien dans l'activité et dans l'emploi. La documentation française, Paris, 2008. p.243–57.
16. Brun D. L'enfant Donné Pour Mort. Dunod, Paris. Nouvelle édition remaniée, Aubier-psychanalyse, 2013.
17. Wright JS, Pullman JP. An evolutionary framework to understand foraging, wanting, and desire: The neuropsychology of the SEEKING system An Evolutionary Framework to Understand Foraging, Wanting, and Desire: The Neuropsychology of the SEEKING System. 2015; doi:10.1080/15294145.2012.10773683.

18. Taipale J, Constance S, Adams L. Self-regulation and Beyond : Affect Regulation and the Infant – Caregiver Dyad. 2016;7:1-13. doi:10.3389/fpsyg.2016.00889.
19. Cassell EJ. The Nature of Suffering and the Goals of Medicine. 2004. doi:10.1093/acprof:oso/9780195156164.001.0001.
20. Bueno-Gómez N. Conceptualizing suffering and pain. Philos Ethics, Humanit Med. 2017;12(1):1-11. doi:10.1186/s13010-017-0049-5.
21. Flor H. Painful memories. EMBO Rep. 2002;3(4):288-291. doi:10.1093/embo-reports/kvf080.
22. Berryman C, Stanton TR, Bowering KJ, et al. Evidence for working memory deficits in chronic pain: A systematic review and meta-analysis. Pain. 2013;154(8):1181-96. doi:10.1016/j.pain.2013.03.002.
23. Yelsa EA. Chronic pain: An integrated biobehavioral approach. J Pain Palliat Care Pharmacother. 2012;26(2):195-196. doi:10.3109/15360288.2012.678472.
24. Flor H, Anton F, Bustan S, et al. Suffering as an independent component of the experience of pain. 2015;(1968):1035-1048. doi:10.1002/ejp.709.
25. Szasz TS. The ego, the body, and pain. J Am Psychoanal Assoc. 1955. doi:10.1177/000306515500300201.
26. Sherrington CS. Qualitative difference of spinal reflex corresponding with qualitative difference of cutaneous stimulus. J Physiol. 1903;30(1):39-46. doi:10.1113/jphysiol.1903.sp000980.
27. Melzack R, Wall PD. Pain mechanisms: a new theory. Science 150:971-9, 1965. Curr Contents. 1982;(23).
28. Perl ER. Ideas about pain, a historical view. Nat Rev Neurosci. 2007;8(1):71-80. doi:10.1038/nrn2042.
29. Mesulam MM. From sensation to perception. Brain. 1998;121:1013-52. doi:10.1093/brain/121.6.1013.
30. Lewis CM, Baldassarre A, Committeri G, et al. Learning sculpts the spontaneous activity of the resting human brain. Proc Natl Acad Sci. 2009;106(41):17558-63. doi:10.1073/PNAS.0902455106.
31. Chapman CR, Vierck CJ. The Transition of Acute Postoperative Pain to Chronic Pain: An Integrative Overview of Research on Mechanisms. J Pain. 2017;18(4):359.e1-359.e38. doi:10.1016/j.jpain.2016.11.004.
32. Morrison I, Perini I, Dunham J. Facets and mechanisms of adaptive pain behavior: predictive regulation and action. Front Hum Neurosci. 2013. doi:10.3389/fnhum.2013.00755.
33. Le Breton D. Douleur, psychanalyse, anthropologie. Anal. 2017;1(1):61-65. doi:10.1016/j.inan.2016.12.010.
34. Damásio A. Descartes' Error: Emotion, Reason, and the Human Brain. Putnam Publishing, 1994.
35. Damásio A. On Some Functions of the Human Prefrontal Cortex. Ann N Y Acad Sci. 1995;769(1):241-252. doi:10.1111/j.1749-6632.1995.tb38142.x.
36. Miller P, Garvey C. Mother-Baby Role Play: Its Origins in Social Support. In: Symbolic Play: The Development of Social Understanding. 1984;101-130. doi:10.1016/B978-0-12-132680-7.50008-9.
37. Loeser JD, Melzack R. Pain: an overview. Lancet. 1999;8:353(9164):1607-9.
38. Naqvi N, Shiv B, Bechara A. The Role of Emotion in Decision Making. Psychol Sci. 2006;15(5):260-264. doi:10.1111/j.1467-8721.2006.00448.x.
39. Critchley HD, Wiens S, Rotshtein P, et al. Neural systems supporting interoceptive awareness. Nat Neurosci. 2004;7(2):189-195. doi:10.1038/nn1176.

40. Bartels A, Zeki S. The architecture of the colour centre in the human visual brain: new results and a review. Eur J Neurosci. 2000 Jan;12(1):172-93.
41. Bazan A, Detandt S. The grand challenge for psychoanalysis and neuropsychoanalysis: A science of the subject. Front Physiol. 2017. doi:10.3389/fpsyg.2017.01259.
42. Viana MC, Teixeira MG, Beraldi F, et al. São Paulo Megacity Mental Health Survey – A population-based epidemiological study of psychiatric morbidity in the São Paulo Metropolitan Area: aims , design and field implementation São Paulo Megacity – Um estudo epidemiológico de base populacional aval. Rev Bras Psiquiatr. 2009;31(4):375-386. doi:10.1590/S1516-44462009000400016.
43. Belfer I. Nature and Nurture of Human. Scientifica (Cairo). 2013:415279. doi: 10.1155/2013/415279. Epub 2013 Apr 2.
44. Mcwilliams LA, Bailey SJ. Associations Between Adult Attachment Ratings and Health Conditions: Evidence From the National Comorbidity Survey Replication. 2010;29(4):446-453. doi:10.1037/a0020061.
45. Monahan BR, Cutillo A, Person SD, et al. HHS Public Access. 2016;21(6):261-284. doi:10.1007/978-3-662-46450-2.
46. Turk DC. Psychological Factors in Chronic Pain: Evolution and Revolution. 2011;70(3):678-690. doi:10.1037//0022-006X.70.3.678.
47. Morley S, Williams A, Eccleston C. Examining the evidence about psychological treatments for chronic pain: Time for a paradigm shift? Pain. 2013;154(10):1929-31. doi:10.1016/j.pain.2013.05.049.
48. Perissinotti DMN, Kobayashi C. Post-operative pain: coping, supportive and psychological interventions. Rev Dor. 2017;18((Supl1)). doi:10.5935/1806-0013.20170053.
49. Perissinotti DMN, Portnói AG. Aspectos psicocomportamentais e psicossociais dos portadores de dor neuropática. Rev Dor. 2016;17(Suppl 1):79-84.
50. Perissinotti DMN, Matos P. Terapias comportamentais e psicológicas no controle da dor. In: Posso P, Grossmann E, Fonseca PRB, et al., eds. Tratado de Dor. Rio de Janeiro: Atheneu, 2017. p.1559-71.
51. Perissinotti DMN, Figueiró JAB. Psicoterapias: indicação, modalidades e Tratamento para doentes com dor. In: Figueiró JAB, Angelotti G, Pimenta CA de M, eds. Dor e Saúde Mental. São Paulo: Atheneu, 2005. p.93-104.
52. Mordecai L, Leung FHL, Carvalho CYM, et al. Self-Managing Postoperative Pain with the Use of a Novel, Interactive Device: A Proof of Concept Study. Pain Res Manag. 2016;2016:1-6. doi:10.1155/2016/9704185.
53. Flor H. Psychological pain interventions and neurophysiology: Implications for a mechanism-based approach. Am Psychol. 2014;69(2):188-196. doi:10.1037/a0035254.
54. Perissinotti DMN, Solano G. Biofeedback: modulação autorregulada da dor. In: Posso P, Grossmann E, Fonseca PRB, et al., eds. Tratado de Dor. Rio de Janeiro: Atheneu, 2017. p.1523-1538.
55. Erdelyi M. Explicit and implicit memory. In: Barth B, Giampieri-Deutsch P, Klein H, eds. Sensory Perception: Mind and Matter. New York: Spring Verlag, 2012. p.275-291.
56. Perissinotti DMN. Reabilitação psicológica do paciente com dor. In: Alves Neto O, Siqueira JTT, et al. eds. Dor: Princípios e Prática. 1st ed. Porto Alegre: Artmed, 2009. p.1375-81.
57. Perissinotti DMN. Dor Psicogênica. In: Posso P, Grossmann E, Fonseca PRB, et al., eds. Tratado de Dor. Rio de Janeiro: Atheneu, 2017. p.1359-73.

9

O Paciente Histérico: Subversão e Padecimento na Cena Hospitalar

NIRALDO DE OLIVEIRA SANTOS

Em decorrência de um trabalho psicanalítico desenvolvido em um hospital-escola, duas vertentes principais tomaram um lugar de protagonismo: as manifestações corporais apresentadas pelos pacientes e a possibilidade de interlocução entre a psicanálise e a medicina, essa última como uma disciplina marcada fortemente pela tecnociência.

A atuação do psicanalista no hospital propicia o atendimento de pacientes, cujas maneiras de expressão explicitam as construções freudianas e lacanianas acerca do corpo humano ser afetado pelo encontro sempre traumático com a linguagem e, como decorrência, endereçarem à ciência um sofrimento que pode por à prova a eficácia e a credibilidade do aparato da medicina. Portanto, concorrem nesses casos o padecimento e a subversão, do lado dos pacientes afetados, e a impotência do lado das equipes que veem seu arsenal terapêutico fracassar diante da complexidade da relação do humano com seu corpo.

Com a aposta de que a psicanálise não é sem efeitos, empreendemos nossos esforços na tentativa de analisar e retirar algumas consequências a partir do trabalho clínico e de pesquisa desenvolvidos, em momentos diferentes, com pacientes que apresentavam sintomas corporais que mimetizavam duas importantes condições tratadas no hospital: asma[1] e epilepsia[2].

A proposta desse capítulo é, portanto, apresentar e discutir essas duas situações, dando destaque ao conceito de histeria, tomando como cenário o hospital geral.

O corpo humano, habitado por um sujeito, padece tanto daquilo que é concernente ao organismo e suas leis, quanto da maneira particular como cada sujeito habita e faz uso de seu corpo. Essa segunda via, aquela que é diretamente articulada ao simbólico e à maneira como cada sujeito encontra seus modos de satisfação, pode perturbar não somente a forma de pensar e interpretar o mundo, como também é responsável por uma gama de manifestações sintomáticas no corpo, frequentemente acarretando diversos prejuízos ao paciente e àqueles com quem estabelece laços sociais.

É evidente que o discurso da ciência não é o único a atrair sujeitos que sofrem em busca de um tratamento. Estruturalmente, o ser humano em sofrimento formula a sua demanda e a dirige a um outro em quem deposita um saber. Esse outro pode ser um religioso ou místico, por exemplo. Porém, a procura por um médico ou, de modo ainda mais emblemático, o lugar que o hospital passou a ocupar nas cidades, permite fazer com que ali se concentrem pessoas em busca de um saber para o que acontece com seu corpo, bem como um corpo clínico de profissionais interessados em diagnosticar e propor estratégias para a recuperação da saúde e do bem-estar do paciente.

Dependendo de como esse corpo foi afetado, ou seja, de quais funções se mostram prejudicadas em decorrência do quadro clínico, o paciente é, no hospital, inserido em uma especialidade médica para ser tratado. A neurologia, historicamente, é uma especialidade que recebe a maior parcela de pacientes com sintomas no corpo que têm origem na produção simbólica do sujeito. Ao recebê-lo, a primeira providência a ser tomada é a de proceder uma investigação diagnóstica acurada, para, então, propor o tratamento ou encaminhar o paciente ao profissional indicado.

Nesse sentido, apesar dos diversos anúncios nas últimas décadas, incluindo no meio psicanalítico, do desaparecimento dos sintomas clássicos de conversão, o trabalho do psicanalista no hospital permite o encontro, não tão raro, com esses casos. Na clínica neurológica, representam um número significativo de pacientes admitidos no hospital e, provavelmente, uma maior porcentagem de pacientes que procuram o ambulatório. Sintomas como paralisia, mutismo, desordens visuais, sensoriais, do movimento, do equilíbrio e fenômenos dolorosos representam um desafio no estabelecimento do diagnóstico e tratamento.

Vejamos a seguir uma pequena exposição de duas condições presentes no hospital geral que evidenciam a problemática do sintoma conversivo e suas aberturas para a interlocução entre os profissionais que ali atuam.

UM SINTOMA DE TIRAR O FÔLEGO

A disfunção das pregas vocais (DPV) é caracterizada por movimento paradoxal de adução (fechamento) das pregas vocais, ocorrendo de forma episódica e involuntária durante a inspiração, levando à obstrução das vias aéreas. Foi primeiramente descrita em 1974 e foi chamada de Estridor de Munchausen. A partir daquele momento, vários outros nomes foram utilizados, incluindo asma factícia, chiado laríngeo emocional e discinesia laríngea episódica[3]. Diagnosticar essa condição como asma leva ao uso inapropriado de corticoides sistêmicos com efeitos colaterais, várias passagens em unidades de emergência, hospitalização e, com alguma frequência, intubação e até traqueostomia.

A associação da DPV com fatores psíquicos é a hipótese recorrente na literatura, sendo frequentemente associada ao mecanismo de conversão.

Quando o paciente é tratado como tendo asma há um tempo considerável recebe de seu médico a informação de que sua condição decorre de um fator "emocional", o que se observa é que esse comunicado provoca uma reação de agressividade e uma desqualificação do saber médico: "Se eu não tenho asma, como é que eu me trato com corticoides há mais de 10 anos?".

Newman et al[4] enfatizam os altos custos com o tratamento dos pacientes que apresentam a DPV não diagnosticada. Segundo eles, nesses casos, esses pacientes têm uma média de 9,7 visitas a unidades de emergência, e 5,9 admissões hospitalares, várias delas requerendo passagens em UTIs, no ano que procede ao correto diagnóstico – que pode ser feito com o exame de nasofibroscopia, evidenciando em vídeo o fechamento paradoxal das pregas vocais nos momentos de crise.

A indicação para a redução ou retirada do uso de corticoides não é facilmente aceita pelo paciente, pois é frequentemente interpretada como uma desqualificação de todo o sofrimento apresentado, fazendo bascular a relação desse paciente com uma das maneiras de se apresentar ao mundo: "Tenho asma". É diante desse impasse que o tratamento psicanalítico é oferecido.

CORPOS QUE CONVULSIONAM

Os pacientes com quadros clínicos classificados como crises não epilépticas psicogênicas (CNEP) ingressam no hospital com crises semelhantes às epilépticas, comumente já sendo tratadas com anticonvulsivantes por um longo período de tempo, sem a obtenção da melhora do quadro clínico. Frente à suspeita de esses pacientes poderiam não possuir epilepsia, devido à patoplastia das crises e os resultados frustrantes obtidos com os medicamentos prescritos, são encaminhados para o procedimento de investigação por meio do registro das crises em monitoramento por videoeletroencefalograma (vídeo-EEG). Descartada a hipótese de epilepsia, recebem o diagnóstico de crises não epilépticas psicogênicas (CNEP) e a indicação para o tratamento com um profissional da saúde mental.

Assim como nos casos de DPV, os pacientes com CNEP estão sujeitos a tratamentos iatrogênicos por um longo tempo. Antes do correto diagnóstico – que pode demorar décadas – são tratados como possuindo epilepsia refratária, utilizando doses máximas de medicamentos anticonvulsivantes. Possuem, em média, seis passagens por unidades de emergência no semestre anterior ao correto diagnóstico[5] e diversas internações em UTIs. Esses fatores acarretam prejuízos econômicos significativos para o paciente, para a família e para os serviços de saúde.

Tanto nos casos de DPV quanto de CNEP, é por meio do arsenal tecnológico que a medicina encontra os meios para a elaboração do diagnóstico, separando esses casos daqueles típicos de asma e de epilepsia. A partir desse ponto, esses pacientes passam a ser agrupados no conjunto de pacientes cujos quadros clínicos são produto do psiquismo. O mecanismo de conversão é apontado como central, mesmo que não seja atribuído a um quadro de histeria propriamente dita. Vejamos o exemplo das nomeações psiquiátricas para os casos de CNEP.

Do ponto de vista psiquiátrico, a constância na forma de expressão das CNEP pode apontar para determinados quadros diagnósticos. Na décima versão da Classificação Internacional das Doenças (CID-10)[6], da Organização Mundial da Saúde, as CNEP são classificadas como transtornos dissociativos (ou conversivos). Na classificação do Manual Diagnóstico e Estatístico de Transtornos Mentais (DSM-5)[7] da Associação Psiquiátrica Americana, as CNEP podem ser parte integrante do quadro dos transtornos dissociativos ou integrar o grupo dos sintomas somáticos e transtornos relacionados, mais especificamente, na categoria de transtorno conversivo (transtornos de sintomas neurológicos funcionais).

Nota-se que não figura nessas classificações diagnósticas o termo "histeria", retirada já na quarta edição do DSM, tendo havido um deslocamento daquilo que era um diagnóstico de um modo de funcionamento mental, inserido em uma corrente teórica, para a descrição de um sintoma – a histeria deixou de constar no DSM desde a sua quarta edição. De acordo com Kurcgant[8], a Psiquiatria contemporânea se depara com a construção de categorias nosológicas ateóricas, levando a uma desvalorização da subjetividade do paciente na prática psiquiátrica. Ainda de acordo com a autora, os aspectos simbólicos, fundamentais para a compreensão das CNEP, por exemplo, são praticamente descartados.

No esteio da clínica psicanalítica, fica-nos a advertência de que não podemos tomar o sintoma pelo quadro clínico em si; esse seria apenas uma peça na complexa engrenagem que é o modo como os seres de linguagem habitam seus corpos. Dito isso, mesmo o mecanismo da conversão tendo sua articulação clássica com os quadros de histeria, trata-se de uma precipitação, ou até mesmo de um equívoco, tomar como histeria os quadros clínicos pela apresentação sintomática.

O ponto fundamental em nossa prática é a de que é o próprio sujeito que sofre quem deve ser convocado à fala e à construção de hipóteses acerca do que acontece consigo. Uma clínica, portanto, que se dá levando-se em conta a singularidade de cada caso, a partir do que emerge do encontro de um paciente com um psicanalista, sob transferência.

Se em sua prática contemporânea a psiquiatria prescindiu do termo histeria, o mesmo não se deu em relação à psicanálise, que a mantém viva seja como condição clínica ou como discurso.

Faremos uma retomada dos conceitos articulados ao tema da conversão e da histeria para, em seguida, voltarmos à discussão acerca dos casos de DPV e CNEP em nosso meio.

DA CENA HISTÉRICA EM CHARCOT À PALAVRA EM FREUD

O hospital Salpetrière, em Paris, na segunda metade do século XIX, era considerado um dos mais avançados centros para o tratamento de pacientes com quadros neurológicos e psiquiátricos. Ali, os pacientes histéricos eram também internados para investigação e tratamento com os recursos disponíveis à época. Os mestres que dali surgiram imprimiram suas marcas no campo do conhecimento científico, na área da medicina, com uma produção de saber que mostra seu caráter operatório ainda nos dias atuais. Nomes como Jean-Martin Charcot, Joseph Babinsky, Pierre Janet e Alfred Binet foram responsáveis por agrupar, em seu entorno, um grande número de alunos interessados nas descobertas a respeito da mente. Por outro lado, também os pacientes, aqueles cujas mazelas eram interpretadas, na maior parte das vezes, como produção mística ou sobrenatural, também viram nesses mestres dotados de um saber inovador para a época, e nos hospitais nos quais atuavam, o lugar oportuno para dirigir seus pedidos de ajuda. Nota-se, entretanto, que o pedido de ajuda não era, pelo menos até determinada época, enunciado por meio da palavra. Era o próprio corpo, como um "envelope formal", que se apresentava no cenário clínico com todos os traços importados das grandes crises epilépticas.

Em seus relatos de casos, apresentados no livro *Grande histeria*[9], Charcot assim descreveu a crise de um paciente do sexo masculino, recém-admitido no hospital:

> *Eis o que foi observado, segundo o relato das pessoas do serviço que assistiram aos ataques: todos (três ou quatro) aconteceram por volta de quatro ou cinco horas da tarde; há uma aura, o doente se queixa de dor de cabeça, confusão no espírito e tristeza; sente as têmporas latejarem e terríveis zumbidos nos ouvidos. Tudo isso dura aproximadamente meia hora. Em seguida, caso não tenha se deitado, cai repentinamente, como um bloco. Sobrevêm então as convulsões epileptoides, primeiro tônicas, depois clônicas. Há espuma na boca, mas não mordida na língua ou urinação involuntária. Um ligeiro estertor termina a cena. Depois disso, o doente volta a si muito rapidamente e se levanta, esfregando as mãos e coçando o peito, como se a epiderme fosse a sede de um intenso comichão.*

Capítulo 9 • O Paciente Histérico: Subversão e Padecimento na Cena Hospitalar

No cenário clínico da época, já era possível constatar que as manifestações não se inseriam no escopo das epilepsias. Apesar de a patoplastia mimetizar fielmente esses quadros, o conhecimento anatomofisiológico afirmava não encontrar correspondentes orgânicos que justificassem os sintomas. Porém, era possível demonstrar que os sintomas poderiam ser deslocados por meio de certos comandos emitidos pelos mestres quando esses pacientes estavam sob o efeito da hipnose.

No centro de uma grande polêmica acerca dos fatores etiológicos responsáveis por estes quadros, estava a sexualidade. Seria um componente orgânico da sexualidade a causa de tais sintomas?

Vale lembrar que, em torno desses quadros clínicos, circulavam nomeações como histeria, histeroepilepsia, dentre outras, e o próprio termo "histeria" – que, em sua origem, contém a palavra útero, por muito tempo, esteve associado a um quadro tipicamente feminino.

Foi com Charcot que essa associação passou a ser questionada, ampliando o campo das manifestações: "Seja qual for a solução a que se chegue, somos, desde agora, levados para bem longe da ideia que nossos predecessores tinham a respeito da histeria, enxergando nela tão somente uma sufocação uterina"[9].

Nesse período, o jovem neurologista vienense, então com 29 anos, resolve passar o ano letivo de 1885 na Salpetrière, para ser aluno de Charcot e se aproximar do fenômeno clínico que iria causar seu desejo de saber.

Anos antes, Freud havia estabelecido uma profícua parceria profissional com seu colega Breuer e, juntos, haviam compartilhado informações e impasses no tratamento de pacientes com sintomas histéricos. Breuer já fazia uso do método da hipnose como uma via de oferecer a possibilidade da recordação da cena/momento inaugural em que a paciente teria vivido algo que, do ponto de vista do afeto, seria insuportável à consciência.

A publicação do livro *Estudos sobre a histeria*[10], de Breuer e Freud, só ocorreu treze anos depois do emblemático encontro, em 1880, entre Breuer e a paciente Berta Pappenheim, cujo pseudônimo utilizado nas publicações foi Anna O.

De acordo com Ernest Jones[11], naquela ocasião, Josef Breuer já gozava de alta reputação em Viena, tanto como médico com grande clínica, como por realizações científicas, enquanto Sigmund Freud tinha acabado de se graduar em medicina.

A srta. Anna O., então com 21 anos de idade, apresentava um quadro clínico exuberante: dores de cabeça, estrabismo, perturbações da visão, paresia dos músculos do pescoço, contratura e anestesia da extremidade superior direita, impossibilidade de falar em sua língua materna, dentre outros. Breuer empregou um tratamento exaustivo, com duas sessões diárias em domicílio. As discussões clínicas entre Breuer e Freud a respeito do tratamento de Anna O. – principalmente a constatação de que a resolução do sintoma se dava com a recordação do momento de sua origem, fizeram com que houvesse um maior interesse por parte deles em investigar os fenômenos articulados ao afeto e sua expressão corporal isolada da consciência:

> *Esses achados – de que, no caso dessa paciente, os fenômenos histéricos desapareciam tão logo o fato que os havia provocado era reproduzido em sua hipnose – tornaram possível chegar-se a uma técnica terapêutica que nada deixava a desejar em sua coerência lógica e sua aplicação sistemática*[12].

O trabalho era artesanal, levando-se em conta a quantidade de sintomas presentes no caso:

> *Cada sintoma individual nesse caso complicado era considerado de modo isolado; todas as ocasiões em que tinha surgido eram descritas na ordem inversa, começando pela época em que a paciente ficara acamada e retrocedendo até o fato que levara à sua primeira aparição. Quando este era descrito, o sintoma era eliminado de maneira permanente*[12].

Em seu relato, Breuer[12] comenta a nomeação que a própria paciente havia dado ao seu método: *talking cure* (cura pela palavra) ou *chimney-sweeping* (limpeza de chaminé), dando início, de algum modo, à importância que a palavra passaria a ocupar no tratamento psicanalítico.

De acordo com Peter Gay, quando de sua viagem a Paris, em 1885, Freud tentou despertar o interesse de Charcot para o caso de Anna O., mas o "grande homem", provavelmente, convencido de que seus próprios pacientes eram suficientemente extraordinários, mostrou-se indiferente[13]. Diante da grande quantidade de pacientes histéricos na Salpêtrière, Freud pode se beneficiar da vasta experiência obtida como aluno de Charcot. Ao regressar a Viena em 1886, a grande maioria de seus pacientes no consultório era constituída de histéricos.

Porém, mais do que observar as manifestações sintomáticas dos histéricos, possuía maior interesse em poder escutar o que esses pacientes tinham a dizer a respeito do que lhes acontecia. A aposta de que o paciente portava um saber sobre a própria doença, além de conferir dignidade a esses, abria o caminho para a descoberta do inconsciente.

É no relato do caso da sra. Emmy Von N., atendida por Freud, em 1888, e publicado também em *Estudos sobre a histeria*, que encontramos, pela primeira vez, a referência à associação livre de ideias como o método que ficaria consagrado como a via de acesso ao inconsciente:

> *Aproveitei também a oportunidade para lhe perguntar por que ela sofria de dores gástricas e de onde provinham (...). Sua resposta, dada a contragosto, foi que não sabia. Pedi-lhe que se lembrasse até amanhã. Disse-me então, num claro tom de queixa, que eu não devia continuar a perguntar-lhe de onde provinha isso ou aquilo, mas que a deixasse contar-me o que tinha a dizer*[14].

Segundo Stratchey[10], nos anos que se seguiram à publicação de *Estudos sobre a histeria*, Freud abandonou, cada vez mais, a técnica da sugestão deliberada e passou a confiar no fluxo de associações livres do paciente. Ao continuar o exercício da escuta, Freud se deparou com alguns obstáculos, como a resistência à livre associação, bem como a transferência amorosa do paciente para com o analista.

No texto *A história do movimento psicanalítico*[15], de 1914, Freud expõe largamente sobre a incapacidade de Breuer para lidar com a transferência sexual que Anna O. lhe dirigiu de modo enfático, levando à interrupção do tratamento. Portanto, sintomas que afetavam o corpo sem correspondente etiológico no organismo, advindos de uma cena traumática inconsciente, recordados por meio da associação livre, não sem uma certa quantidade de resistência, passando pela transferência e pela interpretação, dentre outros conceitos, permitiram a Freud uma via para a construção da teoria psicanalítica. Estava aberto o caminho para a *Interpretação dos sonhos*, texto publicado em 1900. Nesse texto, considerado verdadeiramente a obra inaugural da psicanálise, Freud demonstrou cuidadosamente a lógica particular presente na formação do sonho (que possui a mesma estrutura do sintoma psíquico) e a chave para sua interpretação por meio da palavra.

Afinal, se, para Charcot[9], a histeria era consequência de uma lesão cortical, não orgânica, (era) uma lesão dinâmica; se, para Babinski, a histeria apontava para uma autossugestão, pitiatismo ou simulação, a teoria freudiana marca sua diferença radical ao descrever a existência de um corpo investido de prazer (corpo erógeno) que se sobrepõe ao organismo, formando uma junção não harmoniosa.

A esse respeito, Freud, no texto A *concepção psicanalítica da perturbação psicogênica da visão*, de 1910, deixa claro não ser possível avançar nesse ponto sem considerar o conceito de inconsciente e que, no caso das perturbações psicogênicas da visão, as pessoas histericamente cegas só o são no que diz respeito à consciência, pois, inconscientemente, elas veem:

> *O paciente histérico fica cego, não em consequência de uma ideia autossugestiva de que ele não pode ver, mas como resultado de uma dissociação entre os processos inconscientes e conscientes no ato de ver; sua ideia de que não vê é a expressão bem fundada da condição psíquica e não sua causa*[16].

É nesse ponto que Freud atribui a origem da vida psíquica a uma interação entre forças que favorecem ou inibem uma à outra. Segundo ele, se, em qualquer circunstância, um grupo de ideias permanece no inconsciente, por meio da repressão, essa pode, em determinadas circunstâncias, não ser totalmente eficaz. Essas falhas da repressão constituem, segundo Freud, a precondição para a formação dos sintomas.

As forças presentes no psiquismo, Freud nomeou de pulsões, e demonstrou que nem sempre essas são compatíveis entre si, fazendo com que seus interesses possam entrar em conflito:

> *Do ponto de vista de nossa tentativa de explicação, uma parte extremamente importante é desempenhada pela inegável oposição entre as pulsões que favorecem a sexualidade, a consecução da satisfação sexual, e as demais pulsões que têm por objetivo a autopreservação do indivíduo – as pulsões do Eu*[16].

Para Freud[16], a civilização se origina às custas da supressão, restrição e transformações da pulsão sexual, dirigindo-se para objetivos mais elevados. Por outro lado, segundo ele, as neuroses são derivadas das maneiras diversas nas quais esses processos de transformação das pulsões sexuais malogram. O Eu se sente ameaçado pelas exigências das pulsões sexuais e os desvia por meio da repressão. Essa, no entanto, nem sempre produz o resultado esperado, levando à formação de substitutos, os sintomas neuróticos.

Ainda nesse texto, é possível ter acesso a uma rica cartografia corporal; Freud alerta para o fato de que, tanto as pulsões sexuais quanto as pulsões do Eu possuem os mesmos órgãos e sistemas de órgãos à sua disposição. A partir dessa perspectiva, todas as funções corporais estariam duplicadas: por um lado, a função da manutenção da vida e perpetuação da espécie (pulsões do Eu) e, por outro, a obtenção de prazer (pulsões sexuais):

> *A boca serve tanto para beijar como para comer e para falar; os olhos percebem não só alterações no mundo externo, que são importantes para a preservação da vida, como também as características dos objetos que os fazem ser escolhidos como objetos de amor – seus encantos. (...) este princípio não pode deixar de provocar consequências patológicas, caso as duas pulsões fundamentais estejam desunidas e caso o Eu mantenha a repressão da pulsão sexual componente em questão*[16].

Freud vai além e diz que essa relação de um órgão com uma dupla exigência sobre ele – sua relação com o Eu consciente e com a sexualidade reprimida – pode ser encontrada de maneira ainda mais evidente nos órgãos motores, quando esses são acometidos por um aumento, uma inflação do fator erógeno em detrimento das pulsões do Eu (ou de autoconservação).

Portanto, pode-se perceber que a sexualidade como um fator determinante nos casos de histeria se tornou um tema emblemático na teoria psicanalítica, embora Freud tenha sido enfático ao transmitir à comunidade científica a diferença entre a sexualidade e a genitalidade. No texto *Psicanálise silvestre*[17], Freud desmistifica a noção equivocada de que os sintomas histéricos seriam a consequência de uma vida desprovida do ato sexual ou do orgasmo; aliás, foi exatamente Freud quem pagou o preço por ter ampliado a noção de sexualidade nos humanos, inserindo-a na vida infantil de modo a causar grande estardalhaço no meio acadêmico e social de sua época: "a psicanálise é comumente censurada por haver estendido o conceito do que é sexual muito além de sua posição vulgar"[17].

Em síntese, o termo conversão é, para Freud, o correlativo de uma concepção econômica; o fator erógeno desligado da representação reprimida é transformado, convertido, em energia de inervação.

Lacan é enfático ao apontar de que anatomia se trata na histeria:

> *Sabe-se desde há muito que o espedaçamento anatômico, enquanto fantasmático, é um fenômeno histérico. Essa anatomia fantasmática tem um caráter estrutural – não se produz uma paralisia, nem uma, nem uma anestesia segundo as vias e a topografia das ramificações nervosas. Nada na anatomia nervosa recobre, seja o que for, do que é produzido nos sintomas histéricos. É sempre de uma anatomia imaginária que se trata*[18].

Vale a pena destacar, por conseguinte, que o que especifica os sintomas de conversão é sua significação: eles exprimem, pelo corpo, representações reprimidas. De acordo com Laplanche e Pontalis[19], nos sintomas corporais, há representações recalcadas que "falam", embora sua forma de expressão seja modificada pelos mecanismos de condensação e deslocamento, aqueles mesmos apresentados longamente por Freud em seu texto *A interpretação dos sonhos*, de 1900.

Tais mecanismos inconscientes também se apresentam na vida cotidiana[20] (sob a forma de lapsos, chistes e esquecimentos de nomes próprios), como demonstrado em seu texto *A psicopatologia da vida cotidiana*, contendo inúmeros exemplos do próprio fundador da psicanálise, produto de sua autoanálise.

O que Freud descobre, segundo Tourinho[21], é que as histéricas sofrem daquilo que não sabem (conscientemente) e que esse sofrimento é tão verdadeiro quanto qualquer sofrimento decorrente de um corte no corpo feito sem anestesia, e que essa "doença" quer dizer alguma coisa.

Em *Fragmentos da análise de um caso de histeria*, texto que ficou mais conhecido como: *O caso Dora*, Freud já havia, de fato, consolidado e publicado os textos a respeito da lógica da formação dos processos inconscientes e já havia apresentado à comunidade científica a chave para o estudo desses acontecimentos, bem como seu tratamento. Freud, já em suas notas preliminares ao relato do caso, diz:

> *Se é verdade que a causação das enfermidades histéricas se encontra nas intimidades da vida psicossexual dos pacientes, e que os sintomas histéricos são a expressão de seus mais secretos desejos recalcados, a elucidação completa de um caso de histeria estará fadada a revelar essas intimidades e denunciar esses segredos[22].*

Também a respeito do método utilizado, Freud deixa claro ter abandonado o trabalho que partia dos sintomas para esclarecê-los um após o outro:

> *Desde então, abandonei essa técnica por achá-la totalmente inadequada para lidar com estrutura mais fina da neurose. Agora deixo que o próprio paciente determine o tema do trabalho cotidiano, e assim parto da superfície que seu inconsciente ofereça a sua atenção naquele momento. (...) a nova técnica é muito superior à antiga, e é incontestavelmente a única possível[22].*

Dora, que apresentava, segundo Freud, uma *petite hystérie*, possuía um conjunto exuberante de sintomas, como dispneia, tosse nervosa, afonia, enxaquecas, depressão, insociabilidade histérica, *taedium vitae*, entre outros[22]. Nesse relato de caso clínico, minuciosamente detalhado, Freud já aponta para a importância do desejo nos casos de histeria, ao tempo em que faz do quadro de histeria uma posição subjetiva (de agir contra o seu desejo), podendo essa se apresentar mesmo na ausência dos sintomas corporais:

> *Eu tomaria por histérica, sem hesitação, qualquer pessoa em quem uma oportunidade de excitação sexual despertasse sentimentos preponderante ou exclusivamente desprazerosos, fosse ela ou não capaz de produzir sintomas somáticos[22].*

Do que se defende o paciente histérico? Qual a ameaça que faz com que a satisfação seja obtida com o seu avesso? Levando-se em conta que tanto os históricos da época do Charcot (século XIX) quanto os de hoje endereçaram seu sofrimento a pessoas ou instituições que, reconhecidamente, têm grande interesse na produção do saber/conhecimento, o que isso nos diz acerca do endereçamento do sintoma da histérica ao outro? É o que discutiremos a seguir a partir do texto de Graciela Brodsky, *A alquimia histérica*[23].

A HISTERIA E O GOZO

Brodsky destaca que já no texto freudiano, de 1894, *As neuropsicoses de defesa*, é possível localizar um ponto fundamental a respeito da histeria. Nele, Freud diz que o sujeito vai tratar uma representação sexual impossível de ser aceita como não acontecida, como se essa representação jamais tivesse existido. Esse dizer não histérico produz uma clivagem que funda a diferença entre consciente e inconsciente. Mais adiante, por volta dos anos 1920, no *Projeto para uma psicologia científica*, Freud retoma suas ideias para indicar que, pode-se fugir dos perigos da vida cotidiana, mas não se pode fugir da pulsão.

Portanto, para Brodsky em sua leitura do texto freudiano, é evidente que se trata de um dizer não à pulsão, um não ao que é estrangeiro, ameaçador, que deixa como resultado um sujeito esvaziado de gozo. O gozo passaria para outro registro, subsistindo separado do sujeito e que Lacan escreve com o matema S barrado sobre:

> *Trata-se de um sujeito vazio que se constitui como tal no próprio ato da defesa, S barrado, e de um gozo, a, que subsiste separado pela barra. Não é um gozo verdadeiramente eliminado – eis o paradoxo -, pois ele age, ele é eficaz, ele tem consequências. Pode-se mesmo dizer que todo o campo das neuroses é determinado pelo retorno desse gozo rejeitado*[23].

Nessa direção, o discurso psicanalítico, segundo Brodsky, tem a função de reintroduzir o gozo no vazio do sujeito, indo contra a defesa. No percurso de uma análise, trata-se de ir contra o sujeito que diz não ao gozo e que, consequentemente, sofre de uma "falta-a-ser", correspondente subjetivo do sujeito vazio.

Brodsky diferencia o núcleo histérico daquilo que ela nomeia como o desencadeamento neurótico da histeria. Para ela, o desencadeamento neurótico da histeria não é equivalente à clínica do desejo insatisfeito, do nojo, da falta-a-ser: "A histérica vive com esse núcleo histérico da neurose, ela sofre evidentemente dele, mas ele não é a neurose"[23]. O desencadeamento neurótico da histeria decorre de uma descompensação, decorre de algo que fracassa fazendo irromper os fenômenos corporais, tal como nos deparamos no hospital, com os fenômenos anteriormente citados e nomeados no discurso da ciência como disfunção das pregas vocais e crises não epilépticas psicogênicas:

> *Quando alguma coisa recusada, não reconhecida, não acontecida, morde o corpo, este é o momento em que a histeria é verdadeiramente constituída. Não se trata mais do núcleo histérico de toda neurose, mas da histeria sintomatizada, desencadeada*[23].

É nesse ponto de descompensação que o paciente histérico formula sua demanda ao outro. Lacan, em seu seminário, *O avesso da psicanálise*[18], com a formulação dos 4 discursos (mestre, histérica, universitário e do analista), aponta que o sujeito histérico possui uma capacidade própria de colocar o outro para trabalhar, fazer o outro desejar. Desejar o quê? Saber. Assim, foram as histéricas de Freud que causaram seu desejo de saber, permitindo, com isso, a própria teoria psicanalítica como produto.

> *Ela quer um mestre (...). Ela quer que o outro seja um mestre, saiba muitas e muitas coisas, mas, mesmo assim, que não saiba demais, para que não acredite que ela é o prêmio máximo de todo o seu saber. Em outras palavras, quer um mestre sobre o qual ela reine. Ela reina, e ele não governa*[24].

O sujeito histérico procura um mestre que tenha interesse em saber o que ele oculta em segredo, colocando-se como enigma para o outro decifrar. Convoca o mestre para produzir um saber sobre sua própria sexualidade, para, em um momento oportuno, apontar, também no mestre, a sua impotência, seu próprio furo diante do sexual.

> *Se quiserem produzir saber, não chamem os professores, chamem a histérica! Para produzir saber, é preciso ter no lugar de agente uma histérica, dizendo: "mas por quê?", "eu não compreendo", "não foi isso o que eu disse", "não foi isso que Lacan disse", etc.*[23].

É fundamental destacar que o saber produzido pelo mestre é um saber sem utilidade para o tratamento do paciente; trata-se de um saber que não toca no que foi primordialmente rejeitado pela histérica e que constitui a verdade de sua posição. Para Brodsky, o histérico é o sujeito capaz de criar um mundo com o seu vazio de gozo. É a isso que a autora chama de uma verdadeira alquimia, que consiste em transformar esse vazio em causa de desejo para o outro.

A histeria é, desde Freud, o que retorna do recalcado. O que muda no inconsciente como decorrência do trabalho psicanalítico?

Se o inconsciente implica em repetição, essa se dá porque segue uma lógica própria, uma lógica específica para cada sujeito. Na histeria, a repetição é marcada pelo desejo de ter o desejo insatisfeito. Acontece que há aí uma satisfação, trata-se de uma positivação do desejo – há uma satisfação em poder ter um desejo insatisfeito.

Porém, o inconsciente produz sentido de modo ilimitado. O que vai impor um limite a essa produção é o ato do analista, desmontando essa lógica em um determinado momento na direção do tratamento. O que incluir no trabalho psicanalítico para além desse inconsciente transferencial? O inconsciente real.

No inconsciente real, ali onde o analista ocupa o lugar de semblante de objeto, é promovida uma operação de redução (de significações), fazendo surgir o real do sintoma; do contrário, nos depararemos com uma proliferação, uma multiplicação de sentido:

> *Chamo de sintoma ao que vem do real. Isto se apresenta como um pequeno peixe cujo bico voraz só se fecha ao colocar-se sentido sob o dente. Então, das duas uma. Ou isto o faz proliferar – "Crescei e multiplicai-vos", disse o Senhor. Este emprego do termo multiplicação é mesmo assim um pouco forte, que deveria nos provocar tiques, pois o Senhor sabe o que é uma multiplicação, não é o crescimento do peixinho. Ou então, ele padece disso. O que seria melhor, e em relação ao que deveríamos nos esforçar, é que o real do sintoma padeça disso*[25].

Nas palavras de Miller, fazer análise é trabalhar a castração para trazer à luz o gozo opaco do sintoma, restando ao ser falante demonstrar seu saber fazer com o real, saber fazer com ele um objeto de arte, seu saber dizer, saber bem dizê-lo[26].

DESEJO DO ANALISTA

Como pudemos observar nas linhas apresentadas antes, o tratamento da histeria tem uma orientação na clínica psicanalítica: trauma sexual e irrupção do gozo, defesa, direção ao outro sob a forma de questão, produção e esvaziamento de sentido, e saber fazer com o real do sintoma. Tudo isso, é claro, não sem entraves, não sem dificuldades e sob transferência.

Se a direção do tratamento no âmbito do consultório particular encontra seus percalços, empreender essa tarefa em um hospital público amplia essas dificuldades. Voltemos aos exemplos de pacientes com DPV ou com CNEP, para destacar algumas particularidades do tratamento ambulatorial.

Como ponto de partida, é fundamental destacar o lugar que o psicanalista ocupa em relação às equipes que encaminham os pacientes. Aumentam as chances de haver tratamento quanto mais a equipe que encaminha o paciente possua uma relação de transferência de saber (e de trabalho) para com o psicanalista – e isso se articula diretamente a um trabalho prévio, de transmissão, construído no plano teórico-clínico na instituição. Com isso, espera-se que o encaminhamento do paciente para o psicanalista não seja um ato burocrático.

Estar inserido na equipe permite, por meio de interlocuções em torno do vivo da clínica psicanalítica, fazer com que esses profissionais não tomem o paciente histérico como aquele de quem precisam se desvencilhar prontamente, de modo higiênico. Evitar tal atitude fóbica requer um posicionamento ético diante das queixas incessantes e das exigências crescentes desses pacientes, além da impotência diante do fracasso dos tratamentos medicamentosos. Tudo isso sem desqualificar o sofrimento do paciente, quando os sintomas não são decorrentes de uma disfunção no organismo.

O momento do encaminhamento do paciente com DPV e CNEP nem sempre se dá subsequente àquele ponto de descompensação do núcleo histérico da neurose – que é quando alguma coisa morde o corpo, nas palavras de Brodsky. Na maior parte das vezes, o paciente é encaminhado quando esse já está em crises há anos – não raro por décadas, utilizando altas doses de medicamentos, afastados de atividades laborais e, em alguns casos, recebendo auxílio doença pelo INSS.

Há aqueles pacientes que optam por não se submeterem ao tratamento psicanalítico, por diversas razões. Dentre essas, podemos localizar o apego do paciente à sua condição de doente, quando o sintoma pode ter ocupado para ele um lugar de significante mestre com o qual ele se representa.

É importante também destacar que, mesmo nos casos onde há encontro entre o paciente e o psicanalista, o comparecimento ao ambulatório para as sessões não é tarefa simples. A frequência semanal não é possível para alguns – devido aos custos com transportes, por exemplo, fazendo com que os atendimentos ocorram na data agendada para a consulta médica, que pode acontecer a cada dois meses.

Diante desses obstáculos, além daqueles próprios à clínica, se há tratamento possível desses e de outros casos no hospital público é porque foi posto em ato o desejo do analista, desejo de que uma análise se dê. Esse desejo decidido é produto também da análise do próprio psicanalista, tocado pelo vivo da teoria e da clínica inaugurada por Freud e continuada por Lacan.

REFERÊNCIAS BIBLIOGRÁFICAS

1. Santos NO. Sintoma e satisfação pulsional: estudo psicanalítico em pacientes com disfunção de pregas vocais mimetizando asma. Dissertação (mestrado) – Faculdade de Medicina da Universidade de São Paulo, 2005.
2. Santos NO. Efeitos do tratamento psicanalítico em pacientes com crises não epilépticas psicogênicas. Tese (doutorado) – Faculdade de Medicina da Universidade de São Paulo, 2013.
3. Dabbagh O, La Valle C, Edward III C, Kaplan C. Haloperidol for vocal cord dysfunction presenting as severe asthma. Chest. 2001;120(4):351s.
4. Newman K, Mason U, Schmaling K. Clinical features of vocal cord dysfunction. Am J Respi Crit Care Med. 1995;152:1382-6.
5. Jirsch JD, Ahmed SN, Maximova K, Gross DW. Recognition of psychogenic nonepileptic seizures diminishes acute care utilization. Epilepsy Behav. 2011;22(2):304-7.
6. Organização Mundial da Saúde. CID-10. Classificação Internacional de Doenças e problemas relacionados à saúde. 10ª revisão. Porto Alegre: Artes Médicas, 1993.
7. American Psychiatric Association. Desk reference to the diagnostic criteria from DSM-5. Library of Congress, 2013.
8. Kurcgant, D. Uma visão histórico-crítica do conceito de crise não-epiléptica psicogênica. Tese (doutorado). Faculdade de Medicina da Universidade de São Paulo, 2010.
9. Charcot JM. Grande histeria. Rio de Janeiro, Contra Capa Livraria/Rios Ambiciosos, 2003.
10. Freud S. Estudos sobre a histeria (1895). Edição Standard Brasileira das Obras Psicológicas Completas. Rio de Janeiro: Jorge Zahar, 1996, vol. II.
11. Jones E. A vida e a obra de Sigmund Freud. Rio de Janeiro: Imago, 1989.
12. Breuer J, Freud S. Estudos sobre a histeria (1895). Edição Standard Brasileira das Obras Psicológicas Completas. Rio de Janeiro: Jorge Zahar, 1996, vol. II. p.70.
13. Gay P. Freud: uma vida para nosso tempo. São Paulo, Companhia das Letras, 1989. p.75.

14. Stratchey J. Editorial: Estudos sobre a histeria (1895). Edição Standard Brasileira das Obras Psicológicas Completas. Rio de Janeiro: Jorge Zahar, 1996, vol. II.
15. Freud S. A história do movimento psicanalítico (1914). Edição Standard Brasileira das Obras Psicológicas Completas. Rio de Janeiro, Jorge Zahar, 1996, vol. XIV.
16. Freud S. A concepção psicanalítica da perturbação psicogênica da visão (1910). Edição Standard Brasileira das Obras Psicológicas Completas. Rio de Janeiro: Jorge Zahar, 1996, vol. XI, p.222-225.
17. Freud S. Psicanálise silvestre (1910). Edição Standard Brasileira das Obras Psicológicas Completas. Rio de Janeiro: Jorge Zahar, 1996, vol. XI.
18. Lacan J. O seminário, livro 3: as psicoses (1955-1956). Rio de Janeiro: Jorge Zahar, 2001, p. 204.
19. Laplanche J, Pontalis JB. Vocabulário de psicanálise. São Paulo: Martins Fontes, 1988.
20. Freud S. Sobre a psicopatologia da vida cotidiana (1901). Edição Standard Brasileira das Obras Psicológicas Completas. Rio de Janeiro: Jorge Zahar, 1996, vol. VI.
21. Tourinho ML. O que pode um analista no hospital? São Paulo: Casa do Psicólogo, 2001.
22. Freud S. Fragmentos da análise de um caso de histeria (1901-1905). Edição Standard Brasileira das Obras Psicológicas Completas. Rio de Janeiro: Jorge Zahar, 1996, vol. VII, p.19-37.
23. Brodsky G. A alquimia histérica. Latusa, n° 12 – Rio de Janeiro: Escola Brasileira de Psicanálise, 2007. p.37-44.
24. Lacan J. O seminário, livro 17: o avesso da psicanálise (1969-1970). Rio de Janeiro: Jorge Zahar, 1992, p.122.
25. Lacan J. A terceira (1974). Opção Lacaniana – Revista Brasileira Internacional de Psicanálise. 2011;62:17.
26. Miller JA. Orientação: o inconsciente e o corpo falante. Scilicet: o corpo falante – sobre o inconsciente no século XXI. São Paulo: Escola Brasileira de Psicanálise, 2016. p.29.

10

Da Infertilidade e Suas Versões

ROSE MARIE MASSARO MELAMED

Para iniciarmos, entendemos ser importante definirmos brevemente o que é compreendido por infertilidade, assim como se esse diagnóstico caracteriza uma enfermidade.

Segundo a Organização Mundial de Saúde (OMS), considera-se como enfermidade a falta de saúde, entendendo-se como a ausência de bem-estar físico, psíquico, social e espiritual. Sabe-se que a infertilidade não só leva a um padecimento físico, em algumas de suas etiologias, como também a alterações emocionais na maioria dos casos. Neste sentido, Moreno-Rosset afirma que a própria medicina reprodutiva alude ao "padecimento" de que sofrem as pessoas ante a incapacidade reprodutiva[1]. Portanto, continua a autora, podemos afirmar que a infertilidade constitui uma falta de saúde e se trata de uma enfermidade com predomínio de mal-estar psíquico, social e físico.

Independentemente dos avanços sociais, científicos e tecnológicos que ocorreram na medicina nas últimas décadas, a fisiologia humana se mantém a mesma e, de maneira direta ou indireta, interfere no processo reprodutivo. Algumas mulheres, após completarem sua formação profissional, ou conseguirem estabilidade na carreira, descobrem que apresentam dificuldades para obter a gravidez devido à infertilidade relacionada à idade. Portanto, podemos salientar o descompasso na condição da mulher que envelhece de maneira mais rápida em termos reprodutivos comparativamente à sua condição social. Cabe-nos destacar que normalmente os casais heterossexuais se deparam com o diagnóstico de infertilidade quando não conseguem engravidar, após doze meses de vida sexual ativa, sem a utilização de qualquer método contraceptivo, ficando assim reconhecida a necessidade de consulta a um especialista e a pesquisa clínica e laboratorial para ser encontrada a razão e/ou natureza da infertilidade.

Geralmente, a inabilidade de conceber, gestar e dar à luz ao filho desejado, é vivida como uma situação estressante, aflitiva e angustiante. O caminho percorrido na busca de uma resposta, muitas vezes é marcado por inseguranças que se expressam no comportamento, por meio de diversas sinalizações. Os exemplos são vários como quando casais marcam e desmarcam consultas médicas, quando guardam pedidos de exames por um longo tempo na esperança que haja uma solução que dispensaria qualquer tipo de tratamento, até conseguirem realizar a avaliação solicitada, ou quando persistem dúvidas a partir da consulta inicial ou do diagnóstico, apesar das orientações repetidamente recebidas. Esses são verdadeiros sinais que mostram a presença de conflitos emocionais, envolvidos na persistente questão: por que eu, por que comigo?[2].

As revoluções no campo das chamadas novas tecnologias reprodutivas, são incontestáveis, e essas conquistas proporcionaram a realização do desejo de parentalidade de muitas pessoas, até mesmo de pares homoafetivos, que poderiam ser definidos como um grupo que apresenta esterilidade social, já que duas mulheres ou dois homens não podem conceber sem o auxílio da biotecnologia. Para relacionamentos homoafetivos e pessoas solteiras, é permitido o uso das técnicas de reprodução humana, respeitando o direito da objeção de consciência do médico"[3]. Moreno-Rosset esclarece que casais formados por pessoas do mesmo sexo podem procurar clínicas de fertilização *in vitro* para concretizarem o sonho de terem filhos. E em casos de união homoafetiva entre mulheres, é possível que o embrião gerado a partir da inseminação do óvulo de uma das mulheres, com a utilização de banco de sêmen para a aquisição da célula germinativa masculina, seja transferido para o útero da sua parceira. Já em casos de casais compostos por dois homens, para ser realizado o procedimento é necessário uma doadora de óvulos (anônima) e um útero solidário para a gestação. Os espermatozoides podem ser obtidos de um ou de ambos os parceiros[1].

ASPECTOS PSICOEMOCIONAIS E SOCIAIS

Moura e Souza[4] entendem que a reprodução humana está impregnada dos costumes e modos da época em que a considerarmos:

> *Nos últimos 75 anos, o mundo presenciou reduções sem precedentes em taxas de mortalidade e crescimento populacional, seguidas de inusitadas reduções nas taxas de fecundidade (que representa o número médio de filhos que uma mulher tem durante a vida).*

É importante ressaltar que gerar filhos faz parte do imaginário da maioria das pessoas e parece ser o mais natural dos caminhos. Inúmeros relatos descrevem que a maioria das pessoas têm a vida afetada diante do diagnóstico de infertilidade. Na busca por compreender os fenômenos relacionados à saúde reprodutiva, pesquisas demonstram que existem contribuições de elementos facilitadores para essa realidade nos dias atuais[5]:

> *(...) mudanças significativas ocorreram nas últimas décadas e transformaram o papel e a posição da mulher na sociedade; se tornaram responsáveis por sua sexualidade, podendo optar por ter ou não filhos e por quando tê-los.*

É imprescindível, portanto, para compreendermos esse sistema social *versus* as técnicas de reprodução humana assistida contextualizar o processo histórico e cultural em que se encontram as questões referentes à reprodução, devemos inclusive levar em consideração alguns critérios técnicos que determinam o que vem a ser fertilidade/gestação e infertilidade.

A infertilidade é conceituada como uma doença e estima-se que afete cerca de 10% da população mundial[6].

Nos dias atuais, supostamente ocorrem mais casos de infertilidade associados às questões socioculturais que não podem ser desconsiderados, tais como os novos arranjos familiares decorrentes do aumento do número de divórcios e novas uniões. A pluralidade das configurações familiares na sociedade atual é fator importantíssimo no que diz respeito à maternidade e tem sido cada vez mais postergada, pois ela não é mais a única fonte de realização de inúmeras mulheres. Para Montagnini e Lopes[7]:

> *O desenvolvimento profissional e acadêmico, assim como a estabilidade financeira, são valorizados e desejados, e requerem dedicação, por vezes dificilmente (são) conciliadas com a maternidade.*

Um fato que certamente contribuiu para a alteração da ordem anteriormente estabelecida foi a possibilidade dos nascimentos serem controlados, em decorrência do desenvolvimento da indústria farmacêutica e da biotecnologia, que possibilitou separar o ato sexual da procriação.

Vivemos uma época em que os limites impostos a determinadas questões foram alterados e, a independência econômica das mulheres criou condições favoráveis para que elas se separassem e ainda lhes facultou o direito de uma vida sexual mais livre. A partir dos anos 1990, tanto o universo feminino como o masculino ganharam uma complexidade que ainda exigirá muito esforço e reflexão por parte de quem quiser entender a realidade[8].

Não obstante, as mudanças sociais das últimas décadas, que geraram o desenvolvimento profissional da mulher, percebemos que o ser mãe, a gravidez, o parto e a criança em casa ainda é um pilar fundamental da identidade feminina para muitas mulheres. Mas existe um ônus, como nos lembram Urdapilleta e Fernandez[9], paradoxalmente, essa nova possibilidade da identidade, que surge do desenvolvimento profissional, faz com que a mulher busque a maternidade em idade mais avançada, o que implica diminuição na sua taxa de fertilidade e, portanto, possíveis problemas para conseguir a gravidez. Além disso, Borges et al[10] entendem que:

> *Um dos obstáculos à procriação é o fator fisiológico. A gestação natural é o resultado de um coordenado controle na produção e maturação dos gametas femininos e masculinos, na fecundação, na implantação de embrião no útero materno e seu correto desenvolvimento embrionário e fetal.*

Assim sendo, a dificuldade de engravidar associada à falha em algum dos processos descritos acima pode reduzir a chance de gestação espontânea, levando a um quadro de infertilidade clínica.

Ainda diante da complexidade das questões referentes à fertilidade/infertilidade, buscamos no processo histórico as principais contribuições do desenvolvimento da biotecnologia para as demandas atuais. É sabido que tanto homens como mulheres, na sociedade contemporânea, incorporaram novas formas de pensar seu modo de ser no mundo.

É importante registrar que apesar de toda modernidade e conquistas ocorridas nos últimos anos, da desconstrução do casamento como instituição, do desenvolvimento dos métodos anticonceptivos, da dissociação do coito e da função reprodutora, vários aspectos socioculturais que herdamos da influência judaico-cristã ainda hoje alimentam o desejo de maternidade/paternidade[11].

Embora vários estudos afirmarem a relação do sujeito com o desejo de procriar, observamos que a assistência em saúde prevê orientação contraceptiva num mundo mais liberado, mas não se ocupa da prevenção da infertilidade, que seria informar da necessidade de se estar atento ao relógio biológico, de planejar a prole dentro de todos os outros objetivos da vida, como sobrevivência, estudo, trabalho e carreira[12].

E dentro do contexto da prevenção falemos brevemente de aspectos que possam interferir na díade fertilidade/infertilidade:

O TEMPO

> *A idade materna parece ser o fator isolado que mais altera a taxa de gravidez em humanos. Enquanto a mulher experimenta uma diminuição notável na produção de ovócitos em seus trinta e poucos anos, o efeito da idade na espermatogênese está menos bem descrito. Embora não existam limites conhecidos para a idade em que os homens podem ter filhos, os efeitos da idade avançada do paterno não estão completamente compreendidos[13].*

A fertilidade da mulher é limitada pela idade; o TEMPO, portanto, é um fator determinante e limitador na condição feminina de conceber um filho; seu desejo se inscreve, assim, dentro de certos limites, sendo demarcado pelos mesmos.

> *Passados trinta anos, por exemplo, mesmo que a tecnologia médica tendo feito recuar um pouco as fronteiras do possível, dirá confusamente que tem pela frente nada mais do que uma dezena para ter filhos. Mesmo se o limite é flexível e o prazo menos restrito, ela sabe que o tempo para ela é contado[14].*

Ao abordarmos o tema, reprodução humana, é sabido que, com o auxílio da medicina e da biotecnologia, pacientes impossibilitados de conceber e gestar seus descendentes de maneira natural, passam a ter condição de edificar o núcleo familiar com herdeiros legítimos. Essa gestação, porém, normalmente se inicia a partir da dor psíquica e coloca o sujeito frente a frente com sua historia de vida[15].

Devemos fazer referencia à resolução do Conselho Federal de Medicina (CFM), pois entre as atualizações recentemente propostas está a que propõe que "mulheres com mais de 50 anos podem fazer tratamento". Do mesmo modo, a Resolução CFM nº 2.168/2017[3], que atualizou a normativa anterior aprovada em 2013, é que mulheres com mais de 50 anos que queiram engravidar pelo método não precisaram mais do aval do sistema conselhal, desde que ela e seu médico assumam os riscos inerentes a uma gravidez tardia. Anteriormente, os procedimentos eram limitados pela idade; dessa feita entendemos que havia um consenso diante do qual a gestação tardia poderia apresentar um risco maior.

A idade do homem, no que diz respeito ao processo de reprodução, seja natural ou assistida, talvez ocasione impacto maior sobre as questões psicossociais e aos aspectos emocionais gerados na relação da criança com o homem que vive a paternidade tardiamente. A literatura sugere um decréscimo na fertilidade masculina com a idade e alguns artigos fazem referência ao aumento na incidência de nascimentos sindrômicos, além da ocorrência de desordens do espectro autista e esquizofrenia[16].

Existem estudos que estabelecem uma correlação entre as tendências atuais do momento da paternidade, discutindo e ponderando as vantagens para as crianças nascidas de pais mais velhos que, provavelmente, tenham progredido em sua carreira e, assim, alcançado segurança financeira. Os autores desse estudo também apontaram as desvantagens sociais relacionadas ao adiamento da paternidade, e relataram que as possíveis desvantagens sociais do aumento da idade paterna, também devem ser consideradas pois, teríamos pais menos enérgicos e também menor probabilidade de a criança ser beneficiada de relacionamentos de longo prazo com os avós[17]. Dessa feita, uma avaliação dos vários cenários apresentados, decorrentes das pressões e expectativas da sociedade nas últimas décadas, que resultaram nas tendências de atrasos dos casais na concepção, poderia ajudar a determinar o melhor período para a constituição familiar. Ou seja, o aconselhamento adequado, equilibrando as vantagens sociais e econômicas para a prole da paternidade tardia, contrapostas à correspondente precoce, informando as vantagens e desvantagens genéticas, econômicas, sociais e afetivas presentes em cada possibilidade.

Essa intervenção pode incluir assessoria de promoção da saúde das pessoas sobre o risco de atrasar a concepção para além dos limites da idade fértil. A psicoeducação contempla a proposta desse trabalho, pois fornece informações e aconselhamento aos pacientes; ao agregar práticas e abrir espaço à participação e interlocução de profissionais de diferentes áreas implicadas no tratamento, o que pode facilitar o processo de enfrentamento de medos, angústias, fantasmas, fantasias e mitos, desses pacientes[18]. Possibilita-se, assim, o reconhecimento de recursos que eles, pacientes, necessitam para dar continuidade ao projeto parental, sob ajuda da medicina reprodutiva antes do planejamento familiar e tratamento de infertilidade.

Hoje, compreende-se que nesse contexto existem aspectos que necessitam de abordagem multidisciplinar, já que sua natureza ultrapassa o aspecto médico do problema. Sendo assim, o tratamento de reprodução assistida é desafiador, e a compreensão de que a infertilidade não é um problema meramente físico, é de extrema importância, embora a ênfase seja, frequentemente, dada aos aspectos médicos[18].

CRIOPRESERVAÇÃO ONCOLÓGICA

Nesse momento se faz necessário lembrarmos que as mudanças de hábitos e o envelhecimento populacional afetam de forma significativa a prevalência das neoplasias.

Verificamos que a preservação da fertilidade, recurso oferecido a partir do desenvolvimento da biotecnologia, tem hoje disponibilizado o congelamento de células germinativas, o que propicia meios para a gestação em tempo mais adequado. Tal aspecto é passo importante, visto que tem sido observada uma incidência crescente de neoplasias em pessoas mais jovens.

Em 2006, American Society of Clinical Oncology (ASCO)[20] emitiu diretrizes sobre preservação de fertilidade, recomendando que os oncologistas:

> (...) informassem sobre a possibilidade de infertilidade aos pacientes em idade reprodutiva e estivessem preparados para discutir possíveis opções de preservação ou para encaminhar os pacientes apropriados e interessados a um especialista em reprodução.

Posteriormente, em 2012, a recomendação da ASCO sobre o aconselhamento em preservação da fertilidade endossa o preconizado por Oakley et al[21]:

> (...) todos os pacientes jovens com câncer, incluindo os pais de crianças com câncer, sem se importar se nesse momento existe interesse em ter filhos, devem receber orientação sobre o efeito dos tratamentos do câncer sobre a fertilidade e as opções para preservá-la.

No Brasil, a Resolução CFM n° 2.168/2017[3] permite que pessoas sem problemas reprodutivos diagnosticados, possam recorrer às técnicas disponíveis de reprodução assistida, como o congelamento de gametas, embriões e tecidos germinativos. Desse modo, são beneficiados pacientes que, por conta de tratamentos ou desenvolvimento de doenças, poderão vir a ter um quadro de infertilidade. Também, indivíduos sem qualquer problema aparente ganham a possibilidade de planejar o aumento da família, segundo um calendário pessoal, levando em conta projetos de trabalho ou de estudos, por exemplo.

Destacamos a importância, para a pessoa com diagnóstico de câncer, de que as decisões relativas à manutenção da fertilidade sejam trabalhadas por uma equipe multidisciplinar, adentrando no contexto psicológico, onde o paciente possa partilhar seus medos, ansiedades, valores, crenças e mitos, para viabilizar a tomada de decisão. Melamed e Avelar[22] fazem referência a estudos que apontam a importância do trabalho do psicólogo, junto ao paciente, visto que câncer e infertilidade são acontecimentos da vida carregados de emoções, ajustamentos e dificuldades psicológicas.

Nesse sentido, Tschudin e Bitzer[23] ressaltam que o psicólogo, no contexto da preservação da fertilidade, deve ter um conhecimento profundo e manter-se sempre atualizado sobre os tratamentos e sua eficiência, pois assim estará capacitado para atender as necessidades individuais de cada paciente e as várias questões significativas que deverão ser abordadas e definidas durante um curto período de tempo entre o diagnóstico e o início do tratamento oncológico. As orientações são para que as estratégias de *counselling* devem levar em conta a questão individual do paciente e o contexto de sua vida presente, devendo ser prestado de maneira clara, transparente e precisa, visando atender as necessidades emocionais do paciente"[23].

Nessa perspectiva, caberá ao psicólogo, minimizar o estresse provocado pelas escolhas a serem feitas, pelas dúvidas que vão surgindo, nas diversas fases do tratamento e auxiliá-los a lidar de modo menos doloroso com os desdobramentos da infertilidade, esclarecer, apoiar e analisar suas dores manifestas e latentes.

Dificuldades psicológicas afloram diante do diagnóstico de câncer e infertilidade, pois são acontecimentos de vida carregados de emoções, ajustamentos e dificuldades e a junção desses fatores, provocam uma reação, por vezes, devastadora[22].

Quinn et al.[24] ressaltam:

> *Mas, se ao doente oncológico for dada a possibilidade e a esperança da manutenção da sua fertilidade é uma parte de si que já não morrerá e um motivo a mais para manter-se vivo, e no combate das pulsões de morte, a esperança, o desejo de manter-se vivo e a manutenção da autoestima são extremamente importantes.*

Averiguamos, portanto, que a criopreservação de gametas, embriões e tecido reprodutivo tem permitido que cada vez mais pessoas, incluindo pacientes que necessitem de tratamento médico onde sua fertilidade poderá ser comprometida, possam contar com os progressos como alternativa para minimizar conflitos decorrentes do adiamento da gestação por múltiplos fatores, médicos e/ou sociais.

CRIOPRESERVAÇÃO SOCIAL

Há uma tendência mundial das mulheres em postergar a gestação, como mencionado anteriormente, e o congelamento de oócitos é um recurso viável para assegurar a fertilidade.

Dessa feita, temos observado que a demanda de mulheres solteiras, que sonham em constituir uma família e como ainda não encontraram um parceiro, ou têm outros projetos como prioritários na idade em que estão férteis, optam pelo congelamento de seus óvulos como um seguro, para terem um filho no futuro; porém o procedimento de criopreservação proporciona tentativas de fertilização *in vitro* e não a garantia de uma gravidez.

Assim sendo, pacientes necessitam ser orientadas frente aos aspectos psicológicos e sociais oferecidos pela técnica ao ser utilizado o recurso da criopreservação, outrossim, devem ser investigadas as expectativas de sucesso, visto que nem sempre é realista sobre o congelamento de oócito e a possibilidade de uma concepção numa fase futura. Em face ao exposto, as questões inerentes aos desejos, anseios e dúvidas devem, assim, ser trabalhadas dentro do espaço psicológico, para que a paciente esteja ciente de suas escolhas e das chances que o tratamento apresenta para o futuro[22].

DOAÇÃO DE GAMETAS

> *No Brasil, na Resolução CFM nº 2.168/2017[3] ratifica que a idade máxima para participação como doador em processos de reprodução assistida será de 35 anos para mulheres e de 50 anos para homens; a doação deve ser anônima e sem caráter lucrativo.*

Tratando-se da incorporação das técnicas de fertilização *in vitro* na atualidade, como podemos observar, inclui-se à realidade um grupo familiar que resulta da inserção de material genético heterólogo, ou seja, obtido por doação de óvulo e/ou sêmen de um doador/a em que a figura de um terceiro está presente. A doação de gametas se coloca como uma maneira de constituir uma família[25].

A tese acima exposta é bastante debatida em meio aos profissionais de saúde mental. O primeiro Consenso Brasileiro de Psicologia e Reprodução Assistida, publicado em 2013, recomenda que diante da aplicação desse recurso, as motivações para a recepção, e do mesmo modo para a doação de gametas e de embriões sejam elaboradas, os receptores, por vezes, necessitam elaborar o luto pela perda da carga genética do filho a ser gestado[25].

Dessa feita, concordamos que o uso da tecnologia disponível deve ser feito com muita responsabilidade, sem minimizar a complexidade das muitas implicações que a permeiam[26]. Nos pacientes, uma das inquietações mais frequentes gira em torno da necessidade e da importância em revelar, ao sujeito concebido por meio da doação de gametas, sua origem e quando fazê-lo. Muito embora o meio utilizado para conseguir engravidar tenha sido por meio da doação de células germinativas, nem todos que se beneficiam desse procedimento tem a intenção de revelar à prole sua origem. Dentre as justificativas, encontra-se o desejo de evitar o estigma da infertilidade, e outros argumentos fazem referência ao receio da criança em ser discriminada pelo núcleo familiar e social.

> *Há muita pesquisa que apoia o benefício para o bem-estar familiar que a informação sobre a origem seja compartilhada com o descendente e o meio ambiente, de modo natural*[26].

Não obstante, a importância desse recurso, as questões de ordem ética e emocional devem ser abordadas no *setting* terapêutico.

DOAÇÃO TEMPORÁRIA DE ÚTERO

> *A cessão temporária do útero com fins lucrativos é proibida. A Constituição Federal de 1988*[27]*, em seu artigo 199, parágrafo 4º, proíbe a comercialização de órgãos, tecidos e substâncias humanas para fins de transplante, pesquisa e tratamento, bem como a coleta, processamento e transfusão de sangue e seus derivados.*

A substituição temporária do útero é uma técnica tida como de maior complexidade utilizada pela medicina a fim de permitir que a mulher, quando estiver impossibilitada ou for contraindicada a gestar, recorra a um útero alheio para gerar um filho, consiste na coleta dos gametas masculinos (espermatozoides) e femininos (óvulos) do casal que tem a pretensão de ter um filho, chamados de pais pretendentes, para posterior fecundação em laboratório, com a formação do embrião, esse será transferido para o útero da mulher que irá fazer a gestação. Urdapilleta, em entrevista à Sociedade Brasileira de Reprodução Humana (SBRH), afirmou[26]:

> *É a técnica que mais dificuldades emocionais, pode trazer para os envolvidos, tem muitos aspectos complicados e controversos durante o processo da gestação e após o nascimento da criança. Ainda há pouca pesquisa e acompanhamento psicossocial a longo prazo de crianças, pais, gestantes e suas famílias.*

A sub-rogação na maioria dos países é comercial, embora no Brasil não seja e os conselheiros devem trabalhar para que a sub-rogante e sua família não se apeguem nem tomem carinho pela criança gerada, para poder conseguir entregá-la e desapegar após seu nascimento.

Por se tratar de arranjos complexos, em que "praticamente todas as questões apresentam um componente psicológico", a necessidade de acompanhamento psicológico às diferentes partes envolvidas tem sido destacada por associações profissionais e agências reguladoras de diferentes países, a avaliação e o acompanhamento psicológico em gestação de substituição devem ser aplicados tanto ao casal doador genético, quanto à candidata à gestação de substituição e sua família[28].

No que diz respeito à experiência das mulheres, mães substitutas, estudos como os de Avelar et al[28] têm sinalizado que essas tendem a não demonstrar arrependimento, e que não apresentaram problemas em sua relação com o casal genético. No entanto, as autoras relataram que embora as mães substitutas tenham descrito sentimentos de satisfação e alegria pela conquista dos pais biológicos, elas também referiram sentimentos de tristeza e sofrimento por se separarem da criança. Na gestação de substituição, terceiras pessoas se encontram envolvidas no ato de geração de um novo ser. Portanto, novos paradigmas precisam ser analisados e confrontados sem nunca se perder de vista a dignidade da pessoa e a afetividade como base de qualquer relação familiar e humana.

O objetivo geral, deve portanto, prover suporte emocional, considerar as implicações do procedimento, assessorar o manejo durante o tratamento, gravidez, parto e futuro vínculo familiar, sendo pertinente a todas as partes envolvidas, estendendo-se à família, quando a candidata ao empréstimo temporário do útero é casada e tem filhos[29].

CASAIS HOMOAFETIVOS

Como forma de terem um filho biologicamente relacionado, casais homoafetivos recorrem à gestação de substituição. Observa-se, no entanto, que a escolha de construir uma família que não siga os padrões da norma social, por vezes, é criticada e considerada antinatural. Muito embora pouco se sabia sobre o tema, e mais pesquisas que busquem compreender essa experiência e suas implicações sobre o psiquismo dos envolvidos são necessárias[15]. Pode-se pensar que não é a composição familiar que importa, mas sim a dinâmica e a qualidade das relações que se estabelecem entre seus membros. Esses devem passar por um processo de acompanhamento psicológico, que abarque as particularidades de cada situação. O psicólogo, enquanto profissional, que tem como principal meta apoiar os indivíduos no processo de se tornarem pais, atuando em direção a combater preconceitos que possam afetar a saúde e a qualidade de vida daquele com quem atua.

DESTINO DOS EMBRIÕES SUPRANUMÉRICOS

A criopreservação de embriões é um procedimento de rotina em tecnologias de reprodução assistida. Embora os casais sejam informados sobre todos os procedimentos em potencial, alguns deles enfrentam o dilema do que fazer com embriões congelados excedentes. Ao avaliar a atitude dos pacientes em relação aos embriões criopreservados excedentes, após ciclos de fertilização *in vitro* bem sucedidos, Melamed et al[30] em pesquisa realizada em um centro de reprodução assistida de São Paulo, puderam observar que 77,3% dos participantes acreditavam que os embriões criopreservados eram "vida". Os pacientes que descartaram embriões em vez de doar para pesquisas expressaram sua preocupação com o uso indevido de embriões. Aqueles que descartaram, em vez de doar para outros casais, consideraram que doar um embrião seria como dar uma criança. Trinta e dois por cento dos pacientes não tiveram certeza se a vida havia começado nessa fase de desenvolvimento. Embora alguns casais tenham pensado em seus embriões como um pouco mais do que material biológico, outros os imaginavam como entidades vivas ou crianças "virtuais".

As decisões sobre doar embriões, conforme esclarece Quayle[31], como em qualquer decisão acerca do futuro dos embriões, suscita receios que se multiplicam para aqueles de melhor memória; de qualquer modo, doar para outro casal, ou descartá-los, foram coroadas por valores fortes sobre a vida humana e equiparadas ao abandono infantil.

> *De certa maneira, para além do processo tecnológico propriamente dito, esses embriões correspondem a possibilidades, promessas, pseudogarantias. Para muitos, correspondem ao "filho imaginário/imaginado/idealizado" – e não é surpresa verificar o sofrimento que provoca em muitos casais a ideia de ter seu "filho" assim congelado, em estado de suspensão... (...) O afeto dos pais (e, por que não, o dos profissionais, de certo modo) passa por todas essas possibilidades representacionais[30].*

ESTILO DE VIDA: FERTILIDADE E INFERTILIDADE

Uma das áreas mais estudadas em reprodução assistida foi a associadas aos efeitos do estilo de vida do paciente sobre os resultados dos tratamentos. Observou-se uma crescente preocupação com a qualidade do esperma desde que foi relatado declínio em suas propriedades, na segunda metade do século XX. Esse processo tem sido associado à existência de agentes externos, como fatores ambientais, hábitos alimentares e estilo de vida.

Braga e Borges[32] discutiram e descreveram os diferentes aspectos e comportamentos que impactam negativamente na vida reprodutiva, como por exemplo, a ingestão de alimentos e a obesidade associados a muitas condições de saúde, como diabetes, hipertensão e doença cardíaca e, embora não muitas vezes discutido, está ligado à infertilidade.

Em mulheres, os distúrbios alimentares, com frequência estão associados ao padrão de beleza, e podem levar a uma alta prevalência de irregularidades menstruais. As exigências físicas e psicológicas da gravidez e da maternidade podem representar um imenso desafio para mulheres que já estão lutando com o estresse médico e psicológico de uma desordem alimentar.

Pacientes com distúrbios alimentares, e/ou com anorexia nervosa, necessitam de aconselhamento psicológico para que as diversas questões decorrentes da gestação sejam discutidas.

Dando continuidade aos efeitos negativos que tenham sido relatados, em estudos epidemiológicos que demonstraram, a diminuição da fecundidade na reprodução não assistida, encontramos alguns trabalhos que descrevem hábitos sociais que podem afetar a saúde reprodutiva[32], e afirmam que a fisiologia não pode ser descartada; muito embora percebemos que existem vários fatores envolvidos[33].

Com frequência, é observado em pessoas em idade reprodutiva, o culto ao corpo padronizado, que pode gerar nos mais vulneráveis às pressões sociais, angústias e obsessão pelo milagre da transformação[34].

O desejo de ter um corpo magro ou perfeito, muitas vezes, conduz à prática excessiva de exercícios, essas atividades, no entanto, podem levar ao surgimento de efeitos colaterais negativos, podendo interferir nos processos androgênicos e reprodutivos, por afetar eixo hipotálamo-hipófise-gonadal em homens e mulheres[32]. Portanto, embora os efeitos negativos tenham sido relatados em prática excessiva de exercício físico, a atividade física regular demonstra melhorar a saúde de maneira geral.

Em outro extremo, a prevalência de obesidade decorrente de sedentarismo e maus hábitos alimentares, vem aumentando sistematicamente ao longo das últimas décadas, esse processo que carrega repercussões sobre a concepção e a fertilidade. Diversos estudos indicam que as obesas têm maior prevalência de amenorreia e infertilidade, sendo que 35 a 40% das mulheres com síndrome dos ovários policísticos são obesas[35]. A obesidade também reduz as chances de sucesso dos tratamentos para esterilidade e aumenta a probabilidade de abortamento espontâneo.

Ainda focando nossa atenção no que se refere à busca do corpo perfeito, nos deparamos com o uso de substâncias como esteroides e anabolizantes por atletas e praticantes de musculação. A prevalência da utilização dessas substâncias é um assunto preocupante, visto que está associado, de maneira negativa, temporariamente a uma transição ou persistente na função reprodutiva masculina[36].

Conquanto, a fertilidade pode ser afetada pela atuação direta do homem em seu dia a dia, conforme descrito anteriormente, nos deparamos com situações nas quais a pessoa se torna agente passivo do efeito de poluentes e fatores ocupacionais sobre a saúde, inclusive reprodutiva.

De acordo com Braga e Borges[32] essa tem sido uma questão discutida entre especialista, embora fora demonstrado o efeito negativo de poluentes ambientais, tais como metilmercúrio, pesticidas, chumbo, fumaça de soldagem, solventes orgânicos, radiação, xenoestrógenos e colas domésticas sobre a fertilidade[32].

O efeito de substâncias que influenciam negativamente a reprodução natural, muitas vezes, é provocado pelo próprio sujeito, ao fazer uso de substâncias recreativas ou drogas ilícitas. Estudos epidemiológicos demonstraram diminuição da fecundidade na reprodução não assistida.

Está bem documentado que a fumaça de cigarro contém mais de 4 mil produtos químicos e está associado a uma série de possíveis complicações de saúde. Na verdade, uma redução na concentração de esperma e na porcentagem de espermatozoides com morfologia normal foi detectada em alcoólatras crônicos e em fumantes[33].

Embora o consumo de álcool seja considerado um entretenimento, os pacientes devem ser avisados especificamente do efeito negativo do consumo crônico na reprodução. Além de transtornos sexuais, a exposição ao álcool tem sido associada à porcentagem de espermatozoides com morfologia alterada e baixa motilidade espermática, sendo esses fatores preditores de infertilidade masculina[33].

A PSICOLOGIA E O PSICÓLOGO NA REPRODUÇÃO HUMANA ASSISTIDA

Diante dos dados apresentados até o momento, podemos afirmar que o aumento da expectativa de vida, da entrada das mulheres no mercado de trabalho e o uso popular da contracepção, contribuiu para o fenômeno social de atrasar o planejamento familiar e a maternidade/paternidade.

Observamos, porém, que apesar de todas as conquistas que caracterizam os tempos da modernidade, vários aspectos socioculturais ainda alimentam o desejo de maternidade/paternidade. Nos últimos anos, os conhecimentos sobre reprodução humana tem avançado, juntamente com o desenvolvimento da biotecnologia que possibilitou às clínicas de reprodução assistida sustentarem em seus procedimentos científicos e tecnológicos de alta complexidade, uma contínua expectativa de êxito nos tratamentos[37].

Dessa feita, pessoas que não mais possuíam esperança de terem seus filhos de maneira natural, passaram a contar com recursos da tecnologia e da medicina; esses meios se tornaram também mais acessíveis para a população em geral.

Apesar dos tratamentos de reprodução humana assistida serem oferecidos a quatro décadas para os casais inférteis, a infertilidade tem sido estudada há mais tempo pela psicologia e psicanálise e, nesse sentido, cabe-nos ressaltar a importância de não lidarmos com o homem de modo cartesiano[38]. Em função da complexidade da vivência da infertilidade, deve-se ter em mente que é indispensável para qualquer tratamento ver a pessoa em sua totalidade, biopsicossocial e espiritual, conforme a atual definição de saúde, segundo a Organização Mundial da Saúde.

Os aspectos emocionais nem sempre são considerados com relevância. O paciente, por vezes, oferece certa resistência às questões subjetivas, muito embora um serviço de apoio psicológico centrado no paciente alivia o impacto emocional da situação e melhora os resultados do tratamento. Assim sendo, o trabalho do psicólogo, num centro de reprodução assistida, tem inúmeros objetivos. Dentre eles, contribuir com sua escuta, acolher o paciente permitindo que ele dê uma chance à fecundidade de seus desejos e, assim, por meio de uma tradução simbólica dos sintomas e sinais, estabelecer suas escolhas.

Observa-se que a infertilidade, para o saber médico praticamente inexiste, várias são as opções de tratamento, e problemas insolúveis há até poucos anos, hoje podem ser resolvidos e com boas chances de sucesso, porém há uma dimensão inconsciente envolvida, que está regulada pelo universo simbólico expresso na linguagem, mitos, símbolos, normas e valores de qualquer cultura que transcendem o que a ciência médica e a tecnologia podem ver e aparentemente controlar. Tal desenvolvimento contribuiu para a pluralidade de configurações familiares que se distanciam da estrutura tradicional, e o recurso utilizado se encontra nos tratamentos de reprodução assistida.

A parentalidade e seu exercício vêm assumindo novas configurações e trazendo novos e multifacetados desafios aos indivíduos e à sociedade, atualmente, de fato, as novas tecnologias reprodutivas tornaram possível diversas maneiras de constituição familiar impensadas até pouco tempo, por exemplo, contamos com a reprodução a partir da utilização de células germinativas de doador, além da adoção de embriões, assim, um casal homoafetivo feminino poderá se beneficiar da técnica utilizando o banco de sêmen[39].

Conta-se com o útero de substituição, que por sua vez, além de possibilitar à mulher histerectomizada por patologias malignas ou benignas; ausência congênita de útero, mas que mantém os ovários funcionantes e outras como o caso de mulheres que sofrem vários abortos e tem poucas chances de manter uma gestação a termo, favorece casais homoafetivo masculino, esses, porém, deverão ser privilegiados pelo banco de óvulos[40].

A monoparentalidade programada, por sua vez, resultado da busca consciente e deliberada por uma prole, independentemente da existência de/a companheiro/a exercitada ora pela adoção, ora pelas técnicas de reprodução assistida. Assim como a monoparentalidade póstuma é uma figura jurídica bastante discutida em virtude de suas importantes repercussões no âmbito do direito[40].

A criopreservação para pacientes em tratamento de câncer, assim como a criopreservação social, possibilitam minimizar os conflitos diante dos quais, a decisão de dar continuidade à vida por meio da gestação e do nascimento de filhos biológicos estariam comprometidos.

Assim sendo, caberá ao psicólogo, junto com os pacientes, por meio da psicoterapia breve focal, auxiliá-los a lidar de modo menos doloroso com os desdobramentos da infertilidade, esclarecer, apoiá-los e analisar suas dores manifestas e latentes.

O psicólogo, em uma clínica de fertilidade, deve ser versátil tanto em lidar com os aspectos psicológicos decorrentes do diagnóstico de infertilidade, como em auxiliar o paciente para lidar com os dilemas éticos e sociais que precisam ser confrontados. Portanto, o profissional deve ser sensível na compreensão das tensões emocionais e ter conhecimento dos vários tratamentos oferecidos. Os atendimentos em psicoterapia breve/focal favorecem o enfrentamento dos aspectos envolvidos no processo de reprodução assistida, tornando o percurso menos árduo.

A elaboração dos conteúdos emocionais que, muitas vezes emerge enquanto há ausência de um diagnóstico que determine a causa da infertilidade, a busca do tratamento por reprodução assistida (pelo leque de recursos oferecidos pela biotecnologia), as diferentes fases desse processo, a alta expectativa de sucesso, ou seja, de gravidez, a frustração diante do fracasso, visto que o tratamento é de tentativa de gestação e outras questões que possam emergir de dúvidas que parecem permear a relação do sujeito de sua prole e/ou sua não prole, podem e devem ser tratados pelo psicólogo. Deve-se levar em conta, que a abertura para a interlocução e participação dos diferentes profissionais e áreas implicadas no tratamento, sobretudo, significa o melhor atendimento e atenção às necessidades de nossos pacientes[38].

No atendimento clínico (psicológico) de casais/pessoas, em processo de reprodução assistida ouvimos, muitas vezes, a queixa em que fica evidenciada a condição da infertilidade e/ou do tratamento, e a presença do terceiro (composto por uma equipe, idealizada na pessoa do médico) que acaba por ocupar lugar de destaque na vida do casal, visto que a esse cabe a função de eliminar o estigma da infertilidade com a realização do desejo de engravidar a mulher. Em decorrência do afrontamento constante da carência, da falta do filho, torna-se exacerbado, levando a questionamentos: "O que eu fiz?"; ou "Por que comigo?". Isso culmina em um sentimento de culpa, mesmo quando não há evidências da responsabilidade do paciente em relação à infertilidade. O psicólogo, portanto, trabalha para que se abra um espaço de escuta para além de uma dimensão orgânica.

REFERÊNCIAS BIBLIOGRÁFICAS

1. Moreno-Rosset C. Infertilidad. Guias de intervención. Psicologia Clinica. Madrid: Sintesis, 2010.
2. Seger L, Melamed R. A saúde e a doença na reprodução humana assistida. In: Borges Jr E, Farah LMS, Cortezzi SS. (orgs.). Reprodução humana assistida. São Paulo: Atheneu, 2011.
3. CFM. Normas éticas para a utilização das técnicas de reprodução assistida. R. C.n.2.168/2017. Brasília, Brasil, Conselho Federal de Medicina 2.168/2017. Disponível em: https://sistemas.cfm.org.br/normas/visualizar/resolucoes/BR/2017/2168.
4. Moura MD, Souza MCB. Reprodução Humana "desde sempre assistida". Vivências em Tempo de Reprodução Assistida o dito e o não dito. Rio de Janeiro: Revinter, 2008.
5. Lopes HP. Ser pai e mãe no século XXI. Desejo aliado à tecnologia. Rio de Janeiro: Editora Bandeirante, 2010.
6. Boivin J, Bunting L, Collins JA, Nygren KG. International estimates of infertility prevalence and treatment-seeking: potential need and demand for infertility medical care. Hum Reprod. 2007;22(6):1506-1512.
7. Montagnini HM, Lopes HP. A mulher solteira e o desejo de ser mãe. Temas contemporâneos de psicologia em reprodução humana assistida – A infertilidade em seu espectro psicoemocional. São Paulo: Livrus, 2016.
8. Gikovate F. Sexo. São Paulo: Editora MG, 2010.
9. Urdapilleta L, Fernandez D. Psicologia na ovulação. Indução da Ovulação. São Paulo: Atheneu, 1999. p.69-81.
10. Borges Jr E, Farah LMS, Cortezzi SS. Reprodução Humana Assistida. São Paulo: Associação Instituto Sapientiae, 2011.
11. Melamed RMM, Seger L. Infertilidade e sexualidade. Psicologia e Reprodução Humana Assistida: uma abordagem multidisciplinar. São Paulo: Editora Santos, 2009.

12. Souza MCB, Moura MD. Reprodução assistida a importância dos limites, ou a construção dos diálogos. Psicologia e Reprodução Humana Assistida: uma abordagem multidisciplinar. São Paulo: Editora Santos, 2009.
13. Kovac JR, Addai J,Smith RP, Coward RM, Lamb DJ, Lipshultz LI. The effects of advanced paternal age on fertility. Asian J Androl. 2013;15(6):723-728.
14. Szejer M, Stewart R. Nove meses na vida de uma mulher: uma abordagem psicanalítica da gravidez e do nascimento. São Paulo: Casa do Psicólogo, 1997.
15. Dornelles LMN. Configurações familiares contemporâneas e seus desafios para a parentalidade no contexto das tecnologias reprodutivas. Temas Contemporâneos de Psicologia e Reprodução Assistida. São Paulo: L. Expressão, 2013.
16. Jennings MO, Owen RC, Keefe D, Kim ED. Management and Counseling of the male with advanced patterned age – Fertility and Sterility. 2017;107:2.
17. Bray I, Gunnell D, Smith GD. Advanced paternal age: how old is too old? J Epidemiol Community Health. 2006;60(10):851-853.
18. Straube K, Melamed RMM. Temas contemporâneos de psicologia em Reprodução Humana Assistida, a infertilidade em seu espectro psicoemocional. São Paulo: L Expressão, 2015.
19. Gebrim LH. Preservação da fertilidade câncer de mama e ovário. Tratado de Reprodução Assistida. Sociedade Brasileira de Reprodução Assistida. São Paulo: S. Farma, 2010.
20. Khatcheressian JL, Wolff AC, Smith TJ, Hyman EJ, Muss B, Vogel VG; et al. (American Society of Clinical Oncology- ASCO). Update of the Breast Cancer Follow-Up and Management Guidelines in the Adjuvant Setting Journal of Clinical Oncology. ASCO Special Article. 2006;24:31. Disponível em: http://www.jco.org/cgi/doi/10.1200/JCO.2006.08.8575.
21. Oktay K, Cil AP, Bang H. Efficiency of oocyte cryopreservation: a meta-analysis. Fertil Steril. 2006,86(1):70-80. https://www.ncbi.nlm.nih.gov/pubmed/16651642.
22. Melamed RM, Avelar CC. Criopreservação oncológica e social. Temas contemporâneos de psicologia em reprodução humana assistida – A infertilidade em seu espectro psicoemocional. São Paulo: Livrus, 2015.
23. Tschudin S, Bitzer J. Psychological aspects of fertility preservation in men and women affected by cancer and other life-threatening diseases. Hum Reprod Update. 2009;15(5):587-597.
24. Quinn GP, Vadaparampil ST, Jacobsen PB, Knapp C, Keef, DL, Bell GE. Frozen hope: fertility preservation for woman with cancer. J Midwifery Women's Health. 2009;27(35):5952-7.
25. Farinati D, Montagnini HL, Lopes HP. Doação de Gametas e suas repercussões: a questão do segredo, vínculos emocionais. I Consenso de Psicologia em Reprodução Humana Assistida. Sociedade Brasileira de Reprodução Assistida. São Paulo: L Expressão, 2013.
26. SBRH: Sociedade Brasileira de Reprodução Humana - Psicologia - Psicologia Entrevista com a psicóloga argentina Dra. Leticia Urdapilleta de Peluffo, 2017. Disponível em: https://psicologia.sbrh.org.br/?p=1124.
27. Brasil. Constituição da República Federativa do Brasil (Atualizada até a Emenda Constitucional nº 99 de 2017) do Senado Federal. Disponível em : http://www2.senado.leg.br/bdsf/bitstream/handle/id/536043/CF88_EC99_livro.pdf.
28. Avelar CC, Dossi VS, Silva IM. Gestação de substituição e suas repercussões. I Consenso de Psicologia em Reprodução Humana Assistida. Sociedade Brasileira de Reprodução Assistida São Paulo: L. Expressão, 2013.
29. Avelar,CC. Criopreservação oncológica: aspectos psicológicos. Temas Contemporâneos de Psicologia e Reprodução Assistida. São Paulo: L. Expressão, 2013.
30. Melamed RM, Bonetti TC, Braga DP, Madaschi C, Iaconelli A, Borges E. Deciding the fate of supernumerary frozen embryos: parents' choices. Hum Fertil. 2009;12(4):185-190.

31. Quayle J. Questões Psicossociais da Reprodução Humana Assistida: Reflexões (im)pertinentes. In: Psicologia e Reprodução Humana Assistida - uma abordagem multidisciplinar. São Paulo: Editora Santos, 2009,.
32. Braga DPAF, Borges Jr E. Environmental Factors, Food Intake, and Social Habits in Male Patients and its Relationship to Intracytoplasmic Sperm Injection Outcomes. Handbook of Fertility. 2015;355-367.
33. Borges Jr E, Pasqualotto FF. The Effect of Alcohol Consumption on Male Infertility. Male Infertility. Springer. New York, 2014. p.83-92.
34. Cheung-Lucchese T, Alve sC. Percepção do corpo feminino e os comportamentos de consumo de serviços de estética. Organizações em contexto. 2013;9(18):271-294.
35. Mattar R, Torloni MR, Betran AP, Merialdi M. Obesidade e gravidez. Revista Brasileira de Ginecologia e Obstetrícia. 2009;13(3).
36. El Osta R, Almont T, Diligent C, Hubert N, Eschwege P, Hubert J. Anabolic steroids abuse and male infertility. Basic Clin 2016 Androl. 2016;26:2.
37. Melamed, RMM. A psicologia e o psicólogo na reprodução humana assistida. I Consenso de Psicologia em Reprodução Humana Assistida. Sociedade Brasileira de Reprodução Assistida. São Paulo: L. Expressão, 2013.
38. Melamed RMM. Infertilidade: sentimentos que decorrem. In: Melamed RMM, Quayle J (ED). Psicologia e Reprodução Assistida: Experiências Brasileiras. São Paulo: Casa do Psicólogo, 2006.
39. Quayle J, Dornelles LM. Questões Atuais In: Sociedade Brasileira de Reprodução Assistida. I Consenso de Psicologia em Reprodução Humana Assistida. São Paulo: L. Expressão, 2013.
40. Freitas JMR. Cessão Temporária de útero Vivências em Tempo de Reprodução Assistida o dito e o não dito. Rio de Janeiro: Revinter, 2008.

11

O Coração e Seus Percalços

SILVIA MARIA CURY ISMAEL

A inserção da psicologia junto aos hospitais gerais se iniciou entre os anos de 1954 e 1957, por meio da implantação do Serviço de Psicologia no Hospital das Clínicas da Faculdade de Medicina da Universidade de São Paulo[1].

Por volta da década de 1970, iniciam-se demandas por trabalhos psicológicos sob uma nova perspectiva, que abrange uma clientela diferenciada, um local distinto, e que tem como consequência principal a necessidade de se considerar o contexto no qual os sujeitos dos cuidados psicológicos estão inseridos. O hospital configurou-se, então, como um novo local de atuação para o psicólogo que, apesar de ver seu campo de trabalho ampliado, não dispunha de nenhum arcabouço teórico-prático que fundamentasse seu trabalho, além do tradicional referencial clínico[2].

As doenças cardiovasculares constituem ainda a maior causa de mortalidade e morbidade na atualidade. Com o avanço no tratamento das doenças infecto-contagiosas a mortalidade por esse tipo de enfermidade, a industrialização foi alterando os hábitos de vida da sociedade, incluindo alimentação rica em gordura e carboidratos, tabagismo, estresse e sedentarismo[3]. Apesar do índice de mortalidade por doenças cardiovasculares ainda ser significativo, um dos motivos que tem contribuído para diminuir a mortalidade é o investimento, cada vez maior, no controle dos fatores de risco para a doença coronariana. Por conseguinte, o tempo de vida da população acometida por essa doença, aumenta, razão pela qual se sugere a necessidade de mudança do estilo de vida. Inclui-se aqui: alteração dos hábitos alimentares, cessação do tabagismo, do etilismo, prevenção e tratamento da hipertensão, controle do diabetes, dislipidemia e obesidade, entre outros aspectos. Assim, os avanços científicos têm contribuído para diminuir e controlar os fatores de risco, bem como para melhorar as técnicas cirúrgicas, as possibilidades de tratamento de pacientes crônicos e idosos[4].

Segundo levantamentos nacionais no período de janeiro de 2008 a fevereiro de 2009, ocorreram mais de 1,2 milhão de internações no Brasil decorrentes de doenças do aparelho circulatório[5]. Entre as doenças cardiovasculares mais frequentes na população estudada estão a doença arterial coronária (DAC) e as patologias valvares.

Dados obtidos por meio do DATASUS, sistema de dados mantido pelo Ministério da Saúde, indicam que morrem anualmente no Brasil cerca de 66 mil pessoas vítimas de ataque cardíaco[6]. Esse número demonstra o quanto a incidência de doença cardiológica ainda é importante em nosso país, daí a necessidade de cada vez mais aprimorar as técnicas diagnósticas. A partir dessas técnicas, pode-se optar por diferentes maneiras de tratamento, desde aquele que somente é clínico como também o cirúrgico. Esse último contempla hoje algumas modalidades que não somente aquelas realizadas a céu aberto.

Com o objetivo de facilitar o entendimento, optamos por dividir os diferentes tipos de cardiopatia em dois grandes grupos.

Os cardiopatas congênitos são crianças que nascem com diferentes tipos de problema de coração, que podem ser muito simples de solucionar ou mais complexos com poucas possibilidades de cura. Dentre essas, temos as doenças cianogênicas onde a deformidade anatômica do aparelho circulatório faz com que a criança fique cianótica (com cor arroxeada) e as acianogênicas onde este problema não ocorre. A assistência psicológica na cardiopediatria é prestada às crianças e adolescentes portadores de cardiopatia congênita, que são hospitalizados para realização de tratamento clínico e/ou cirúrgico. O cuidado se estende aos familiares que os acompanham. Nos casos de crianças recém-nascidas ou mesmo muito pequenas (até 2 anos de idade), o trabalho do psicólogo se concentra mais nos pais da criança, uma vez que a crise nesse caso tem relação com a aceitação do bebê real muito diferente daquele idealizado no período da gestação. Os mecanismos de defesa para os pais funcionam do mesmo modo como para o adulto doente, o que dificulta o processo de assimilação da doença do filho e, consequentemente, pode dificultar seu tratamento[7]. As cirurgias de criança, dependendo da cardiopatia, podem ser de correção total ou podem ter diversas etapas que nem sempre levam a criança a ter "cura" total do problema. Isso significa que a criança pode passar por inúmeras internações e procedimentos o que leva a mesma e sua família a um desgaste não somente físico, mas principalmente emocional. Na avaliação é fundamental buscar a história de vida da criança desde sua concepção, de como foi sua gestação e seu nascimento. Qual é a dinâmica do casal e familiares e como foi o momento de descoberta da doença e histórico de tratamento. O atendimento psicológico tem por objetivo tentar minimizar as fantasias, medos e ansiedades que vieram junto ao descobrimento da doença e da necessidade de se submeter a tratamentos e procedimentos de urgência e que podem repercutir na fragilidade emocional.

Na UTI de pacientes com cardiopatia congênita, a avaliação e o acompanhamento psicológico têm como objetivos informar e orientar quanto à rotina da UTI, compreender, acolher e trabalhar manifestações emocionais relacionadas ao adoecimento e internação, de modo a contribuir para maior compensação emocional dos pais e pacientes.

É fundamental avaliar o nível de compreensão da família e do paciente sobre a cardiopatia e tratamento proposto pela equipe e contribuir para melhor adaptação de pacientes e familiares ao contexto da UTI.

Além disso, hoje, a cardiologia fetal permite que se descubra ainda intra-útero qual tipo de cardiopatia o feto tem e assim alguns procedimentos são realizados antes do nascimento como uma maneira de garantir que a criança possa ter uma maior possibilidade de tratamento após seu nascimento. A abordagem do psicólogo será, principalmente, com a mãe, acompanhando sua gestação e trabalhando com a mesma esse processo de assimilação de ter em seu ventre um bebê doente. Sendo assim, a atuação do psicólogo com essa população se dá em vários momentos, sendo o primeiro deles logo após o diagnóstico, durante o parto, momento no qual surgem diversas fantasias acerca das condições clínicas do bebê, uma vez que é uma criança doente do coração[8].

Os cardiopatas adultos são divididos em dois grandes grupos que são as patologias mais frequentes dentro do hospital: os coronarianos e os valvulares.

A doença arterial coronária acomete principalmente as artérias do coração. Diversos fatores de risco permeiam esse problema: hereditariedade, hipertensão arterial, colesterol *diabetes melittus*, tabagismo, vida sedentária e estresse emocional. Esses fatores não atuam todos de uma só vez, mas quanto mais fatores de risco o indivíduo tiver mais ele terá possibilidade de ter um infarto agudo do miocárdio ou mesmo seu coração pode ir se debilitando gradativamente até levar ao quadro de insuficiência cardíaca congestiva. Essa última debilita tanto o paciente que no seu estágio mais grave a única solução possível pode ser o transplante de coração. Nem sempre há a possibilidade do transplante ser realizado dependendo de suas condições. Os coronarianos são pacientes muito onipotentes, e que apresentam, apesar de algumas correntes contrárias na psicologia, traços do perfil tipo A de personalidade (pessoas muito exigentes com eles mesmos e com os outros, lidam mal com frustrações, são muito apressados e muito responsáveis com tudo que fazem e por fim tem agressividade e raiva contidas). Esses são pacientes mais difíceis de assimilarem o cuidado da equipe e mesmo da família, apresentando dificuldade de adaptação às rotinas da hospitalização e da adesão ao tratamento.

Geralmente, são pacientes com estilo de vida inadequados e nem sempre estão dispostos a mudar seu modo de vida buscando qualidade de vida e promoção da saúde. Com a globalização e o desenvolvimento tecnológico, a competitividade contribui para o aumento dos níveis de estresse, que pode chegar à exaustão, quando o indivíduo esgota todos os seus recursos adaptativos às situações de vida, sendo o estresse um dos fatores importantes para ocorrência da doença arterial coronária (DAC). Distúrbios emocionais como ansiedade, depressão e neurose podem estar relacionados à angina do peito e à morte por DAC[9,10].

As valvopatias são de curso progressivo e crônico. A evolução da doença permeia o histórico de vida da pessoa, marcando seu ciclo vital. Acomete o indivíduo na adolescência, muitas vezes levando-o a enfrentar diversas cirurgias cardíacas ao longo da vida. A condição de doença crônica também prejudica o desenvolvimento profissional, afetivo e social desses pacientes, pois são obrigados a interromper seus projetos para o tratamento da doença. A faixa etária predominante da população afetada varia entre 20 e 50 anos, época em que estão iniciando e atingindo o pico de sua trajetória profissional. A durabilidade limitada da prótese valvar, que certamente o levará a uma nova indicação cirúrgica, é um fator que pode paralisar seu ciclo vital normal. Pacientes com doenças nas válvulas tem sentimento de perda quando é feita a troca da válvula, ansiedade constante por saberem que talvez necessitem mais de uma troca de válvula durante a vida (às vezes chegam a trocar a válvula quatro ou cinco vezes). A implantação de uma válvula metálica leva ao uso constante e obrigatório de medicação anticoagulante para toda a vida. Isso pode levar ao temor de se machucar, ou mesmo, em caso de pacientes do sexo feminino, dificultar a maternidade. Por fim, as válvulas metálicas podem fazer um barulho constante o que pode gerar certa persecutoriedade[11].

As doenças cardiovasculares se configuram como um sério problema quando se considera a saúde pública. Há várias possibilidades de intervenções para o tratamento, dentre elas, o tratamento medicamentoso, a angioplastia e a cirurgia. O tratamento medicamentoso pretende cuidar do indivíduo evitando ao máximo que ele tenha que passar por procedimentos mais invasivos.

A angioplastia tem sido um procedimento um pouco mais invasivo, menos que a cirurgia a céu aberto, que tem tido repercussões muito positivas quanto ao resultado do tratamento. Com certeza, ele é indicado dependendo de condições e problemas específicos que se beneficiarão com essa técnica.

O tratamento cirúrgico traz consigo uma carga emocional significativa para os indivíduos que a ele se submetem[12]. Trata-se de um tratamento invasivo, muitas vezes considerado agressivo, podendo o paciente apresentar ansiedade e angústia[13].

As reações emocionais dos pacientes que são submetidos à cirurgia cardíaca são diversas e estão associadas às variáveis subjetivas (características de personalidade, histórico de vida e da doença, antecedentes psiquiátricos) e objetivas (grau de confiança na equipe e na instituição). A cirurgia cardíaca pode trazer consequências positivas (melhora dos sintomas e da capacidade funcional) ou negativas (complicações, morte). Portanto, a capacidade adaptativa frente à situação varia de acordo com cada paciente. Frente a situações ameaçadoras como a cirurgia cardíaca, a ansiedade frente ao desconhecido se torna mais intensa assim como o estresse frente a ruptura do cotidiano causada por esse acontecimento, ruptura de sua condição física, de seus papéis profissional, familiar e social. Nesse contexto, observa-se que as reações emocionais mais prevalentes são a ansiedade e o medo, relacionados à ameaça de morte.

Botega[14] relata que os pacientes podem trazer vivências de hospitalização que devem ser levadas em consideração:
- dificuldade observada em se adaptar à rotina hospitalar, manifesta por meio de questionamento do paciente em relação ao horário da medicação, do banho e alimentação;

- existe uma inconsistência entre o sistema pessoal de valores e as evidências racionais da falência de um valor. O paciente passa por uma reavaliação em relação aos seus valores, uma vez que a doença o faz repensar em sua vida, em situações que ele poderia e deveria agir ou ter agido de forma diferente;
- ameaça a integridade física/autoimagem: deixar de ser uma pessoa comum para tornar-se, por exemplo, um cardiopata;
- ruptura brusca com o meio social, familiar e de trabalho. Nesse caso, é preciso o psicólogo trabalhar com o paciente para buscar junto com ele recursos de enfrentamento emocional;
- desequilíbrio na dinâmica familiar muito comum em situações em que o paciente é figura chave da família;
- desequilíbrio emocional devido à dependência em relação às pessoas, levando o paciente a regressão;
- onipotência abalada (perda do controle de si próprio), gerando insegurança e potencialmente, dificuldades de enfrentamento;
- ansiedade de separação: receio de perder pessoas significativas e estilo de vida (ameaça à própria identidade);
- medo de entregar seu corpo a estranhos;
- culpa e medo de retaliação: vê a doença como castigo por erros cometidos;
- perda de amor e reprovação: sentimento de menos valia, promovido pela dependência dos outros e sobrecarga financeira;
- o medo da dor e da morte.

Ainda é necessário considerar dois mecanismos de defesa muito comuns no contexto hospitalar a saber:
- negação é um estado psicológico presente após o diagnóstico da doença na tentativa de rejeitar a mesma, diminuindo o impacto da notícia e reduzindo a ansiedade que pode vir em decorrência dela. Ocorre também em casos de recidiva ou de insucesso no tratamento. Pode ser acompanhada por incredulidade no diagnóstico e leva a um contato mínimo com a realidade da doença. A negação pode ser nociva uma vez que o

paciente desafia a existência da doença e se expõe a riscos desnecessários evitando cuidar dos fatores de risco existentes[9,10,15];
- regressão é um mecanismo de defesa que pode ser positivo, pois ajuda o paciente a se reorganizar frente à doença e tratamento. Promove uma melhor aceitação em relação a dependência em relação a outras pessoas e a limitações quanto aos padrões de mobilidade e autonomia pessoal. Essa regressão psicológica pode vir acompanhada de certa infantilidade de pensamento e comportamento. No processo regressivo pode ocorrer atitude egocêntrica, aumento da dependência e redução de interesses diversos[9,10].

É importante ressaltar que esses pacientes passam e podem por vezes ficar internados por tempo significativo em unidades de tratamento intensivo (unidade de terapia intensiva/unidade coronariana) que é uma área crítica destinada à internação de pacientes graves, que requerem atenção profissional especializada de forma contínua, materiais específicos e tecnologias necessárias ao diagnóstico e terapia. É caracterizada pela monitorização contínua, iluminação artificial, presença de ruídos desconhecidos, necessidade de manipulação constante, restrição de visitas, perda de privacidade, privação do sono e pelo risco de morte iminente.

Quando o paciente é admitido em uma unidade fechada pode ficar exposto a diversos agentes estressores que podem ocasionar reações emocionais em variados níveis, como sintomas de ansiedade, medos, conflitos, insegurança, irritabilidade, dentre outras comumente relacionadas ao contexto de internação[16,17].

O trabalho do psicólogo nessas unidades visa um melhor acompanhamento do paciente do ponto de vista emocional, o manejo adequado do estresse e ansiedade e traduz suas angústias à equipe e família.

Com relação à cronicidade do tratamento das cardiopatias, pode-se dizer que a insuficiência cardíaca é uma doença cardiovascular bastante importante, atualmente devido alto índice de prevalência e de mortalidade[18]. Sendo uma doença crônica, exige do paciente a continuidade desse tratamento constantemente ao longo de sua vida. Devido a essa cronicidade, é uma patologia que provoca uma deterioração ao longo do tempo, implicando ao paciente se deparar com limitações que vão ocorrendo relacionadas à perda da sua funcionalidade e agravamento de sua qualidade de vida.

Essas questões podem provocar diversas repercussões emocionais ao sujeito que se confronta com esse processo de adoecimento. Não se pode deixar de lembrar que o coração é dotado ainda de uma simbologia muito forte de órgão da vida e onde valores e os mais secretos sentimentos do paciente são guardados. A cronicidade da doença faz com que o paciente desenvolva medos, fantasias, estados depressivos ou mesmo depressão, que nem sempre é bem diagnosticada quando se mistura a sintomatologia da doença. Estudos demonstram a relação entre a insuficiência cardíaca e a depressão, sendo, portanto, importante acompanhar e avaliar sempre que necessário esta questão[19].

A insuficiência cardíaca é o estágio final de diversas doenças do coração, tendo uma evolução gradativa da patologia. Quando a medicação ministrada ao paciente não se mostra mais eficaz, ou seja, não melhorando suas limitações, uma das alternativas terapêuticas que pode ser levada em consideração é a possibilidade de transplante cardíaco.

O transplante cardíaco é considerado um procedimento complexo, porém hoje em dia com novas técnicas e com imunossupressores cada vez mais avançados, tem permitido alcançar melhores resultados nesse processo[20].

Nem sempre é fácil ao paciente nesse estágio quase terminal da doença optar pelo transplante de coração. Essa questão pode trazer inúmeras implicações emocionais, tendo como tema central a ambivalência entre a vida e morte. Algumas fantasias podem surgir relacionadas a essa experiência, como por exemplo, associada ao doador, quem ele era, como ele era, se as características dele passará para o paciente entre tantas outras. Com isso, se não houver por parte do paciente uma boa compreensão desse contexto, a incorporação do novo órgão não será adequada podendo levar o mesmo a complicações emocionais e até um quadro de rejeição pela dificuldade de assimilar o tratamento. A espera pelo novo órgão, pode se misturar a uma culpa constante de esperar ou desejar que alguém morra para eu poder sobreviver. Isso reforça períodos de angústia e de ambivalência em relação a realizar o procedimento. Aspectos também associados à personalidade do doador tomam conta do imaginário do paciente, despertando o medo de se transformar em outra pessoa ou mesmo o medo de deixar de ser ele mesmo, de perder seus sentimentos e não se reconhecer enquanto seu próprio eu[20].

Nesse sentido, a avaliação psicológica desse paciente deve ser criteriosa e abrangente em relação aos recursos emocionais do paciente, aceitação da doença. Do procedimento a ser realizado, de possibilidade de incorporar o novo órgão, e de necessitar um suporte familiar adequado para que possa suportar e ter apoio em todo esse processo, que por vezes é muito extenso. A complexidade desse processo exige que haja uma avaliação criteriosa para sua indicação, tanto por parte dos aspectos físicos como também emocionais, para que essa possibilidade seja a melhor terapêutica para o paciente naquele momento. O acompanhamento psicológico desses pacientes não finaliza com a alta hospitalar. Ele será acompanhado pelo serviço que realizou o procedimento tanto tempo quanto for necessário até sua total reintegração no contexto social.

Não devemos esquecer em todo esse processo que envolve paciente, equipe e hospitalização, a família deste paciente adulto (uma vez que acima já falamos da família da criança) que pode ser clínico, cirúrgico e aquele com uma cronicidade complexa. A família é um campo dinâmico e muitas vezes simbiótico com o paciente. A doença gera uma crise que altera a dinâmica familiar e provoca uma necessidade de adaptação à nova situação imposta pela cirurgia e tratamento. Quando a doença do paciente não é bem aceita pela família, percebe-se uma dificuldade no entendimento do tratamento proposto e no apoio que a equipe multidisciplinar espera. Algumas famílias se culpam por não terem percebido o que estava ocorrendo com o paciente ou mesmo se sentem responsáveis pela ocorrência da doença[8]. Outras usam esse espaço da doença para resolverem situações familiares complexas fazendo que, com isso, a internação desse paciente se torne perturbadora e inadequada.

O psicólogo deve, portanto, estar próximo também à família do paciente, ser seu elo e ajudar a equipe e família a compreendê-lo em sua totalidade.

Do ponto de vista de intervenção psicológica, não se descarta entre elas as intervenções psicoeducativas eficazes na minimização da ansiedade e na adesão dos familiares e pacientes às recomendações terapêuticas, além do que são de grande importância para a preparação do que deverão enfrentar a partir das fases que se sucedem a hospitalização como um todo de acordo com o problema do paciente. A assistência e acompanhamento do paciente e família devem ocorrer desde o momento de sua entrada no hospital até sua alta.

CONSIDERAÇÕES FINAIS

Procuramos trazer uma série de contribuições em relação ao trabalho do psicólogo no contexto hospitalar a partir da prática diária em diferentes contextos de interface da psicologia e cardiologia. A proposta foi trazer para o leitor as diferentes possibilidades de atuação e seus resultados. Gostaria de aproveitar esse espaço de considerações finais para trazer uma questão que deve ser refletida após leitura. Hoje cada vez mais, os hospitais, principalmente aqueles considerados de excelência nas áreas que atuam, tem sido cobrados a desenvolver um trabalho no modo de cuidado integrado com foco no paciente. Isso quer dizer que o psicólogo não pode nem deve trabalhar sozinho. Ele trabalha em equipe multidisciplinar sim, mas deve executar um trabalho interdisciplinar. A troca que é realizada pela equipe nos *rounds* tem sido fundamental para a compreensão do paciente como um ser total em todas as especialidades. Fazer a equipe entender como é o funcionamento mental desse paciente, suas angústias, suas dificuldades de enfrentamento da doença é condição obrigatória do trabalho do psicólogo na sua rotina. A inserção cada vez maior de protocolos de atendimento ou linhas de cuidado de especialidades exige que nós profissionais da psicologia nos capacitemos melhor e façamos cada vez mais atualizações para acompanhar um contexto institucional que não se resume hoje a somente atender o paciente e evoluir em prontuário. É preciso conhecer esses pacientes em todas as suas especificidades, suas limitações e recursos emocionais para que junto com a equipe possamos definir uma melhor maneira de cuidado, na elaboração de um plano educacional desse paciente/família, para que tenhamos certeza de que seu tratamento continuará a ser efetivo após a alta hospitalar. Isso se chama desfecho, ou seja, ter uma noção e acompanhar se o tratamento realizado no hospital gerou resultados positivos após alta hospitalar. Isso nos remete a uma visão de futuro de que o psicólogo que cuida de seus pacientes no hospital pode ter um trabalho de continuidade no âmbito ambulatorial.

O que podemos fazer para que nosso trabalho seja mais efetivo? Será que queremos mesmo avaliar este aspecto? Isso deve levar o psicólogo a pensar em qual a melhor maneira de abordar este paciente internado?

Esperamos que esta leitura suscite reflexões e diferentes discussões, possibilitando replicar ou mesmo lapidar esse modelo para que a prática psicológica nos hospitais seja vista como imprescindíveis na abordagem emocional dos pacientes internados.

Capítulo 11 • O Coração e Seus Percalços

REFERÊNCIAS BIBLIOGRÁFICAS

1. Marcon C, Luna IJ. O Psicólogo nas Instituições Hospitalares: Características e Desafios. Psicologia Ciência e Profissão. 2004;24(1):28-35.
2. Maia EMC, Silva NG, Martins RR,Sebastini, RW. Psicologia da Saúde - Hospitalar: Da Formação a realidade. Univ. Psychol. Bogotá (Colombia). 2005;4(1):49-54.
3. Avezum A, Piegas LS, Pereira JCR. Fatores de risco associados com infarto agudo do miocárdio na região metropolitana de São Paulo: uma região desenvolvida em um país em desenvolvimento. Arq. Bras. Cardiol [online]. 2005;84(3):206-213.
4. Ismael SMC. Alguns aspectos na avaliação neuropsicológica em pacientes submetidos à cirurgia de revascularização do miocárdio com e sem circulação extracorpórea. [dissertação (Mestrado)]. São Paulo: Faculdade de Medicina da Universidade de São Paulo; 2001.
5. Bassanesi SL, Azambuja MI, Achutti A. Mortalidade precoce por doenças cardiovasculares e desigualdades sociais em Porto Alegre: da evidência à ação. Arq. Bras. Cardiol. São Paulo: 2008;90(6).
6. Datasus. Disponível em: http://datasus.saude.gov.br/. Acessado em: 05/12/2015.
7. Giannotti A. Psicologia nas instituições médicas e hospitalares. In: Oliveira MFP, Ismael SMC. Rumos da Psicologia Hospitalar em Cardiologia. São Paulo: Papirus, 1995.
8. Ismael SMC. A família do paciente em UTI. In: Mello Filho, J. Doença e família. São Paulo: Casa do Psicólogo, 2006.
9. Ismael SMC, Almeida CP. Perfil psicológico do paciente com insuficiência cardíaca. In: Magnoni D, Cukier C. Nutrição na insuficiência cardíaca. São Paulo: Servier; 2002.
10. Ismael SMC. In: Quayle J, De Lucia MCS. Adoecer: as interações do doente com sua doença. São Paulo: Atheneu; 2007.
11. Ismael SMC. A Prática Psicológica e sua interface com as doenças. São Paulo: Casa do Psicólogo; 2005.
12. Hirani SP, Patterson DLH, Newman SP. What do coronary artery disease patients think about their treatments? An assessment of patients" treatment representations. Journal of Health Psychology. 2008;13(3),311-322.
13. Bachion ML, Magalhães FGS, Munari DB, Almeida SP, Lima ML. Identificação do "medo" no período pré-operatório de cirurgia cardíaca. Acta Paulista de Enfermagem. 2007;17(3),298-304.
14. Botega, NJ. O paciente diante da doença e hospitalização. In: Botega NJ. Prática psiquiátrica no hospital geral: interconsulta e emergência. São Paulo: Artmed, 2017. p.17-32.
15. Ismael SMC. Rumos da Psicologia Hospitalar em Cardiologia. São Paulo: Papirus, 1995.
16. Fongaro ML, Sebastiani RW. Roteiro de avaliação psicológica aplicada ao hospital geral. In: V. A. Angerami-Camon (Ed.). E a psicologia entrou no hospital. São Paulo: Pioneira Thonison, 2001. p.5-64.
17. Pregnolatto AP, Agostinho VB. O psicólogo na unidade de terapia intensiva: Adulto. In: Batista MN, Dias RR (Eds). Psicologia hospitalar: Teoria, aplicação e casos clínicos. Rio de Janeiro: Guanabara Koogan, 2003. p.93-107.
18. Soares D, Toledo J, Santos L, Lima R, Galdeano L. Acta Paul Enferm. 2008;21(2):243-8.
19. Rutledge T, Reis VA, Linke SE, Greenberg BH, Mills PJ. Depressão na insuficiência cardíaca. Uma revisão da metanálise de prevalência, os efeitos da intervenção, e associações com desfechos clínicos. Jornal do Colégio Americano de Cardiologia. 2006;48.(8):1527-1537.
20. Pereira A, Poltronieri N. Componentes emocionais no transplante cardíaco. In: Coração é emoção: as influências das emoções. São Paulo: Atheneu, 2010.

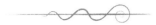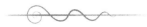

12

Nossa Delicada Relação com o Sono: Particularidades e Conflitos

SUELI G. ROSSINI

Por que é que se morre?

Talvez por não se sonhar bastante...[1]

Adormecer, dormir, acordar, sonhar... processos naturais? Sim, mas sujeitos a inúmeras intercorrências – percepções somáticas, condições neurofisiológicas, estímulos advindos da realidade externa e da realidade interna(mente) – que podem tanto favorecer como prejudicar e, até mesmo, impedir sua realização.

Da história da humanidade em seus primórdios, é possível deduzir que o sono, e os acontecimentos que o acompanham, sempre foram motivo de grande mistério e, até mesmo, de medo, para nossos ancestrais. Depois de muitos séculos e observações científicas, aos poucos alguma compreensão foi surgindo mas, ainda hoje, o clima de mistério e as fantasias sobre sono, morte, eventos sobrenaturais nos acompanham. A noite e a escuridão são ainda vistas como perigo, lugar de ameaças. Dormir e morrer! Bem, naquele momento tão primitivo decerto dormir poderia significar ser morto por algum predador animal ou humano. Mas, a verdade é que a noite e o sono continuam tendo esse sentido nefasto, mesmo quando, nos dias de hoje, dormimos tão "protegidos" dentro de casas e apartamentos.

I. Pessoa F. O marinheiro. In: O Eu profundo e os outros Eus: seleção poética. Rio de Janeiro: Nova Fronteira,1980.

A literatura, brilhante expressão da mente humana, nos oferece rico material para compreender a magia que acompanha o homem e essa função fisiológica e psíquica. Os acontecimentos desastrosos sempre ocorrem durante a noite, principalmente, aquelas sem o clarão do luar: cidades são tomadas e saqueadas, pessoas são atacadas e mortas. Toda sorte de desgraças são relacionadas às trevas, cuja palavra tem significados não somente de escuridão ou ausência de luz, mas também de ignorância e falta de civilização. Citação frequente na Bíblia, também associada a componentes nefastos e misteriosos. A desproteção sentida se dá em função da necessidade de se renunciar aos estímulos advindos do meio externo e se voltar para o interior de nós e assim, e só assim, adormecer, cair em sono profundo, dormir placidamente.

Mas, para além dos mitos e das fantasias, o fato é que a saúde física e a saúde mental guardam uma relação muito forte e, ao mesmo tempo, muito delicada e complexa, com influências recíprocas entre elas.

O sono, também ele, mantém uma relação muito íntima e significativa com a saúde – física e mental. A qualidade do sono é fator importante na manutenção dessa relação, muito embora a sociedade contemporânea ainda pouco valorize e seja mesmo desatenta aos sinais de problemas nesse campo.

DO SONO E DE SUAS FUNÇÕES

O sono é um estado reversível de diminuição da atividade perceptiva e motora e, portanto, se apresenta com diferentes níveis de consciência, e se alterna com o estado de vigília, cumprindo no conjunto um período de 24 horas. Natural, comum e imprescindível a todos os seres humanos, apresenta muitas variações individuais, seja no número de horas necessárias para o repouso, seja no período preferido para dormir e para acordar. Algumas pessoas se satisfazem com apenas quatro a cinco horas de sono, enquanto outras precisam de dez horas ou mais para se recuperarem. Uns preferem dormir cedo e acordar cedo, outros só se sentem motivados no início da tarde.

Sua ocorrência e duração depende de relógios biológicos, em especial de um grupo de neurônios responsáveis por manter um padrão circadiano, que garante um ritmo vigília-sono ao seu funcionamento, incluindo a produção e fornecimento de importantes hormônios durante o ciclo. Nesse processo, o núcleo supraquiasmático, localizado no hipotálamo, tem o papel principal, coordenando e organizando diversas funções orgânicas e estabelecendo o ciclo vigília-sono por meio de sua relação com as estruturas receptivas de luz localizadas nos olhos. A melatonina, hormônio produzido pela glândula pineal, tem sido descrita e conhecida, como uma das mais influentes substâncias atuantes no adormecer e no despertar. É secretada no organismo, exclusivamente, durante o período noturno, por sua estreita relação com a incidência da luz nos nossos olhos, sendo seu pico de duas a três horas após o adormecer noturno, diminuindo com a aproximação da claridade solar e preparando o despertar.

SONO E SAÚDE FÍSICA

Intercorrências durante o sono causam impacto nas condições de saúde física, especialmente por sua função na conservação e restauração da energia, como também na termoregulação do organismo e na consolidação da memória.

Prejuízos severos no sono podem levar ao adoecimento orgânico e psíquico. As funções psíquicas de atenção, capacidade de análise e síntese e os diferentes tipos de memória sofrem importante *déficit* dependendo da eficiência do sono. De um bom sono, reparador e restaurador de nossas energias, vai depender muitas de nossas atividades durante o dia. Do mesmo modo, as vivências e experiências do dia formarão uma espécie de pano de fundo no qual o dormir e sonhar será possível.

A qualidade do sono é um fator subjetivo que depende de variáveis pessoais (necessidade de horas de sono, cronótipo[II], atividades laborais e sociais) e ambientais. É avaliada à partir da percepção e do relato da própria pessoa, considerando-se suas condições de bem-estar e disposição no dia seguinte. Já a eficiência do sono é uma medida quantitativa avaliada à partir de parâmetros estabelecidos e através de instrumentos específicos. A polissonografia[III] e o teste das latências múltiplas[IV] do sono são os dois exames mais frequentemente utilizados nessa avaliação.

II. Cronótipo: período de preferência pessoal de dormir e de acordar dentro do ciclo de 24 horas. Classificam-se em três grupos: matutinos (deitam cedo e acordam cedo estando mais motivados nas primeiras horas do dia), vespertinos (dormem tarde e acordam tarde, com melhor *performance* no final do dia) e intermediários ou indiferentes (não há preferência de horário para dormir e acordar).
III. Polissonografia: a pessoa é colocada para dormir em ambiente adequado e se tomam várias medidas fisiológicas: eletroencefalograma, eletrocardiograma, eletromiograma, fluxo nasal e oral, entre outras, que permitem avaliar a eficiência do sono e outras medidas naquele período.
IV. Teste das latências múltiplas do sono: consiste em cinco registros, tomados durante o período diurno, de 20 minutos com intervalos de 2 horas cada, sendo que o paciente deve ficar acordado nos intervalos entre as tomadas.

Nas crianças e adolescentes, sobretudo, a qualidade do sono é fator muito importante, por sua função na consolidação da memória e, portanto, funcionando como agente no armazenamento dos conteúdos aprendidos no dia, interferindo no processo de aprendizagem[1].

Um outro fator importante se refere à sua influência no crescimento e desenvolvimento corporal. O hormônio responsável pelo crescimento, tem seu pico de produção entre 23h e 2h da manhã, após pelo menos duas a três horas de sono contínuo. Manter um bom padrão de sono, tanto em termos de quantidade de horas como de qualidade, além de horários adequados de dormir e de acordar, favorece sobremaneira o desenvolvimento e a saúde física e mental. Estudos relacionam problemas no crescimento com a má eficiência do sono, principalmente despertares noturnos motivados por apneia ou por insuficiência do número de horas dormidas ocasionada por maus hábitos e agentes ambientais[2].

Nos últimos anos, pesquisadores tem se voltado para entender possíveis relações entre qualidade/quantidade do sono, sobrepeso e obesidade, não só em crianças e jovens, mas também, em adultos[3-5]. Não há um consenso geral, mas algumas evidências apontam significativamente nessa direção.

Nos adultos a qualidade do sono é importante na regeneração dos tecidos, além de interferir no funcionamento orgânico com um todo.

Por outro lado, o adormecer e o dormir dependem significativamente das condições emocionais que, muitas vezes, são soberanas às orgânicas, da mesma maneira que muitas condições orgânicas se impõem ao nosso desejo e necessidade de dormir.

Há uma estreita e complexa relação entre a vida mental e a possibilidade de adormecer e permanecer dormindo ao longo de um tempo, que, geralmente, ocorre no período noturno e tem – ou deve ter – duração média de cerca de 7 a 8 horas na vida adulta.

Não é nosso interesse neste capítulo discorrer sobre as diferentes fases do sono, com suas funções específicas e fisiologias. Há amplo material na literatura médica acessível aos interessados em conhecer.

SONO, SONHO E VIDA MENTAL

Recolher-se do mundo externo, renunciando aos estímulos advindos do ambiente, propicia um encontro muito especial e íntimo consigo mesmo, com seus pensamentos, ideias e, principalmente, fantasias. Trata-se de um processo narcísico, de desinvestimento da libido[V] no exterior, voltando-se total, ou quase totalmente, para o mundo interno, para o plano psíquico. Vivências de repouso e sono são experiências de caráter erótico e tem função na reparação de nossas condições mentais. Essa intimidade pode, muitas vezes, ela própria, mais impedir do que favorecer o adormecimento.

Freud deu grande importância aos sonhos e à análise dos mesmos como forma de acesso aos contidos inconscientes do paciente. Em quase todos os casos que descreveu, ao longo de sua imensa obra, eles tiveram um significativo papel. Desde então, a psicanálise tem se ocupado da interpretação dos sonhos como uma das formas de conhecimento do mundo interno da pessoa, mas com as ampliações teóricas e técnicas desenvolvidas por seus seguidores.

Freud, em *Teoria da Libido e do Narcisismo*[6], correlaciona os estados psíquicos às vicissitudes da libido, incluindo entre elas o adoecimento orgânico e o sono. Entende o sono como "um estado em que todos os investimentos objetais – tanto os libidinais como os egoístas – são abandonados e chamados de volta ao Eu."

Observa Freud, em trabalho de 1917[7] que, de modo geral todas as pessoas seguem um ritual particular para dormir ou ainda que criam certas condições necessárias para a transição do estado de vigília para o de sono, que serão repetidas seguidamente noite após noite. Esses rituais favorecem o adormecer, criando um cenário de conforto e segurança emocional. Tem forte ligação com as vivências de acalanto e aconchego infantis: a roupa de cama limpa e macia (de preferência cheirosa), o pijama ou camisola confortável, a penumbra, o travesseiro macio, alguns preferem uma leitura, outros música, enfim toda uma série de detalhes que tornam o adormecer e o dormir mais agradável.

Por outro lado, adormecer requer um investimento narcísico em si próprio, suportando a perda de limites e de controle e a consequente regressão, já que dormindo ficamos com nossos mecanismos de percepção e de atenção voltados para o interior e, portanto, sujeitos aos acontecimentos do ambiente. A incapacidade de tomar esse distanciamento e, consequente realocamento da libido, está, dentro desse modelo, na gênese dos distúrbios do sono.

O sono, em sua essência, se relaciona com as experiências primordiais e de plenitude. Guarda, nesse sentido, semelhança com vivências do bebê no meio intrauterino também.

V. Libido designa a manifestação dinâmica das forças instintuais na vida psíquica. Laplanche J, Pontalis, JB. Vocabulário de Psicanálise. 3ª ed. Lisboa: Moraes editores, 1976.

É somente durante o sono que os sonhos ocorrem, evidência de vida mental durante o dormir[8], primordiais para a atividade psíquica. Os sonhos, processo mental fundante, é fundamental nas maneiras mais desenvolvidas e abstratas de pensamento.

Bion[9], psicanalista inglês, desenvolveu as ideias de Freud[8] sobre os sonhos, principalmente na tese central de que os sonhos são apenas um modo de pensamento. São pensamentos oníricos durante o sono, semelhantes aos pensamentos oníricos da vigília, e tem importante função na manutenção das condições do funcionamento mental. Vai depender da capacidade de tolerância à angústia e à frustação a possibilidade dos sonhos funcionarem como forma de armazenamento e organização de vivências conscientes e inconscientes. Caso contrário, só servem como evacuação de conteúdos mentais indesejáveis.

Freud, em seu tratado magnífico sobre os sonhos[8], ensina que o ego pode desistir de dormir diante de impulsos intensos originados no mundo interno. Assim, a impossibilidade de conciliar o sono está relacionada à impossibilidade de dormir e sonhar, por excesso de angústia. A intolerância à angustia e à frustração impede o dormir e o sonhar, que transforma as experiências em elementos que possam ser articulados psiquicamente e utilizados para a elaboração psíquica. Bion[10] observou, em sua prática clínica, que os pacientes gravemente perturbados apresentavam um estado em que não podiam dormir e tampouco conseguiam acordar. A condição para sonhar é estar dormindo e a condição para dormir é estar acordado, em seu sentido pleno.

No sonhos ocorre um processo de transformação psíquica, que permitem novas possibilidades de lidar com os fatos psíquicos, ou seja, com fantasias, emoções e sentimentos. O processo de sonhar transforma e sintetiza as experiências vivenciadas na vigília[11].

Cabe pontuar que vários problemas no sono tem determinantes mais relacionados às condições psíquicas (insônia, sonambulismo, terror noturno, pesadelos), porém vão impactar significativamente na saúde física; enquanto outros, relacionados a determinantes orgânicos (apneia, narcolepsia, síndrome das pernas inquietas), favorecem a ocorrência de disfunções psíquicas por suas consequências.

Capítulo 12 • Nossa Delicada Relação com o Sono: Particularidades e Conflitos

PRINCIPAIS DISTÚRBIOS DO SONO

De modo geral, problemas para adormecer e manter o sono, a depender da duração e intensidade, levam a alterações importantes na qualidade da vigília: sonolência excessiva, decréscimo no humor, irritabilidade, dores musculares, cefaleia, baixo rendimento intelectual e também prejuízo na atenção e na memória. Essas, por sua vez, oferecem riscos de acidentes pessoais, de trabalho e de trânsito e, ainda, acentuação de problemas familiares, sociais e de trabalho.

Insônia

A insônia é, de longe, o mais frequente e um dos mais importantes problemas no sono. Atinge pessoas de quaisquer idades (incluindo crianças de tenra idade), raças, gênero, classes sociais, etc. Faz parte do grupo de alterações primárias do sono, definido por perturbações no sono noturno associadas ao comprometimento da vigília produzindo um prejuízo na eficiência do sono, seja na quantidade de horas dormidas ou na qualidade do sono[12].

Os determinantes podem ser fisiológicos (dor, medicamentos, álcool e outras drogas, distúrbios neurológicos, alterações de horário [trabalho em turnos, fuso horário, *jet lag*], entre outras), ambientais (temperatura, ruídos, excesso de iluminação, acomodações, altitude) e psicológicas (estresse, situações de crise, ansiedade, humor deprimido, etc.). As causas orgânicas e ambientais, geralmente, estão ligadas a transtornos temporários no sono (duração de poucas noites) tendendo à resolução com a remoção, quando possível, da causa. Já as condições psíquicas que favorecem o surgimento da insônia e sua cronificação (duração de mais de três semanas), frequentemente, são quadros de ansiedade, depressão e ainda de distúrbios psiquiátricos severos. Situações passageiras de estresse ou de crise se relacionam a quadros de insônia transitória ou de curta duração (entre uma e três semanas).

Pode apresentar-se como um grande atraso no adormecer (insônia inicial), como sono fragmentado pelo acordar frequente (insônia intermediária) ou, ainda, o despertar prematuro sem voltar a dormir (insônia final).

O tempo total de horas efetivamente dormidas sofre importante diminuição, seja pelo despertar frequente, seja pelo tempo de latência[VI] aumentado ou o acordar muito antes do horário proposto.

VI. Tempo de latência do sono diz respeito ao período entre o deitar na cama e o adormecer. Em indivíduos sem problemas no sono é estimado em cerca de até 30 minutos.

Quadros de depressão – doença tida como quase endêmica no mundo atual – tem sido considerados a maior causa de insônia, seguidos de perto por ansiedade, porém, alguns pesquisadores[13] entendem ser essa uma visão muito simplista e que não retrata a verdadeira multiplicidade de variáveis relacionadas à insônia, principalmente sua estreita relação com os conteúdos psíquicos.

Importante salientar que as pesquisas relatam reciprocidade entre insônia e depressão, ou seja, a insônia aumenta o risco de depressão, assim como a presença de depressão, geralmente, está associada à insônia, em ambos os casos aumentando a morbidade e o sofrimento do paciente.

A insônia é um preditor importante em quadros psiquiátricos graves, principalmente em esquizofrenia e transtorno bipolar, favorecendo prognósticos de surtos e crises, aumento da intensidade dos sintomas, como também do início da doença[14].

Freud[15] atribuiu a ocorrência de insônia à hiperestesia auditiva, condição de hipersensibilidade a ruídos, e a ligação desse com o pavor em quadros de neurose de angústia, os chamados atualmente de síndrome do pânico. Muitos pacientes insones relatam que à noite, deitados na cama à espera do sono, ficam ouvindo os sons da rua, sabendo identificar perfeitamente os sinais (ruídos) que vizinhos, seguranças, transeuntes e veículos fazem ao passar, abrir garagens e portas, etc. Muitos se autodenominam "guarda-noturno" e afirmavam só dormir um bocadinho ao alvorecer. Interessante notar perfeitamente a presença do medo projetado nos aspectos externos e a necessidade de busca de controle sobre os agentes ameaçadores. Quando o dia amanhece e a noite se foi, já podem dormir. Mas, aí eles precisam despertar para iniciar o dia de trabalho ou de estudos. Noite terrível, dia difícil!

Também os estados de insatisfação sexual[16] podem impedir a pessoa de conciliar o sono, assim como a insônia está presente nos estados melancólicos pela impossibilidade de retraimento geral da libido do objeto perdido, condição essencial para dormir[17].

Ganhito[18] diferencia formas de insônia por sua qualidade. Podemos encontrar um tipo de insônia que nos deixa despertos para um trabalho produtivo, geralmente, intelectual ou mental, onde é possível o contato com os conteúdos internos e a elaboração surge no lugar da angústia. Requer saúde física e mental perfeitas e traz uma sensação de bem-estar e aproveitamento. Ocorrem em poucas pessoas e em raros momentos. Em quadros neuróticos a presença da insônia sinaliza a atitude de espera de algo, de expectativa do que o sono trará e o conflito entre dormir e ficar desperto. Nas situações de angústias psicóticas não há vigília e sono, não há o sonhar, em seu lugar encontramos alucinações e delírios. Bion[10] entende que o paciente pensa que sonha, porque está deitado e de olhos fechados.

A insônia, propriamente dita, reconhecida como forte desejo de dormir e impossibilidade ou dificuldade de conseguir, está relacionada a vida mental permeada e invadida por uma espécie de bombardeamento de fragmentos mnemônicos[19] de situações de prazer ou medo oriundos da vigília ou de associações que favorecem um estado de agitação interna e desconforto que impedem conciliar o sono.

FIBROMIALGIA

Muitas condições médicas estão relacionadas à insônia, principalmente as de caráter doloroso. A fibromialgia é uma delas e de grande impacto na vida do doente incluindo a qualidade e a eficiência do sono. Muitos estudos mostram que nem sempre o sintoma que antecedeu o quadro foi a dor. O que se conhece é essa presença conjunta, dor e impossibilidade de dormir, sendo que, muitas vezes, o que ocorreu primeiro foi a insônia e depois as dores no corpo[20]. Outros distúrbios do sono também podem fazer parte da sintomatologia, mas a frequência é consideravelmente menor[21].

Conhecida como uma síndrome dolorosa musculoesquelética crônica, de etiologia desconhecida, foi descrita pela primeira vez em 1841, mas, somente há cerca de 20 anos, é que tem merecido maior atenção de equipes multidisciplinares de saúde. Caracteriza-se por dores musculares generalizadas e difusas, de forma crônica e persistente, em locais específicos do corpo, que são dolorosos à apalpação (*tender points*), com relato de piora no início do dia (rigidez matinal) e melhora no decorrer[12,21]. Atinge pessoas de qualquer faixa etária, sendo mais comum entre 20 e 50 anos, de qualquer gênero, raça, etc. A sintomatologia é extensa e variada e os sintomas mais intensos e frequentes, além das dores, são fadiga constante, sensação de formigamento dos membros, edema, impossibilidade de dormir e cefaleia. A tríade fibromialgia-insônia-depressão é reconhecida pelos estudiosos como frequente e interagindo mutuamente[22,23].

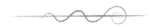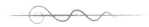

O padrão do sono é fragmentado, com atraso na latência do sono e despertar precoce, com diminuição do tempo total de sono e consequente comprometimento da eficiência[24,25].

Em nossos estudos com pacientes com quadros de fibromialgia, evidenciava-se, notadamente, um padrão melancólico, fortalecido pelo aspecto doloroso e constante, impiedoso e implacável dos sintomas que consorciava com as questões psíquicas formando um forte nó de difícil solução, por vezes até, de simples amainamento. A dor e a sintomatologia se impunha a qualquer outra experiência na vida dos pacientes. Não havia mais nada que os interessasse: só a dor, intensa, constante, dia e noite. Nos primeiros anos de pesquisa[20] a maior procura era de mulheres, mas, aos poucos, homens muito sofridos e envergonhados pela invalidez invisível (mas verdadeira) que apresentavam, foram chegando. Nos homens, a dor pela incapacidade produtiva é ainda maior em função da cultura em que vivemos que tem olhos muito negativos ao afastamento laboral. Crianças e adolescentes também são acometidos e pouco tratados.

Atualmente, pensamos[26] que muitos dos pacientes com dor fibromiálgica apresentam importante quadro de melancolia, consequência de perdas, objetivas ou subjetivas, de pessoas e ou situações, que não puderam ser elaboradas, ficando aprisionadas no corpo. O corpo como o lugar e palco onde nossas emoções são experimentadas, emoções advindas de estímulos externos e internos e que em muitos casos não podem ser transformados psiquicamente dado a intensidade com quem foram vividas. Se cronificam e passam a fazer parte da identidade do doente: "Meu corpo é uma dor só", me diz um paciente. Na melancolia o enlutado perde todo e qualquer interesse pelo mundo externo, só interessa o que foi perdido, ou aquilo que representa a perda, pois ao reapresentá-la torna o perdido presente. A dor representando e reapresentando o ideal perdido e, continuamente, impondo mais dor[17].

SONAMBULISMO E TERROR NOTURNO

Distúrbios do sono de etiologia desconhecida, o sonambulismo e o terror noturno são descritos como parassônias – movimentos anormais durante o sono que prejudicam sua eficiência, impactando nas condições do dia seguinte. A literatura descreve sua ocorrência diante de uma conjunção de fatores genéticos, emocionais e situacionais. O fator hereditário tem sido frequente no histórico familiar do paciente.

Sonambulismo

Caracteriza-se por movimentação anormal durante o sono na cama ou fora dela e, até mesmo, no exterior do ambiente de dormir ou do imóvel. Dentre as parassônias, é o mais frequentemente relatado e inclui, além da marcha e da fala (solilóquio), executar alguma atividade específica como dirigir um automóvel, cozinhar, tomar banho e atividade sexual (*sleep sex*), sem nenhuma lembrança ou consciência dos fatos. Oferece ainda sérios riscos de danos físicos a si e a outros.

Considerado, muitas vezes, como uma evolução do terror noturno, é compreendido, com base nas teorias psicanalíticas, como um episódio dissociativo da personalidade, onde ocorre falhas das defesas mais adaptadas que não dão conta de angústias primitivas afloradas durante o sono.

Pode ser entendido como um não sonhar, um atuar dentro do sono/sonho, evidenciando assim um prejuízo na função onírica, na capacidade de lidar com os pensamentos oníricos noturnos[27,28]. Não há representação, não há o trabalho psíquico que permitiria o sono e o sonho, evidencia falha importante no processo de simbolização. No lugar do sonho se encontra uma série de atuações de experiências emocionais em estado bruto.

Não raro, pacientes com sonambulismo também se queixam de episódios de terror noturno.

Terror noturno

Caracteriza-se por um grito terrorífico, geralmente acompanhado por uma intensa descarga autônoma (aumento do tônus muscular, respiração ofegante, taquicardia, etc.) e por movimentação estereotipada e repetitiva.

Considerado comum e normal na infância e início da adolescência, na vida adulta deve ser motivo de investigação e tratamento. Os principais fatores precipitantes são a privação do sono, o estresse, a angústia, uso de álcool ou drogas e medicações. A pessoa acorda com o próprio grito numa profunda agonia, mas sem nenhuma imagem, sonho ou lembrança associada. Não há nada que possa relacionar com o evento, o que o torna mais assustador, não há representação, só um grito!

Freud[15] escrevendo sobre neurose de angústia afirmou que o *pavor nocturnus* que vem acompanhado de angústia, dispneia e suor, seria uma maneira de ataque de angústia e que poderia levar à insônia.

Alguns pesquisadores relacionam com uma grande regressão do ego em uma fase muito profunda do sono, onde o dormidor está isolado das estimulações do mundo externo e entregue basicamente à vivências regressivas profundas, vivências emocionais primordiais experimentadas no corpo. Está ligado às experiências de desemparo e pânico, oriundas dos sentimentos de separação e perda da mãe[29]. Se aproxima, possivelmente, do conceito de terror sem nome, formulado por Bion[9] no qual não há representação, não há imagens nem palavras, somente o vazio e a vivência do terror. Sinaliza a ausência de um continente (a mãe ou alguém que cuide) capaz de albergar e lidar com as angústias da criança.

Soifer[30] postula que seria oriundo de visões terroríficas do inconsciente provocando intensas vivências paranoides combinadas com grande angústia confusional.

Ambas desordens do sono, em nossa experiência clínica, se relacionam à prejuízo nas funções adaptativas e psíquicas, e à presença de intensas angústias persecutórias que acarretam empobrecimento da vida mental e afetiva com entraves na capacidade de elaboração. A possibilidade de reconhecimento, identificação e nomeação das emoções e sentimentos fica prejudicada pela dificuldade de simbolização.

Pesadelos

Pesadelos são também distúrbios da capacidade de sonhar e interferem nas condições do sono, já que, na maioria das vezes, o dormidor acorda sobressaltado, angustiado ou ansioso, demorando para adormecer novamente. Quando muito frequente pode levar a pessoa a evitar o dormir por medo de ter pesadelos.

Comum a todos os seres humanos que, muitas vezes, ainda buscam explicações místicas para esse transtorno do sono, costumam ocorrer em momentos de crise e conflitos pessoais. Indica, segundo Bion[9], uma indigestão mental, há falha nos mecanismos psíquicos dos sonhos, provavelmente, diante de um conteúdo onírico muito angustiante e muito frustrante.

Narcolepsia

Distúrbio crônico do sono que tem como sintomas principais a sonolência diurna excessiva, com ataques súbitos e incontroláveis de sono, particularmente, em situações de pouca estimulação, tais como: assistir TV, dirigir, ler, etc. Na maioria das vezes, essa condição está associada à cataplexia (perda total ou parcial do tônus muscular sem perda da consciência que ocorre, em geral, diante de fortes emoções), à paralisia do sono (impossibilidade de se mover/falar ao adormecer ou acordar) e, ainda, às alucinações hipnagógicas ou hipnopômpicas (imagens oníricas que invadem o estado de vigília, seja ao adormecer ou ao despertar). Embora tenham facilidade para cair no sono, esse é fragmentado, prejudicando sua qualidade e favorecendo ainda mais a sonolência diurna[12].

Pode ocorrer em qualquer faixa etária, no entanto, as pesquisas indicam ser o início dos sintomas mais frequente na segunda década de vida, muito embora o diagnóstico só se faça muito mais tarde em função do agravamento dos sintomas. A literatura tem mostrado um grande impacto na qualidade de vida dos doentes pelo desconhecimento da doença e pelas consequências dos sintomas.

Imagine estar dirigindo ou estar cozinhando e ter um súbito e incontrolável ataque de sono! É assim, e muito mais, para pessoas com narcolepsia. Esse conjunto de sintomas compõe, quer em sua totalidade ou não, condições muito danosas à integridade física e causam muito sofrimento psíquico.

As causas só foram identificadas em 1998 e são, basicamente, de origem genética com comprometimento de neurotransmissores que controlam o ciclo vigília-sono. Os fatores deflagradores do início dos sintomas estão associados à situações de estresse, de perdas e mudanças bruscas nas condições de vida[31].

O diagnóstico compreende aspectos subjetivos e objetivos. O histórico de vida e da doença, assim como a anamnese, são essenciais para identificar o início dos sintomas. O relato do paciente a respeito de suas condições atuais de sono favorece a identificação da presença de sonolência diurna excessiva e de cataplexia. No histórico familiar é comum a existência de quadro semelhante, sendo também um indicador importante. O uso de escalas de sono (a mais comumente utilizada é a escala de Epworth) auxilia na identificação do grau de sonolência. A polissonografia e o teste das latências múltiplas do sono fornecem medidas objetivas da arquitetura do sono e das condições associadas.

Muitas são as consequências desse distúrbio na vida do paciente, sendo um dos maiores o risco de acidentes (domésticos, de trabalho e de trânsito). Além disso, assim como outros problemas que alteram a eficiência do sono, influencia na capacidade de concentração e de atenção em todos os aspectos da vida como situações de trabalho, acadêmicas, sociais e familiares. A cataplexia, não só é um risco físico pela perda do controle motor levando a quedas súbitas, mas provoca experiências emocionais de sofrimento por vergonha, medo e desconforto, já que pode ocorrer em qualquer momento e qualquer lugar.

Os estudos pioneiros no Brasil com pacientes com narcolepsia foram desenvolvidos por pesquisadores do Grupo do Sono no Ambulatório de Neurologia do Hospital das Clínicas da Faculdade de Medicina da Universidade de São Paulo (HCFMUSP). Esses trabalhos mostram importante ocorrência de depressão, sentimentos de vergonha e constrangimento, problemas no relacionamento pessoal e familiar com muitas evitações de contato e participação, dificuldades escolares e laborais[31,32,33]. Em crianças, a narcolepsia está relacionada a problemas escolares e depressão[34].

Por ser uma doença ainda pouco conhecida, apesar de muitos estudos terem sido desenvolvidos nos últimos 20 anos, é cercada de ironia, sarcasmo, pilhéria. Os doentes são vistos como preguiçosos, vagabundos, dorminhocos e motivo de brincadeiras, muitas vezes sórdidas. Seu desenvolvimento pessoal e profissional sofre grande prejuízo, levando a ocupar cargos e exercer funções muito abaixo de suas condições e capacidades intelectuais e educacionais.

O sofrimento psíquico do doente é imenso, afetando, também, o núcleo familiar que, muitas vezes, tem outros membros com o mesmo problema.

Além do obrigatório tratamento medicamentoso que cuidará dos sintomas físicos, o acompanhamento psicológico e a orientação do serviço social são essenciais para minimizar o doloroso quadro.

Apneia e ronco

A síndrome da apneia e hipopneia obstrutiva do sono (SAHOS) ou, simplesmente, apneia do sono, como é mais conhecida, caracteriza-se por parada do fluxo respiratório durante o período de sono (principalmente no sono profundo), ocasionada por obstrução das vias aéreas superiores. As interrupções levam a microdespertares, na maioria das vezes sem despertar completo, que acarretam importantes alterações na arquitetura do sono devido à fragmentação e superficialização do sono, com consequente prejuízo na quantidade de horas dormidas e na qualidade do sono[35].

O ronco, barulho produzido na inspiração-vibração do palato mole e dos pilares da orofaringe, pode ou não estar presente. Os sintomas, geralmente, são relatados pelo companheiro de quarto e incluem paradas respiratórias, engasgos, além do ronco e de movimentação corporal frequente. Os sintomas cessam quando despertados (chamados ou cutucados) por outra pessoa, porém reiniciam imediatamente assim que tornam a adormecer. As noites são permeadas por uma movimentação sem fim: dormir e acordar, em cada parada buscando o ar que falta, a angústia da falta de ar!

Distúrbio mais associado ao gênero masculino, à obesidade e ao envelhecimento, atinge também mulheres, crianças e jovens em menor proporção. A obesidade tem sido considerado o fator mais importante em homens e idosos. Causa prejuízo em muitas esferas da vida pessoal por conta de suas consequências diurnas, principalmente a sonolência excessiva e o cansaço ao acordar devido ao sono não reparador. Não importa o tempo que passem dormindo, ou na cama tentando dormir, o sono fragmentado e a arquitetura do sono prejudicada não permitem a restauração da energia física e mental.

Pessoas com SAHOS apresentam episódios espontâneos, repentinos e incontroláveis de sono durante o dia (mesmo tendo dormido muitas horas), cochilando em quaisquer situações de vida, principalmente assistindo televisão, em cinemas e teatros e até mesmo em conversas com familiares e amigos. Tornam-se alvos fáceis de brincadeiras e *bullying*, principalmente, quando associado ao ronco.

Embora seja frequente em nosso meio, não é visto e nem tratado como um problema importante para a saúde física, muitas vezes se acreditando que só atrapalha aos que estão por perto. Os riscos para a saúde física e até a integridade física são muitos, principalmente ligados à capacidade de atenção em atividades laborativas e intelectuais, além de complicações orgânicas como aumento da obesidade e alterações cardiológicas.

Uma das principais ferramentas para o diagnóstico da SAHOS é a polissonografia que oferece um exame minucioso com várias medidas fisiológicas durante o período noturno, incluindo as condições de saturação de oxigênio.

O tratamento depende da gravidade do problema, podendo ser desde uma indicação de dieta alimentar ou de hábitos adequados de higiene do sono[VII], uso de aparelhos odontológicos intrabucais, aparelhos de pressão contínua na via aérea (CPAP – *Continuous Positive Airway Pressure*) e, até mesmo, cirurgias.

O cansaço contínuo, a impossibilidade de viver uma noite reparadora de sono, o prejuízo inerente na vigília e os conflitos familiares e sociais, certamente influenciam na autoestima e podem levar a quadros de depressão e ansiedade. Mas, o mais doloroso, sem dúvida, é experimentar, noite após noite, inúmeras vezes, a sensação de sufoco, de estrangulamento, buscando o ar com aflição. Talvez esse seja o maior fator para transtorno do humor em casos de apneia severa[VIII].

DOS OBSTÁCULOS E DAS POSSIBILIDADES

Distúrbios no sono, em sua maioria, ou são expressões de sofrimento mental ou levam a esse. Insônia, sonambulismo e terror noturno expressam angústias vivenciadas como experiências emocionais ainda não elaboradas e, portanto, indigeríveis pela mente. Narcolepsia, apneia e outras disfunções do sono acarretam sofrimento psíquico derivado de seus sintomas e suas consequências, como irritação e decréscimo no humor, sonolência diurna excessiva e prejuízo na atenção e na memória.

Nossa mente se origina e se desenvolve por meio da elaboração das percepções e experiências corporais transformadas em pensamentos, fantasias e ideias. Corpo-mente, uma dualidade ontológica, interagem constantemente, sendo essa relação que garante a sobrevivência a ambos[36]. O corpo recebendo e percebendo as experiências e a mente digerindo-as, compreendendo e transformando em informações úteis para o pensar e o desenvolvimento.

Assim, é útil lembrar que no atendimento de pacientes com distúrbios do sono se faz necessário compreender os sintomas dentro do contexto atual de vida do paciente e, sobretudo, dentro de sua história de vida. É preciso também lembrar que, na maioria das vezes, são pessoas de humor depressivo, irritáveis e impacientes, pois o prejuízo no sono lhes tirou boa parte da tolerância que possuíam. Assim, muitas vezes, o profissional passa ser o depositário de suas frus-

---
VII. Higiene do sono se refere a um conjunto de medidas e hábitos diurnos que auxiliam na promoção de uma boa noite de sono. Incluem alimentação adequada, exercícios físicos, isenção de fumo e álcool, entre outros.
VIII. Existem graus de severidade dependendo do número de ocorrências de apneias/hipopneias em um determinado período.

trações com o problema, com o local de atendimento e, na verdade, com a vida. As queixas para com a equipe e o local são ainda maiores quando o diagnóstico se refere a doenças ainda de etiologia desconhecida (caso da fibromialgia) ou quando a medicação não surte o efeito desejado.

Não é possível ter algum distúrbio do sono e ter uma boa adaptação afetiva, social e profissional[37]. O impacto na saúde física e nas condições psíquicas é inerente. A depressão é o sintoma mais comum entre todos, seja como precursor ou consequência do distúrbio. Ryad Simon, psicanalista brasileiro, aponta que a depressão pode ser resultante de respostas muito pouco eficazes para os eventos de vida, sendo que quanto menos eficaz for a adaptação, maior será a depressão. Ele enfatiza a importância do profissional que lida com pacientes com problemas orgânicos estar atento à interação depressão-doença/doença-depressão, que em muitos casos pode favorecer o óbito[38].

Uma terapêutica adequada deve ser específica para cada paciente e contemplar diferentes necessidades e disponibilidades. A maioria dos pacientes com distúrbios do sono desejam medidas eficientes e rápidas para que possam dormir. Simplesmente dormir! Essas medidas podem incluir medicamentos, atendimento psicológico (orientação, psicoterapia, terapia cognitivo, etc., de acordo com cada pessoa), participação em grupos de apoio, medidas de higiene do sono, atividade física, relaxamento, entre muitas outras que podem contribuir para o restabelecimento do sono.

CONSIDERAÇÕES SOBRE A PRÁTICA CLÍNICA

Durante mais de dez anos atuando como pesquisadora no Grupo de Pesquisa Avançada em Medicina do Sono do Hospital das Clínicas da FMUSP estive em contato com muitos pacientes com diferentes problemas no sono, alguns que nunca antes havia ouvido sequer o nome.

Foram anos de incrível aprendizagem e de contato com muito sofrimento. Pacientes com uma vida inteira de dor crônica e insônia, outros que não sabiam mais o que era uma boa noite de sono e um dia seguinte com energia e disposição; alguns e não poucos, que temiam a noite pois não eram senhores de seus atos noturnos, andavam, falavam, agrediam familiares e companheiros de quarto, comiam, enfim toda sorte de comportamentos, enquanto outros me relatavam acordarem sobressaltos com o próprio grito e com uma sensação horrível, mas sem nenhuma memória, imagens ou sequer vestígios do que o provocou. Também os que se queixavam de muita sonolência durante o dia, dormiam em qualquer lugar, em qualquer situação, caindo ao tentar acessar um trem no metrô ou um ônibus, se queimavam, pois dormiam cozinhando ou passando roupas, ficando paralisados e perdendo as forças na pernas quando viam um amigo querido, e tantas outras histórias sofridas de vida, de um dia a dia marcado pela angústia do conflito entre o dormir e o acordar.

No atendimento profissional, no campo da psicologia e da psicoterapia, a ênfase deve ser colocada na estreita relação entre sono, vida mental e, consequentemente, capacidade de elaboração psíquica, favorecendo que possam lidar com suas angústias, sejam elas advindas de um problema no sono ou que provocaram o distúrbio no sono.

Na compreensão empática é possível encontrar subsídios para um acolhimento terapêutico facilitador para o pensar e as possibilidades de enfrentamento das dores do viver.

REFERÊNCIAS BIBLIOGRÁFICAS

1. Rocha CR, Rossini S, Reimão R. Sleep disorders in high school and pre-university students. Arq Neuropsiquiatr. 2010;68(6):903-907.
2. Wheaton AG, Jones SE, Cooper AC et al. Short Sleep Duration Among Middle School and High School Students - United States 2015. MMWR Morb Mortal Wkly Rep. 2018;67:85-90 [acesso em 22 de janeiro de 2018]. Disponível em: https://www.cdc.gov/mmwr/volumes/67/wr/mm6703a1.htm/
3. Turco G, Bobbio T, Reimão et al. Quality of life and sleep in obese adolescents. Arq Neuropsiquiatr. 2013;71(2):78-82.
4. Pacheco SR, Miranda AM, Coelho R et al. Overweight in youth and sleep quality: is there a link? Arch Endocrinol Metab. 2017;61(4):367-373 [acesso em10 de janeiro de 2018]. Disponível em: http://www.scielo.br/scielo.php?script=sci_arttext&pid=S2359-39972017000400367&lng=en/
5. Felső R, Lohner S, Hollódy K et al. Relationship between sleep duration and childhood obesity: Systematic review including the potential underlying mechanisms. Nutr Metab Cardiovasc Dis. 2017;27(9):751-761 [Acesso em 22 de janeiro de 2018]. Disponível em: https://www.ncbi.nlm.nih.gov/pubmed/28818457/
6. Freud S. (1917) Teoria geral das neuroses: A teoria da libido e o narcisismo. In: Freud S. Obras Completas, volume 13: conferências introdutórias à psicanálise (1916-1917). Tradução de Sergio Tellaroli, revisão técnica de Paulo César de Souza. 1ª ed. São Paulo: Companhia das Letras, 2014:545-569.

7. Freud, S. (1917) Teoria geral das neuroses: o sentido dos sintomas. In: Freud S. Obras Completas: conferências introdutórias à psicanálise (1916-1917). Tradução de Sergio Tellaroli, revisão técnica de Paulo César de Souza. 1ª.ed. São Paulo: Companhia das Letras. 2014;13(1):343-364.
8. Freud S. (1900) La interpretacion de los sueños In: Freud S. Obras Completas. Madrid: Biblioteca Nueva. 1973:Tomo I:343-720.
9. Bion WR (1962). O aprender com a experiência. In: Bion WR. Os elementos da Psicanálise. Rio de Janeiro: Zahar. 1966:1-117.
10. Bion WR. Diferenciação entre a personalidade psicótica e a personalidade não-psicótica. In Bion WR Estudos Psicanalíticos Revisados (Second Thoughts). Rio de Janeiro: Imago; 1957. p.45-61.
11. Trinca W. A etérea leveza da experiência. São Paulo: Siciliano;1991.
12. American Academy of Sleep Medicine (AASM). International Classification of Sleep Disorders: diagnostic and coding manual. 3rded. Darien (IL): American Academy of Sleep; 2014.
13. Manber R, Chambers AS. Insomnia and depression: a multifaceted interplay. Curr Psychiatry Rep. 2009;11(6):437-42.
14. Kaskie RE, Graziano B, Ferrarelli F. Schizophrenia and sleep disorders: links, risks, and management challenges. Nat Sci Sleep. 2017;9:227-239.
15. Freud S. (1894[1895]) La neurastenia y la neurosis de angustia. In: Freud S. Obras Completas. Madrid: Biblioteca Nueva,1973:Tomo I:183-198.
16. Freud S. (1906) Meus pontos de vista sobre o papel da sexualidade na etiologia das neuroses. In: Obras Completas, volume 6: três ensaios sobre a teoria da sexualidade, análise fragmentária de uma histeria ("O caso Dora") e outros textos (1903-1905). Tradução Paulo César de Souza. 1ª.ed. São Paulo: Companhia das Letras; 2014. p.348-360.
17. Freud S. (1917[1915]). Luto e Melancolia In: Luto e Melancolia (M. Carone, Trad. pp. 41-87). São Paulo: Cosac Naify; 2011.
18. Ganhito NCP. Distúrbios do sono. São Paulo: Casa do Psicólogo; 2001.
19. Trinca W. Notas clínicas sobre a insônia simples. Boletim Academia Paulista de Psicologia. 2009;29(1):120-125.
20. Rossini S, Reimão R. Chronic insomnia in fibromyalgia patients: psychological and adaptive aspects. Rev Bras Reumatol. 2002;42:285-9.
21. Andrade A, Vilarino GT, Sieczkowska SM, Coimbra DR, Bevilacqua GC, Steffens RAK. The relationship between sleep quality quality and fibromyalgia symptoms. J Health Psychol 2018: 1:135910531775161510.1177/1359105317751615 [acesso em 29 de janeiro de 2018]. [Epub ahead of print] Disponível em https://www.ncbi.nlm.nih.gov/pubmed/2931045.
22. Gui M, Pedroni CR, Rossini S, Reimão R, Rizatti-Barbosa CM. Distúrbios do Sono em Pacientes com Fibromialgia Neurobiologia. 2010;73(1):175-182.
23. Reimão R, Rossini S. Dor e Sono: considerações médicas e psicológicas. In: OAlves Neto O, Castro Cola CM, Siqueira JTT et al (Org.). Dor: princípios e prática. Porto Alegre: Artmed; 2008. p.302-304.
24. Sánchez, JEP; Bistre, S.; Trejo, BJ.; Salgado, ELM & Ayala-Guerrero, F. Alterações do sono em pacientes com fibromialgia. In Ayala Guerrero, F.; Medina, GM & Rocha, CRS. Efeito das dor sobre o sono. São Paulo: Terracota Editora; 2015. p.163-175.
25. Ayala Guerrero F, Medina GM, Guevara-Lopez UM. Transtornos do sono em pacientes com dor. In: Ayala Guerrero F, Medina GM, Rocha CRS. Efeito da dor sobre o sono. São Paulo: Terracota Editora; 2015. p.131-148.
26. Rossini S. Viver com dor ou sofrer a dor? In: Simon S, Yamamoto K, Levinzon GK. (org) Atualidade na Psicoterapia Psicanalítica. São Paulo: Zagadoni; 2017. p.34-42.

27. Hartman D, Sedgwick P, Borrow S. Is there a dissociative process in sleepwalking and night terrors? Postgraduate Med J. 2001;77(906):244-249.
28. Rossini S, Reimão R. Psiquismo em Sonambulismo e Terror Noturno. In: Reimão R. Medicina do Sono: Neurociências, Evoluções e Desafios. São Paulo: Associação Paulista de Medicina, 2007. p.44-46.
29. Pereira MEC. A insônia, o sono ruim e o dormir em paz: a "erótica do sono" em tempos de Lexotan. Rev Latinoam Psicopat Fund. 2003;VI(2):126-144.
30. Soifer R. Psiquiatria Infantil Operativa. Vol.2. Psicopatologia. Porto Alegre: Artes Médicas,1985.
31. Moraes M, Rossini S, Reimão. Executive attention and working memory in narcoleptic outpatients. Arq. Neuro-Psiquiatr. 2012;70(5):335-340.
32. Rovere H, Rossini S, Reimão R. Quality of life in patients with narcolepsy: a WHOQOL-bref study. Arq Neuropsiquiatr. 2008;66(2A):163-7.
33. Alcântara C, Grassano E, Rossini S et al. O Teste das Relações Objetais de Phillipson (TRO) em pacientes com narcolepsia. Mudança. 2007;15(1):48-58.
34. Inocente CO, Gustin MP, Lavault S et al. Quality of life in children with narcolepsy. CNS Neurosci Ther. 2014 Aug;20(8):763-71. doi:10.1111/cns.12291 [Acesso em 26 de janeiro de 2018]. Disponível em https://www.ncbi.nlm.nih.gov/pubmed/24922610
35. Chaves Junior CM, Dal-Fabbro C, Bruin VS et al. Consenso brasileiro de ronco e apneia do sono: aspectos de interesse aos ortodontistas. Dental Press J. Orthod 2011. [acesso em 29 de janeiro de 2018]. Disponível em: http://www.scielo.br/scielo.php?script=sci_arttext&pid=S2176
36. Ferrari AB. O eclipse do corpo: uma hipótese psicanalítica. Rio de Janeiro: Imago;1995.
37. Rossini SRG. Estudo da relação entre insônia, equilíbrio adaptativo e função alfa. Tese de doutorado. Instituto de Psicologia da Universidade de São Paulo. São Paulo; 2001.
38. SImon R. Variedade de depressão e a teoria da adaptação: considerações psicanalíticas. Rev Psic Hosp. 2000;10(1):15-24.

13

Os Riscos do Diagnóstico do TDAH e a Medicalização na Infância

MICHELE KAMERS

Em vez de revolucionar o ensino e sua estrutura, o Ocidente prefere, pelo contrário, remediar os efeitos das anomalias geradas por um ensino inadequado à nossa época. Remediar os efeitos significa, neste caso, encarregar a medicina de responder onde o ensino fracassou.

(Mannoni)

O aumento do número de diagnósticos de transtorno do *deficit* de atenção e hiperatividade (TDAH) na infância e a consequente medicalização[1] da criança em idade escolar, tem tomado proporções tais que podemos defini-la como uma verdadeira epidemia. Nas últimas três décadas, o consumo de medicamentos contra o TDAH explodiu na maior parte dos países ocidentais, produzindo uma falsa epidemia que encontra sua justificativa no sucesso da molécula química do metilfenidato. A indústria farmacêutica, ao promover o TDAH, institui a necessidade do medicamento que, conhecido como droga da obediência ou da demissão parental, tornou-se a grande promessa de eliminação das problemáticas sociais, familiares, educativas e pedagógicas.

O cuidado com a criança ultrapassou os limites da família e da escola, sendo abarcado pelo discurso médico sobre a infância. Esse, dá lugar a uma vigilância

---

[1]. O termo medicalização se refere ao processo pelo qual problemas sociais e subjetivos passam a ser definidos como problemas médicos em termos de doenças e transtornos. Nesse contexto, a ação medicalizante ultrapassa a medicina, na medida em que o próprio uso da linguagem médica para descrever experiências constitui um dispositivo medicalizante. A medicalização consiste, portanto, na impossibilidade de descrever experiências que não passem, necessariamente, pelo discurso da medicina[1].

sem precedentes e a projetos de prevenção cada vez mais ousados que patologizam a agressividade e as oposições próprias da condição infantil e as colocam como preditivas de uma futura delinquência. Estamos confrontados com o poder de um dispositivo que atualmente não apenas tem silenciado a condição perversa polimorfa da criança como tem colocado em risco as condições necessárias para sua humanização.

Assim, após alcançar um dos mais altos índices de diagnóstico do TDAH e se tornar o segundo maior mercado consumidor do mundo, o Brasil, atingiu cerca de 2 milhões de caixas vendidas apenas em 2010, com um aumento de 775% do consumo nos últimos dez anos[2]. BRATS publicou, em outubro de 2015, um documento produzido na 26ª Reunião de Altas Autoridades em Direitos Humanos (RAADH)[3] pelas Coordenações Gerais de Saúde da Criança e Aleitamento Materno; Saúde do Adolescente e do Jovem e Saúde Mental, Álcool e Outras Drogas intitulado: Recomendações do Ministério da Saúde, para adoção de práticas não medicalizantes e para publicação de protocolos municipais e estaduais de dispensação de metilfenidato para prevenir a excessiva medicalização de crianças e adolescentes[3], com o intuito de prevenir a excessiva medicalização por meio da adoção de estratégias de cuidado não medicalizantes.

Os argumentos e fundamentos apresentados no referido documento, assim como pela portaria nº 986/2014 da Secretaria Municipal de Saúde de São Paulo, em conjunto com diferentes entidades, são claros ao afirmar que o aumento do diagnóstico médico e a consequente prescrição do metilfenidato para crianças e adolescentes vem se tornando um problema de saúde pública[4].

Ancorados em evidências acumuladas ao longo de mais de três décadas de experiência no tratamento do TDAH com o uso do metilfenidato, os documentos publicados por essas entidades visam criar parâmetros para tentar frear essa epidemia do TDAH, que, devido ao uso indiscriminado atestado pelos elevados índices medicalizantes, tem provocado riscos para a saúde e contribuído para a patologização do processo de constituição psíquica e desenvolvimento da criança e do adolescente.

Segundo o documento produzido na RAADH[3], em 2015, somente no período de dezembro de 2004 a junho de 2013 o Centro de Vigilância Sanitária da Secretaria Estadual de Saúde de São Paulo avaliou 553 notificações de reações adversas associadas ao uso do metilfenidato. E a análise dessas notificações indicou: uso indevido em crianças menores de seis anos, prescrição indiscriminada e não criteriosa, associação entre o uso do medicamento e o aparecimento de reações adversas graves, especialmente cardiovasculares, associação entre o uso do medicamento e o aparecimento de transtornos psiquiátricos, associação entre o uso do medicamento e o aparecimento de distúrbios do sistema neurológico como discinesia, espasmos e contrações musculares involuntárias, na faixa etária dos 14 aos 64 anos os eventos graves envolveram acidente vascular encefálico, instabilidade emocional, depressão, pânico, hemiplegia, espasmos, psicose e tentativa de suicídio; além das reações mencionadas, o uso do metilfenidato pode ter contribuído para o óbito de cinco pacientes[3].

Além dessas reações adversas produzidas pelo metilfenidato, os referidos documentos denunciam inúmeras inconsistências metodológicas presentes nas pesquisas e publicações acerca da efetividade e dos riscos associados ao tratamento do TDAH com metilfenidato, apontando os critérios do DSM e os interesses da indústria farmacêutica como fundamento desse processo medicalizante.

Em metanálise publicada em 2011 pelo Departamento de Saúde dos EUA (*Agency for Healthcare Research and Quallity*), que avalia as principais publicações acerca do tratamento do TDAH em 30 anos no período de 1980 a 2010, a maioria das publicações foi descartada por apresentar inconsistências ou método de estudos inadequados[3].

Ao realizar uma pesquisa sistematizada avaliando os estudos publicados nas bases de dados a partir do ano 2000 até 2014, o BRATS[2] apontou que os estudos sobre o tratamento do TDAH com metilfenidato apresentam baixa qualidade metodológica, com índices superestimados, viés de publicação, tempo de acompanhamento muito curto, número significativo de estudos financiados ou com seus investigadores filiados à indústria farmacêutica e baixa generalização. As evidências sobre a eficácia e segurança do tratamento com o metilfenidato em crianças e adolescentes, em geral, têm baixa qualidade metodológica, curto período de seguimento e pouca capacidade de generalização[3].

Nesse contexto, a portaria nº 986/2014, publicada no Diário Oficial da Secretaria de Saúde de São Paulo, em 12 de junho de 2014, além de apontar a inconsistência do diagnóstico de TDAH, afirma que os problemas relacionados à escolaridade necessitam ser muito bem fundamentados, uma vez que podem estar associados ao tratamento psicotrópico com metilfenidato, que além de produzir vários efeitos adversos, causa também efeitos subjetivos de consequências difíceis de mensurar sobre a autoestima da criança, pois relaciona-se a ela a principal causa de seus problemas de aprendizado escolar[4].

Não obstante, mesmo diante da trágica experiência do Brasil como segundo maior consumidor de metilfenidato do mundo e do alerta realizado pelas autoridades por meio dos referidos documentos oficiais, ainda é possível encontrar estudos afirmando que o TDAH é subdiagnosticado e subtratado no Brasil[5] em que os autores, psiquiatras brasileiros financiados[II] por companhias farmacêuticas, afirmam que dos 19,9% dos indivíduos afetados pelo TDAH no Brasil apenas 16,2% estão sendo tratados com metilfenidato. Sendo essa uma pequena amostra da complexidade da questão e da dimensão do conflito entre os interesses da indústria farmacêutica que, graças à fusão da racionalidade biomédica com a lógica liberal capitalista, consegue ainda, frente à epidemia do TDAH no Brasil, apresentar estatísticas que visam o aumento dos diagnósticos, das prescrições e, portanto, do consumo, num país em que os últimos documentos oficiais e pesquisas realizadas pelos órgãos oficiais (BRATS e ANVISA) apontam que esse se transformou num problema de saúde pública.

A saúde mental infantil enquanto campo de estudos, cuidado e intervenção somente se consolidou no século XIX na tentativa de encontrar a gênese da loucura do adulto na criança. O que culminou na construção de dispositivos higienistas de vigilância e controle sobre a família e preceitos de cuidado sobre a criança. Por meio da análise dos distúrbios de conduta, a psicometria, a psiquiatria, o juizado de menores e o movimento de higiene mental se constituíram em marcos iniciais de um longo trajeto que transformou o século XX, no século da criança[6].

Segundo Vorcaro e Kamers, a infância se tornou objeto de disputa de poderes e de confronto entre o público e o privado, gerando novos saberes e modalidades de controle[7,8]. O cuidado com a criança ultrapassou os limites da família e da escola, sendo abarcado pelo discurso médico sobre a infância. Trata-se de uma vigilância exercida em torno da criança que não se adapta às imposições escolares e que se converte em exercício de poder e de produção de um saber sobre a criança, motivo pela qual se aperfeiçoam as técnicas de observação, classificação e análise dos comportamentos. Dito de outro modo, a partir do momento em que a educação escolar se estabelece na dimensão do universal, institui-se

---

II. A referência às companhias farmacêuticas como fonte de financiamento foi afirmada pelos próprios autores no referido artigo.

também uma lógica normativa que estranha e exclui o que possa advir de singular de cada estudante[9].

Para Costa, a família e a criança foram o alvo privilegiado das técnicas normalizadoras, na medida em que, para defender os interesses do Estado, era necessário controlar a população a fim de prevenir as consequências da miséria e da exclusão[10]. Para tanto, criaram-se dois tipos de intervenções normativas, que em nome da defesa da saúde física e moral das famílias, executavam as políticas do Estado. A primeira se deu por meio da medicina doméstica no interior da burguesia e a segunda se dirigiu às famílias pobres sob a maneira de campanhas de moralização e higiene. Sendo sob a justificativa do cuidado e da proteção da criança que operavam os dispositivos de exclusão. O que mostra como a cultura do cuidado constitui a base fundamental para a medicalização na infância[11].

De acordo com Caliman, ao longo da história médica, a hiperatividade, a impulsividade e a desatenção criaram laços diversos[12]. No interior da história que as vincula e as chama de TDAH, elas alternaram entre si o lugar de maior importância na definição da classificação. Em certos momentos, o aspecto que mais caracterizava o quadro era a hiperatividade que, em seguida, foi destronado pela desatenção que, também em seguida, foi transformado em um aspecto menor das funções executivas. Houve um tempo em que nenhum deles era visto como o aspecto definidor do transtorno. De uma maneira geral, os quadros precursores do TDAH estão relacionados a problemas escolares, fundamentalmente da tentativa do exercício do poder institucional sobre a criança indisciplinada. A criança TDAH surgiu na literatura médica da primeira metade do século XX, e, a partir de então, foi batizada e rebatizada inúmeras vezes. Ela foi a criança com defeito no controle moral; a portadora de uma deficiência mental leve ou branda; foi afetada pela encefalite letárgica; chamaram-na simplesmente de hiperativa ou de hipercinética; seu cérebro foi visto como moderadamente disfuncional; ela foi a criança com *deficit* de atenção e, enfim, a portadora do transtorno do *deficit* de atenção/hiperatividade. E desde os últimos 20 anos do século XX, descrita como aquela que possui um defeito inibitório que afeta o desenvolvimento das funções executivas cerebrais.

De outro modo, a história do diagnóstico do TDAH é constituída por inúmeros diagnósticos psiquiátricos problemáticos e duvidosos, situados na fronteira obscura entre as desordens nervosas definidas e indefinidas, entre as disfunções da vida normal e patológica. Neles estavam agrupadas as patologias que colocaram em xeque o saber neurológico e psiquiátrico, mas que, por outro lado, possibilitaram seu fortalecimento. O melhor exemplo é a síndrome da encefalite letárgica, uma patologia misteriosa e obscura que desafiou o conhecimento neurológico da época da mesma maneira que participou de sua legitimação[12].

De acordo com a autora, a síndrome da encefalite letárgica foi uma infecção misteriosa que surgiu nos últimos anos da Primeira Guerra Mundial e desapareceu por volta de 1940. Foi descrita pelo neuroanatomista austríaco Constantin Von Economo que, em 1917, usou o termo hipercinético para designar crianças e adultos que após a encefalite apresentavam um comportamento caracterizado pela desordem de movimentos incessantes. Apesar de ser classificada como uma síndrome amorfa de interesse marginal a encefalite chamou a atenção dos neurologistas americanos por volta de 1918. Esses, obstinados pela promessa de libertar a neurologia e a psiquiatria da prática diagnóstica incerta e vaga, viram na encefalite um modelo de investigação a ser seguido.

Desse modo, num contexto em que não há indícios de lesão, quando o exame neurológico dá negativo, mas existem sintomas, se constitui o que se convencionou chamar lesão ou disfunção cerebral mínima: uma lesão que não se pode comprovar, mas nem por isso se deixa de afirmar sua existência[13].

Desse modo, em sintonia com o reducionismo biológico e com o darwinismo social a neurologia passou a reivindicar a aprendizagem e o comportamento como objetos de estudo. Foi assim que, em 1918, Strauss, neurologista americano, propôs a lesão cerebral mínima como explicativa dos comportamentos desviantes e da não aprendizagem na escola. A lesão cerebral mínima foi substituída pela disfunção cerebral mínima que deu lugar ao que se chama hoje distúrbios por déficit de atenção e hiperatividade[14].

Assim, a medicina, ao estender seu campo de atuação ao ambiente escolar introduzindo normativas de comportamento e de aprendizagem, medicaliza a educação e transforma problemas pedagógicos e políticos em questões biológicas e médicas e para elas propõe a solução. Uma vez classificadas como doentes, as pessoas se tornam pacientes e, consequentemente, consumidoras de tratamentos, terapias e medicamentos que transformam o seu próprio corpo no alvo dos problemas que, na lógica medicalizante, deverão ser sanados individualmente.

Foi a partir da introdução do discurso médico na escola que se passou a buscar nas disfunções neurológicas as explicações para o fracasso escolar, produzindo o que Guarido[15] denominou como psiquiatrização do discurso escolar. Logo, o discurso médico irá sustentar a incapacidade de as crianças aprenderem, a menos que submetidas a uma intervenção especial, nesse caso, médico-psiquiátrica[14].

Segundo Patto, a escola se converteu em um dispositivo de produção de patologias na infância[16]. Encaminhar para diagnóstico os alunos que não correspondem às expectativas de rendimento e de comportamento é um anseio de professores, técnicos e administradores. Formados no interior de concepções tradicionais acerca do fracasso escolar, todo mal-estar no campo educativo é interpretado por eles como deficiências biopsicológicas individuais, impelindo a escola para uma visão medicalizada dos problemas escolares. O que de acordo com Calazans e Lustoza, consiste em estratégias de evitação do mal-estar e da busca de técnicas para eliminá-lo por meio da redução do sujeito ao funcionamento cerebral[17].

Nesse contexto, podemos compreender a psiquiatrização e a consequente medicalização dos problemas escolares como o processo que converte os problemas de ordem histórica, política e social em problemas médicos. Um dispositivo que transforma questões coletivas em problemas individuais e de ordem biológica[18].

Para Guarido, um dos efeitos da psiquiatrização do discurso escolar consiste na desresponsabilização da escola, da criança e dos adultos[19]. O discurso biológico, ao reduzir as problemáticas escolares ao funcionamento cerebral das crianças, exclui o sujeito e o laço social, esvaziando o ato educativo e as possibilidades da experiência humana. Nesse sentido, ao serem desresponsabilizados sobre o que lhes acontece, pais, professores e crianças se tornam ainda mais impotentes para atuar sobre seus sofrimentos. A impotência é mais um efeito desse discurso biológico. Só é visto como potente o especialista que saberia o que fazer diante do diagnóstico que profere. Desresponsabilização que aprisiona e imobiliza pais, professores, sociedade e governantes frente a suas responsabilidades com relação à criança. Esses, impotentes, renunciam à intervenção educativa cedendo lugar ao diagnóstico e ao remédio[20].

O fato é que a práxis médico-psiquiátrica na atualidade prescinde completamente da escuta da narrativa dos pais sobre seus filhos e localiza o olhar médico, exclusivamente, nas sintomatologias apresentadas pela criança, cuja causa é atribuída a uma falha no real do corpo, mais precisamente, a uma falha no funcionamento cerebral e seus mecanismos neuroquímicos, o que, aliás, justifica e fundamenta a medicalização. Entretanto, como salienta Lindenmeyer, o corpo não se faz presente apenas a partir de sua função biológica, mas, pela ação do sexual nas manifestações corporais que ele engendra, sendo a base fundamental para a construção do aparelho psíquico[21].

A ESCOLA COMO DISPOSITIVO AGENCIADOR DA MEDICALIZAÇÃO NA INFÂNCIA

Um estudo divulgado em 2012, pela Associação Nacional de Vigilância Sanitária (Anvisa), mostrou que entre 2009 e 2011 o consumo do metilfenidato, conhecido como a droga da obediência e comercializado no Brasil com os nomes Ritalina® e Concerta®, aumentou 75% entre crianças e adolescentes na faixa dos 6 aos 16 anos. A pesquisa detectou ainda uma variação importante no consumo do remédio: aumenta no segundo semestre letivo e diminui no período das férias escolares[22].

Segundo Jerusalinsky, antes do TDAH essas mesmas crianças eram situadas na categoria da Disfunção Cerebral Mínima[23]. Mas, a partir de 1994, com a modificação do DSM-III e a publicação do DSM-IV houve um deslocamento do campo dos problemas psíquicos para o dos transtornos, declarados nesse manual como tendo, fundamentalmente, uma etiologia genética e bioquímica, na qual o sofrimento psíquico da criança é interpretado como um transtorno neurobiológico com signos inespecíficos, constituindo uma perigosa transformação do campo da psicopatologia na infância: o apagamento do sujeito em sua dimensão psíquica, histórica e social.

De acordo com Graeff e Vaz, o TDAH, o transtorno opositivo desafiador e o transtorno de conduta lideram a lista dos transtornos mais diagnosticados por neuropediatras e psiquiatras infantis na atualidade, sendo a prevalência desses estimada em 3 a 6% da população infantil e, dependendo do critério utilizado, podendo chegar a 26% da população infantil, constituindo uma estimativa alarmante[24]. Sendo justamente essa a porcentagem apresentada pelo estudo publicado pela Anvisa: 26,8% das crianças brasileiras foram diagnosticadas e, portanto, estão sendo medicadas.

A lógica implícita no DSM-IV leva a uma verdadeira inversão do procedimento psiquiátrico: é a produção dos medicamentos que determina a fabricação de diagnósticos. Há aí uma inversão não pouco assustadora, pois na lógica atual de construção diagnóstica, o remédio participa da nomeação do transtorno[19].

Donzelot denomina de polícia das famílias os dispositivos de controle da normalidade social e familiar delegados à medicina[25]. Para ele, enquanto os textos do século XVIII se limitavam aos conselhos educativos visando a prática dos hospícios de menores abandonados, o da criança cuidada por amas de leite e da educação das crianças ricas, os textos médicos do século XIX mudaram de tom e se tornaram imperativos. O médico assumiu o lugar de agente tutelar das famílias, principalmente das classes menos favorecidas.

> *No interior dessas camadas sociais eles visam um alvo privilegiado, a patologia da infância na sua dupla forma: a infância em perigo, aquela que não se beneficiou de todos os cuidados da criação e da educação almejados, e a infância perigosa, a da delinquência[25].*

Nesse contexto, o discurso médico psiquiátrico, por meio de seus dispositivos disciplinares, é convocado a detectar e responder a qualquer entrave que a criança possa representar ao projeto social. Assim, ao mal-estar provocado pela criança, que não pode ser reconhecido pelo saber pediátrico, pedagógico ou parental, a clínica psiquiátrica diagnóstica.

Segundo Donzelot, o saber psiquiátrico busca recobrir e neutralizar todo tipo de desadaptação da criança por meio de uma estrutura de prevenção assumida pelos especialistas. Entretanto, como continuar a pretender que a prevenção nada mais tem a ver com o exercício de um poder repressivo, quando ela é mandatada judicialmente para penetrar no santuário familiar, podendo mobilizar, se necessário a força policial?

A partir de Vorcaro[7], podemos compreender que o diagnóstico psiquiátrico visa responder a essa questão, que não é reconhecido pelo ideal parental e social e indicar terapêuticas que sustentem a promessa de reconduzir a criança à "normalidade" ou que, adaptando-a, possam aliviar o mal-estar que a infância produz ao projeto social e, assim, sustentá-lo. Na medida em que a criança hoje é portadora dos ideais sociais do adulto, podemos pensar que o que está em cena é justamente um apagamento da infância e a tentativa de transformação de um real infantil num modo ideal de existência adulta. Nesse contexto, a resposta não esperada, bem como aquela esperada, mas dada fora de tempo, são consideradas como expressão de uma patologia na criança.

Da mesma maneira que a frenologia dominou a psiquiatria durante boa parte do século XIX, atualmente, vemos resurgir, de maneira impressionante, uma neofrenologia que visa transformar as desigualdades sociais em desigualdades cognitivas, a ponto de negligenciar o fato de que uma criança negra proveniente de um meio social desfavorecidos tenha seis vezes mais chances de ser diagnosticada com TDAH do que uma criança branca de classe média alta[26].

Circunscrito em torno de modelos explicativos fechados e puramente fisiopatológicos, o TDAH é um produto da metodologia DSM, que cada vez mais tem conduzido a diferentes impasses. A medicina baseada em evidências, base da metodologia DSM, tem se mostrado muito útil quando se trata de quadros somáticos, mas, quando aplicada à psiquiatria, cuja pedra angular são os ensaios clínicos randomizados que visam testar a eficácia de várias abordagens terapêuticas numa população de pacientes, o resultado é uma verdadeira catástrofe: a maior parte dos resultados de pesquisas publicadas como descobertas científicas são completamente falsas. Landman apresenta inúmeras razões para a falaciosidade desses estudos, dentre elas, a espinhosa questão do conflito de interesses, particularmente quando se trata de estudos financiados pelos laboratórios farmacêuticos que manipulam os resultados de acordo com seus interesses[26]. Como última razão, o autor situa a comorbidade como o ponto central do equívoco diagnóstico do TDAH na medida em que a maior parte das crianças diagnosticadas apresentam uma série de signos e de comportamentos pertencentes a diferentes quadros, demonstrando que o diagnóstico, além de arbitrário, é fármaco-induzido.

No entanto, parece que o diagnóstico tem cumprido um efeito apaziguador para os pais, na medida em que esses têm a impressão de poder, enfim, dar nome para o mal-estar da criança ainda que sob o risco de vir a mascarar psicopatologias e conflitos psíquicos importantes que poderão ressurgir, posteriormente. Por isso, convém não esquecer que uma criança é um sujeito que está em desenvolvimento e que não tem tantas possibilidades de exprimir seu sofrimento como os adultos. A expressão motora é uma das mais disponíveis e ela tem o mérito de não passar longo tempo despercebida, contrariamente a outros sintomas que podem não chamar a atenção dos pais ou serem negados pelos mesmos.

Atualmente, o discurso médico psiquiátrico, instaurado pela demanda de normalização da infância efetuada pelas escolas, sustenta a promessa de que o mal-estar poderia ser codificado em doença e para cada doença haveria um medicamento específico. O que no caso da infância poderia ser pensado como a tentativa de apagar a condição perversa polimorfa da criança. Entretanto, se a educação consiste justamente na necessária regulação da instância pulsional a partir do pacto civilizatório, como pensar os efeitos e os riscos da substituição do ato educativo pela contenção química produzida pelo medicamento?

A MEDICALIZAÇÃO NA INFÂNCIA: RECUSA DO SUJEITO E MASSIFICAÇÃO SOCIAL

O valor de uma cultura se mede pela maneira pela qual ela trata suas crianças e seus loucos.

Como vimos, cada vez mais as problemáticas educativas se apresentam dissolvidas na lógica do discurso médico no intuito de que o "mal-estar educativo" possa ser convertido em patologia e para cada patologia um diagnóstico e uma medicação específica.

Para Coser, trata-se de metáforas farmacoquímicas que sustentam a ilusão de que os comportamentos poderiam ser regulados pelo cérebro e que bastaria a introdução de um fármaco para o reestabelecimento do equilíbrio perdido[27]. Metáforas discursivas que, ao instituírem as sintaxes do viver, instauram novas maneiras de gerenciamento do gozo. Regidas pela lógica do discurso do capitalista e da tecnociência, criam a ilusão de que haveria um objeto específico para apaziguar o mal-estar, que desde a psicanálise, é estrutural e estruturante do sujeito e do laço social. O que no caso da educação, consiste na ilusão de que seria possível não somente uma assepsia na relação adulto-criança, mas, na possibilidade de um processo educativo neutro, portanto, sem transmissão, já que, orientado pelo discurso da ciência, estaria imune às influências da civilização.

Conforme Jerusalinsky, vemos aí a promessa mercadológica em que o objeto (saber, brinquedos, jogos, comidas, roupas etc.) ao invés de funcionar como um representante simbólico que metaforiza a relação com o outro, se interpõe em uma pretensa economia da relação, visando poupar adultos e as crianças do trabalho de se relacionar com o mal-estar e equívocos a partir da ilusão de que a transformação da dinâmica do desejo em necessidade tornaria possível a eliminação do mal-estar inerente ao processo educativo[28].

Contexto em que as ditas "descobertas científicas", leia-se, médico-pedagógicas, são ofertadas ao consumidor (pais, educadores, especialistas etc.) como "a última geração" do produto obedecendo a mesma sedução totalitária em que a mercadoria (promessa educativa) lança olhares amorosos ao consumidor (pais, professores, especialistas etc.) a fim de obrigá-los a um novo sacrifício, uma nova dependência. Entretanto, como Tântalo, se vêm ludibriados por suas ilusões, pois, quando tentam apanhá-las, elas desaparecem. *Tântalo é um consumidor inveterado*[29].

Ao deixar subsistir o ideal do saber sem falhas que ela contribui para criar, a racionalidade científica não apenas destituiu todas as figuras de autoridade, mas afetou todos os domínios da vida. O entusiasmo pelo "novo" exibido em quase todos os domínios da vida e a confiança na "perfectibilidade ilimitada" conduziram a uma atenção maior dada aos recém-chegados por nascimento, nesse caso, as crianças, que se tornaram depositárias das fantasias, sonhos, anseios e expectativas dos adultos. O que deu origem a um ideal educativo impregnado pelas ideias de Rousseau em que a educação se tornou um instrumento da política e a própria atividade política concebida como uma forma de educação. Entretanto, a educação não pode desempenhar nenhum papel na política, pois na política lidamos com aqueles que já estão educados[30].

Para Arendt, o que torna a crise educacional particularmente aguda é a tentativa de igualar ou apagar tanto quanto possível as diferenças entre jovens e velhos, entre dotados e pouco dotados, entre crianças e adultos e, particularmente, entre alunos e professores[30].

> *Tudo ocorre, então, lembrando o mecanismo hipnótico, a fim de que, submersos na educação, possamos esquecer aquilo para que estamos mesmo ali reunidos, ou seja: o em nome de (que, lembremos, nada por acaso é o terceiro, que impede que a cena se feche nos dois que pretendem fazer um, marcando que a validade daquilo está situada num mais além, no outro)*[31].

Assim, o exercício da autoridade, assentando-se sobre um alicerce no passado, cederia espaço para o exercício tirânico da sedução. Dinâmica narcísica de reconhecimento que, estando mascarada, não encontraria mais objeção. A sedução desloca a cena educativa para o campo materno, introduzindo a criança num jogo especular e alienante, num convite mortífero à não distinção e à não separação.

Entretanto, os gozos pulsionais da criança devem encontrar um 'não' para que ela seja constrangida a se reorganizar de um modo diferente a partir da perda do objeto com a qual ela deve consentir. Tarefa reservada inicialmente à família e em seguida à escola, pois está fora de questão qualquer possibilidade de aprendizagem sem renúncia ao gozo[32].

Mas, como seria possível essa renúncia numa lógica em que o adulto se encontra em posição especular frente a criança? Como educar num laço social que não apenas recusa a falta, mas sustenta a promessa de completude?

Conforme Lajonquière, o que se produz aí é um infanticídio simbólico uma vez que a sustentação da assimetria entre adultos e crianças não encontra mais lugar e a tarefa de familiarizar a criança foi entregue ao discurso médico, pedagógico e jurídico[33]. Contexto em que a criança ora aparece situada na posição de selvagem, ora na posição de extraterrestre, figurações da impossibilidade de acolher esta diferença. Trata-se de um lugar altamente idealizado que exprime desejos ambivalentes em relação às crianças: queremos eternizá-las, mas também exterminá-las quando não respondem às expectativas dos adultos. Contexto em que o mal-estar não reconhecido se converte em transtorno, delinquência e patologia.

Deste modo, se partirmos do pressuposto de que a função simbólica, a transmissão da Lei somente é possível porque há uma falha no universal que enxerta nele algo de uma singularidade, de um não anonimato[34], como poderíamos pensar a posição dos adultos em posição educativa (pais, educadores) quando os mesmos se encontram orientados pelo discurso da tecnociência, logo, por um saber que se pretende sem falhas, portanto, absoluto? Como pensar os efeitos dessa "nomeação" diagnóstica numa lógica em que o discurso pretende enunciar "a verdade" sobre o sujeito? Quais os efeitos dessa "nomeação diagnóstica" se a criança precisa diferenciar-se do ideal para constituir-se como sujeito?

Nesse sentido, a transformação do mal-estar educativo em patologia médica consistiria justamente nessa operação de forclusão do sujeito (adultos e crianças) já que busca eliminar a distância entre o ideal e o que ele representa. Aqui, o diagnóstico e a medicação se transformam em uma resposta coercitiva ao mal--estar educativo, em que a parte mais fraca, nesse caso, a criança, é posicionada como causa do mal-estar e objeto da intervenção médico-farmacológica.

A nomeação diagnóstica produz um deslocamento no lugar da criança no fantasma parental, em que os pais, detentores de "um saber sobre o filho" se convertem em "funcionários do discurso médico"[35]. Assim, ao transferir suas funções parentais ao especialista – agente do saber pleno sobre a patologia – depositam nele as expectativas colocadas a partir do diagnóstico que acaba funcionando como um veredito insuperável, já que ao estabelecer uma nova filiação – a da doença – passa a funcionar como fio condutor de todas as nomeações dadas aos atos, falas e condutas da criança.

Inserir uma criança no laço social a partir de uma patologia é o mesmo que impedir qualquer possibilidade de constituição subjetiva, já que a figuração imaginária da patologia determina a produção discursiva sobre a criança e seu futuro enquanto sujeito[7].

Entretanto, se cabe à ordem familiar e social tomar para si a tarefa de se ocupar do processo civilizatório, como podemos pensá-lo numa lógica discursa que sustenta a "promessa" do encontro entre o ideal e o sujeito? E mais, o que poderia fazer objeção, obstáculo à essa promessa de reencontro entre o objeto e o sujeito promovida pelo discurso da ciência e do capitalismo?

De acordo com Sauret, a criança deve se separar da autoridade dos pais e a neurose a curar de sua dependência do Outro a fim de que possa assumir a responsabilidade pelo mundo e por sua vida[36]. Construir um sintoma que possa fazer laço com o outro, dar estilo à sua vida. O sujeito contemporâneo precisou descobrir que não existe outro à altura do que ele espera. Por isso, tenta recriá-lo para assegurar sua singularidade, numa tentativa de não ser reduzido a um objeto da ciência, do saber, ou do mercado. Daí a importância do sintoma. Ele indexa o ponto onde nenhum outro possa exercer o menor poder sobre ele sem seu consentimento. Mas, no caso de uma criança, o exercício desse poder seria sem consentimento? Como fazer emergir de um corpo-morto a palavra numa lógica em que se espera de dois fazer um?

A eventualidade de uma criança que vai nascer parece reatualizar esta perda e introduzi-la no reconhecimento que marca seu corpo e sua história. Todo desejo e toda espera de uma criança parecem passar por este retorno, o da representação da criança no narcisismo parental. Entretanto, se o luto da criança ideal não inaugura o nascimento, confrontamo-nos com a espera de uma criança reduzida a um retorno do semelhante que deixa pressagiar uma captura dessa última seja na rede da psicose, seja nas redes mais radicais da morte na realidade"[37].

Assim, mesmo que a criança faça sintoma, continua em uma relação de dependência do Outro, consequentemente, na dependência desta dependência que se tornou fundamental. O que abre campo para as manifestações psicopatológicas em que as crianças, imediata e totalmente satisfeitas, se desorganizam em diversos quadros psicopatológicos num contexto em que os pais dizem: Não entendo por que meu filho é assim, ele tem "tudo" para ser feliz[37].

Nesse sentido, invés de dispositivo agenciador da patologização e medicalização na infância, poderia a escola consistir em uma dimensão terceira, leia-se, não familiar, ao sustentar a distância entre o ideal e o sujeito? Contudo, como sustentar essa posição Outra quando ela também reivindica à moda "mãe toda" uma adequação da criança ao ideal alimentando fantasias maternas de fusão e queixas infantis de reivindicação ao gozo?

Como sabemos, a psicanálise nasceu de uma crise da representação do objeto – o sofrimento psíquico – por meio da histeria e pela impossibilidade de captura total da mesma pelo discurso médico. A psicanálise não discute a "boa relação" pedagógica, antes adverte sobre a impossibilidade do ato educativo. Não que uma educação seja impossível, mas ela só se torna possível quando "não toda". O que implica o reconhecimento da distância entre o sujeito e o ideal e a decepção antecipada de que os resultados de antemão serão insatisfatórios. Por isso, uma educação bem-sucedida é aquela que fracassa justamente por "impedir" o encontro entre o ideal e o sujeito.

Desse modo, processo educativo e processo civilizatório aparecem como sinônimos já que é na própria humanização que a educação encontra sua tarefa mais determinante. A educação não se instala através de um mero prolongamento da vida, mas por meio de uma "violência" que introduz a criança em uma "outra ordem" simbólica e civilizatória, com a condição de que cada um possa se apoiar sobre o que é como objeção ao saber. Que diante da ausência de garantias se faça "autor" e que possa, a partir do encontro com o outro, renovar sua aposta no viver junto. Em outras palavras, que não renuncie a contribuir para a criação de um laço social que possa incluir a diferença, sobretudo, quando é ela que nos torna radicalmente humanos.

REFERÊNCIAS BIBLIOGRÁFICAS

1. Zorzanelli RT, Ortega F, Bezerra JB. Um panorama sobre as variações em torno do conceito de medicalização entre 1950-2010. Ciênc. Saúde Coletiva [Internet]. 2014 Jun [Citado 2019 Mar 2004];19(6):1859-1868. Disponível em: http://www.scielo.br/scielo.php?script=sci_arttext&pid=S1413-81232014000601859&lng=pt. doi: http://dx.doi.org/10.1590/1413-81232014196.03612013

2. BRATS – Boletim Brasileiro de Avaliação de Tecnologias em saúde. Ano III, n° 23, março de 2014. Acesso em: 01/04/2016. Disponível em: http://portal.anvisa.gov.br/wps/wcm/connect/f9021b8047aad12aa094af917d786298/brats23.pdf?mod=ajperes

3. Brasil, Ministério da Saúde, RAADH. Recomendações do ministério da saúde para adoção de práticas não medicalizantes e para publicação de protocolos municipais e estaduais de dispensação de metilfenidato para prevenir a excessiva medicalização de crianças e adolescentes; 2015.

4. Secretaria Municipal de Saúde de São Paulo. Portaria n. 986/2014, Diário Oficial da Cidade de São Paulo; 12 jun. 2014. p.19.

5. Mattos P, Rohde LA, Polanczyk GV. O TDAH é subtratado no brasil. Rev. Bras. Psiquiatr. [online]. 2012, vol.34, n.4, pp.513-514. Issn 1516-4446. Acesso em: 23/03/2016. Disponível em: http://www.scielo.br/scielo.php?pid=s1516-44462012000400023&script=sci_arttext&tlng=pt.

6. Ribeiro PRM. História da saúde mental infantil: a criança brasileira da colônia à república velha. Psicol. Estud. [online]. 2006;11(1):29-38. Issn 1413-7372.

7. Vorcaro A. O efeito bumerangue da classificação psicopatológica da infância. In: Jerusalinsky A, Fendrik S. (org.). O livro negro psicopatologia contemporânea. São Paulo: Via Lettera; 2011. p.219-229.

8. Kamers M. Psicopatologia dos transtornos de comportamento. In: Kamers M, Mariotto, RMM, Voltolini R (orgs.). Por uma (nova) psicopatologia da infância e da adolescência. São Paulo: Editora Escuta; 2015. p.267-288.

9. Edington VLT. A medicalização da infância: uma leitura psicanalítica/vera lucia tourinho edington. Salvador: 2012.

10. Costa JF. Ordem médica e norma familiar. Rio de Janeiro: Edições Graal; 1999.

11. Carrijo A. Da pedagogização à medicalização: a construção social da infância pela representação do cuidado. In: XIV Encontro Nacional da ABRAPSO, 2007. Acesso em: 18/09/2013. Disponível em: http://www.abrapso.org.br/siteprincipal/anexos/anaisxivena/conteudo/pdf/trab_completo_304.pdf

12. Caliman LV. Notas sobre a história oficial do transtorno do déficit de atenção/hiperatividade tdah. Psicol. Cienc. Prof., Brasília. 2010;30(1):46-61. Acesso em: 03/04/2018. Disponível em: http://www.scielo.br/scielo.php?script=sci_arttext&pid=s1414-98932010000100005&lng=en&nrm=iso. doi: http://dx.doi.org/10.1590/s1414-98932010000100005

13. Bergès J. O corpo na neurologia e na psicanálise. Porto Alegre: CMS Editora; 2008.

14. Moysés MAA, Collares CAL. A medicalização na educação infantil e no ensino fundamental e as políticas de formação docente. A medicalização do não-aprender-na-escola e a invenção da infância anormal – Unicamp – Trabalho apresentado na ANPED; 2008.

15. Guarido RL. O que não tem remédio, remediado está: medicalização da vida e algumas implicações da presença do saber médico na educação. Dissertação (mestrado). Faculdade de Educação da Universidade de São Paulo; 2008.

16. Patto MHS. Para uma crítica da razão psicométrica. In: mutações do cativeiro: escritos de psicologia e política. São Paulo: Hacker Editores/Edusp; 2000.

17. Calazans R, Lustoza RZ. A medicalização do psíquico: os conceitos de vida e saúde. Arq. Bras. Psicol., Rio de Janeiro, 2008;60(1). Acessos em: 18/09/2013. Disponível em: http://pepsic.bvsalud.org/scielo.php?script=sci_arttext&pid=s1809-52672008000100011&lng=pt&nrm=iso
18. Manifesto de lançamento do fórum sobre medicalização da educação e da sociedade. Acesso em 18/09/2013. Disponível em: http://medicalizacao.org.br/
19. Guarido RL. A medicalização do sofrimento psíquico: considerações sobre o discurso psiquiátrico e seus efeitos na educação. In: educação e pesquisa. 2007;33(1):151-161.
20. Pereira JG. A crítica à medicalização da aprendizagem na produção acadêmica nacional. Dissertação (mestrado) da Universidade Estadual de Campinas. Campinas: Faculdade de Ciências Médicas; 2010.
21. Lindenmeyer C. Qual é o estatuto do corpo na psicanálise? In: Tempo Psicanalítico, Rio de Janeiro, 2012;44(2).
22. Mota DM, Oliveira MG. Prescrição e consumo de metilfenidato no brasil: identificando riscos para o monitoramento e controle sanitário. In: boletim de farmacoepidemiologia. Sngpc- anvisa – agência nacional de vigilância sanitária. Ano 2, nº 2 | jul./dez. de 2012.
23. Jerusalinsky, A. Gotinhas e comprimidos para crianças sem história. Uma psicopatologia pós-moderna para a infância. In: o livro negro psicopatologia contemporânea. Alfredo jerusalinsky e silvia fendrik (orgs.). São Paulo: Via Lettera; 2011.
24. Graeff RL, Vaz CE. Avaliação e diagnóstico do transtorno de déficit de atenção e hiperatividade (tdah). Psicologia USP, São Paulo: 2008;19(3):341-361.
25. Donzelot, J. A polícia das famílias. 2ª edição. Rio de Janeiro: Edições Graal; 1986.
26. Landman P. Tous hyperactifs? L´incroyable épidémie de troubles de l´attention. Préface du pr allen frances. Paris: Albin Michel; 2015.
27. Coser O. As metáforas farmacoquímicas com que vivemos: ensaios de metapsicofarmocologia. Rio de Janeiro: Garamond; 2010.
28. Jerusalinsky J. Que rede nos sustenta no balanço da web? – O sujeito na era das relações virtuais. In: Intoxicações eletrônicas: o sujeito na era das relações digitais. Angela Baptista, Julieta Jerusalinsky. Salvador: Agalma; 2017.
29. Haug WF. Crítica da estética da mercadoria. São Paulo: Fundação Editora da UNESP; 1997.
30. Arendt H. Entre o passado e o futuro. 7ª edição. São Paulo: Perspectiva; 2013.
31. Voltolini R. Autoridade, violência e sedução. In: Autoridade e Violência. Comissão de aperiódicos da Associação Psicanalítica de Porto Alegre (org.). Porto alegre: APPOA; 2011.
32. Lebrun JP. O mal-estar na subjetivação. Porto Alegre: CMC Editora; 2010.
33. Lajonquière L. Educação e infanticídio. Educ. Rev., Belo Horizonte, 2009;25(1):165-177. Access on: 5 feb. 2018. Available from: http://www.scielo.br/scielo.php?script=sci_arttext&pid=s0102-46982009000100009&lng=en&nrm=iso. doi: http://dx.doi.org/10.1590/s0102-46982009000100009
34. Lacan J. (1959-1960) O seminário livro 7: a ética da psicanálise. Rio de Janeiro: Jorge Zahar; 1988.
35. Clavreul J. A ordem médica- poder e impotência do discurso médico. São Paulo: Editora Brasiliense; 1983.
36. Sauret MJ. L´effet révolutionnaire du symptôme. Toulouse: Éditions Érès; 2008.
37. Benhaïm M. Amor e ódi=o: a ambivalência da mãe. Rio de Janeiro: Cia de Freud; 2007.

14

TMO Infantil: Fantasias de Redenção e Cura

CAMILA POPADIUK
CRISTIANE MENDES

"[...] a morte é o desfecho necessário de toda vida, que cada um de nós deve à natureza uma morte e tem de estar preparado para saldar a dívida, em suma, que a morte é natural, incontestável e inevitável"[1].

Este capítulo pretende discorrer sobre o grande tema do adoecimento e sofrimento psíquico a partir da perspectiva da psicanálise, cuja prática se aplica a uma instituição hospitalar de nível terciário de atenção à saúde em pediatria.

Os pacientes ali tratados fazem parte de uma população infantojuvenil acometida por doenças crônicas graves e de alta complexidade, onde o risco de morte pode ser eminente, exigindo do campo médico a realização de procedimentos altamente avançados, especializados e de alto custo e cujo consentimento ao tratamento recai, sobretudo, sobre os pais ou responsáveis pela criança/adolescente.

No que concerne à especialidade médica denominada onco-hematologia, na qual mais especificamente essa prática da psicanálise se exerce, o transplante de medula óssea (TMO) é uma das unidades clínicas do Instituto de Tratamento do Câncer Infantil (Itaci)[1], responsável pela realização de transplantes de medula óssea. A indicação para o transplante é feita aos pacientes cuja manutenção vital do organismo está em jogo, ora pelo agravamento de doenças como o câncer, ora

---

I. Instituto de Tratamento do Câncer Infantil do Hospital das Clínicas da Faculdade de Medicina da Universidade de São Paulo (Itaci-HCFMUSP). Ele faz parte do Instituto da Criança do HCFMUSP. Maiores informações: https://www.itaci.org.br/

pelo comprometimento da medula óssea ocasionado por doenças falciformes ou imunodeficiências.

O prognóstico para as doenças oncológicas varia em função do grau em que as mesmas se encontram. Temos que para crianças/adolescentes diagnosticados com câncer, sejam eles cânceres nas células sanguíneas ou os tumores sólidos, o tratamento dispendido é, normalmente, a quimioterapia e/ou a realização da cirurgia de remoção, associadas ou não à radioterapia.

Nesse caso, o TMO somente entrará como tratamento recomendado, quando esses anteriores não forem suficientes para combater a doença. Dessa forma, ao que se refere às doenças oncológicas, o TMO se apresenta como medida última de tratamento.

Já para o caso de pacientes com doenças hematológicas (aplasia de medula e anemias graves) ou imunodeficiências, o TMO é indicado, de antemão, como o tratamento possível para a cura da doença, à medida em que elas têm a particularidade de provocarem desordens significativas nas funções dos componentes sanguíneos, afetando o sistema imunológico, o qual protege o organismo contra doenças.

Mas o TMO, embora seja uma medida de tratamento, não é sem consequências. Se por um lado, ele oferece potenciais benefícios[II] ao paciente, por outro lado, ele envolve riscos, tais como a resistência do organismo ao mesmo[III], a recidiva da doença e também a morte. Trata-se assim de uma oferta de tratamento que comporta um paradoxo e que exige, portanto, uma aposta cujo valor da vida se torna proporcional ao risco que se corre.

É a partir desse paradoxo, em que as duas faces da mesma moeda estão em jogo, ou seja, a vida e a morte, que iremos introduzir as questões que nos interessam. Trata-se da problemática acerca dos impasses diante dessa possibilidade de cura e da resposta que cada um encontra face ao real da doença.

O TMO, ao se apresentar como uma possível solução contra o agravamento da doença, cujo curso normal levaria à morte, se inscreve sobremaneira, em sua vertente salvadora e curativa, visto que ele entrevê certa expectativa de manutenção da vida, ainda que ela seja controversa, porquanto, que a qualidade de vida do paciente pode estar em jogo. Nesse sentido, Freud questiona a validade de uma vida mais longa, porém penosa, em seu texto, *O mal-estar na civilização*. Ele diz: "E enfim,

---

II. Termo empregado no termo de consentimento livre e informado no momento da indicação ao transplante.
III. GVHD: Doença do enxerto contra o hospedeiro. É quando as células da medula óssea ou as células tronco do doador atacam o receptor. https://www.einstein.br/especialidades/hematologia/exames-tratamentos/tmo/periodo-pos-transplante. Consultado em: 17 de novembro 2017.

de que nos vale uma vida mais longa, se ela for penosa, pobre em alegrias e tão plena de dores que só poderemos saudar a morte como uma redenção?"[2].

É sob esse prisma que essa oferta de tratamento encerra em si um equívoco que não poderá ser resolvido, já que ele é inerente à existência humana. Ele se refere à questão da finitude do corpo, ou seja, da morte, tal como ela se apresenta em diversos casos de pacientes candidatos ao transplante, na medida em que as chances de cura nem sempre são favoráveis.

Além disso, essas chances não garantem necessariamente, o prolongamento da vida de modo confortável quando o paciente apresenta sequelas decorrentes do tratamento. Isto pode tornar sua vida, bem como a de seus cuidadores, mais árdua, onde o sofrimento se torna manifesto e duradouro. Freud nos aponta três fontes de sofrimento humano, subordinadas à finalidade da vida e às possibilidades de felicidade de um indivíduo. Ele afirma:

> *"O sofrer nos ameaça a partir de três lados: do próprio corpo, que, fadado ao declínio e à dissolução, não pode sequer dispensar a dor e o medo, como sinais de advertência; do mundo externo, que pode se abater sobre nós com forças poderosíssimas, inexoráveis, destruidoras; e, por fim, das relações com os outros seres humanos"*[3].

Apoiados nessa concepção, podemos então inferir que o adoecimento do corpo provocado por uma doença carrega dois aspectos intimamente relacionados: o sinal de que o organismo humano é frágil e a emergência de um sofrimento próprio ao infortúnio, despertando no doente e em seus entes próximos o sentimento de impotência em face da impossibilidade de impedir, algumas vezes, que a vida se dissolva. Na tentativa de recobrir isso que escapa ao sentido, o paciente e seus familiares lançam mão de respostas imaginárias a fim de suportar a dor e o medo resultantes dessa condição.

De maneira geral, há uma tentativa de dar um sentido à causa da doença; afinal, são doenças que não apresentam fatores causais muito claros para o campo médico e mais ainda para aqueles que adoecem. Os pacientes e/ou familiares tendem a buscar explicações das mais diversas para compreender suas enfermidades. As interpretações dadas apontam para direções variadas, tais como: o acaso da fatalidade sem nenhuma explicação que toma o adoecimento como um azar; a vontade de Deus, cuja soberania sabe o que faz; o sentimento de culpa por não ter planejado a vinda de um novo filho; o sentimento de ter guardado rancor por outrem e assim por diante.

Pois é justamente a partir dessa brecha, por meio da qual a doença se torna contingência para o paciente e/ou familiares, revelando assim suas teorias fantasmáticas, já que a doença se inclui nas exigências da vida anímica de cada um, que o psicanalista pode, ao oferecer sua escuta, acusar recepção de um sofrimento que obedece, necessariamente, ao mesmo circuito pulsional do inconsciente do paciente e/ou familiares.

Campos, ao marcar a diferença entre aquilo que interessa a medicina e a psicanálise, nos diz:

> *(...) enquanto a medicina visa a obesidade, a psicanálise visa a bulimia como estratégia de alienação ao Outro; enquanto a medicina visa a desnutrição, a psicanálise visa a anorexia como estratégia de separação do Outro; enquanto a medicina visa o parto, a psicanálise visa a angústia de separação e o real que transborda o corpo; enquanto a medicina visa a amputação de um membro gangrenado, a psicanálise visa a angústia de castração; enquanto a medicina visa o tratamento do infarto, a psicanálise visa o imponderável da vida; enquanto a medicina visa o tratamento de um câncer de mama, a psicanálise visa escutar as demandas e os desejos de uma feminilidade e de uma subjetividade que se revela abalada; enquanto a medicina visa a precocidade de um diagnóstico de câncer, a psicanálise visa o sujeito que pergunta: "por que eu?"*[4].

Podemos então dizer que enquanto o médico se ocupa de tratar a doença do paciente, o psicanalista, em contrapartida, se ocupa de tratar das incidências da doença na vida psíquica do sujeito. As suas intervenções têm lugar justamente ali onde a subjetividade se encontra excluída pela medicina.

É importante dizer que a prática da psicanálise no interior dessa clínica médica, onde os pacientes são crianças e adolescentes, não se exerce apenas com o paciente acometido pela doença. Ela também se estende, quando necessária, aos pais ou responsáveis pelo menor, pois sabemos que uma das condições ao êxito do tratamento da criança/adolescente repousa também no estado psíquico em que se encontram seus acompanhantes.

Isso justifica nossa oferta de atendimento psi aos pais ou responsáveis, os quais, muitas vezes, são encaminhados ao serviço de psicologia pelos médicos ou profissionais da equipe multidisciplinar por apresentarem um estado emocional abalado[IV] diante do impacto do diagnóstico e das mudanças provocadas em suas vidas.

Assim, ao escutarmos os pais de crianças/adolescentes acometidos por uma doença onco-hematológica, a pergunta "por que eu?" referida acima se apresenta na seguinte versão: "por que meu filho?". Podemos então acrescentar que enquanto a medicina visa dominar novas técnicas para a realização do transplante de medula óssea infantil, a psicanálise visa escutar o lugar que essa criança ocupa no sintoma do casal parental[5]. É desde aí que a psicanálise como clínica desespecializada que se apoia no desejo ganha terreno, na medida em que a medicina deixa vago o espaço da subjetividade"[6].

Se, por si só, a fragilidade da vida de um filho produz um choque na vida psíquica dos pais ou responsáveis pela criança/adolescente, o tratamento em si – muitas vezes longo – produz também alguns entraves na vida cotidiana familiar, como por exemplo: a interrupção da vida profissional; a mudança de cidade ou de país e os percalços inerentes a esse deslocamento espacial; o desinvestimento na vida amorosa, provocando afastamento e até mesmo a separação do casal; a moradia em casa de apoio, onde as regras de convívio comportam certa rigidez; os meses de internação em enfermaria ou UTI, dentre outros.

Independentemente de quais obstáculos cada família encontra, podemos afirmar que o real da contingência da doença que se impõe nesses casos, vem apenas atualizar, no caso a caso, a relação que cada um estabeleceu com sua própria castração. Dito de outra maneira, o adoecimento provocado por uma doença onco-hematológica se apresenta algumas vezes como uma ameaça de morte, despertando no doente e em seus familiares aquilo que até então estava encoberto: a finitude da vida, isso é, a separação radical do outro.

BREVE HISTÓRICO SOBRE O TMO

Com o propósito de melhor esclarecer como se dá o transplante de medula óssea e os tipos de transplante existentes, apresentaremos, de maneira sucinta sua implementação no Itaci e os aspectos envolvidos nesse procedimento.

IV. Termo usualmente empregado pelos profissionais quando percebem que algo não vai bem nos pacientes e/ou em seus familiares.

O Programa de Transplantes de Medula Óssea do Itaci foi instaurado em outubro de 1989, com a ajuda de recursos oriundos do próprio Hospital das Clínicas da Faculdade de Medicina da Faculdade de Medicina da Universidade de São Paulo (HCFMUSP), mas também por meio da contribuição de diversos setores da sociedade civil, por meio de doações que permitiram tanto o aparelhamento necessário à instalação de uma infraestrutura, comportando uma alta tecnologia destinada à realização do procedimento, quanto o treinamento de profissionais médicos e não médicos a fim de que ele ocorra da melhor forma possível.

A unidade de transplante[V] do Itaci realiza três tipos de transplantes:

1. transplante autólogo: foi o primeiro tipo de transplante realizado em pacientes oncológicos. Ele consiste em transplantar as células-tronco do próprio paciente acometido pela doença. O paciente recebe uma alta dosagem de quimioterapia com a finalidade de destruir as células doentes, para em seguida, receber a medula óssea. Esse tipo de transplante é realizado em enfermaria;

2. transplante alogênico aparentado ou não aparentado: esse segundo tipo de transplante começou a ser realizado no ano seguinte. Sua particularidade consiste em transplantar as células-tronco provindas de um doador, preferencialmente 100% compatível. O transplante alogênico do tipo aparentado tem como o doador um irmão ou parente próximo, compatível com o paciente. Já o transplante alogênico não aparentado tem como doadores voluntários, sem vínculo sanguíneo com o paciente, e que estão inscritos no Registro Brasileiro de Doadores de Medula Óssea (REDOME) ou no Bancos de Sangue de Cordão Umbilical e Placentário públicos (BSCUP). Esse transplante é indicado para tratar doenças benignas, tais como: imunodeficiências, SCIDS, doença granulomatosa crônica (DGC), anemia falciforme, anemia de fanconi, talassemias, dentre outras, mas também doenças malignas, como as neoplasias de origem hematológica, os linfomas e as leucemias;

3. transplante haploidêntico: esse tipo de transplante tem doadores 50% compatíveis com a medula óssea do doente, correspondendo de maneira geral ao pai ou à mãe do paciente.

V. A unidade de transplante do Itaci segue a diretriz estabelecida pela Sociedade Brasileira de Transplante de Medula Óssea. Site: http://www.sbtmo.org.br/a-sbtmo.php?id=8

Os dois últimos tipos de transplante são realizados na própria unidade de internação do TMO.

O Programa de Transplante de Medula Óssea veio para preencher uma lacuna nos serviços públicos do país, já que esse procedimento médico não era até então realizado no Sistema Único de Saúde (SUS), mas somente em hospitais particulares. Foi o primeiro a se dedicar ao uso rotineiro de transplantes autólogos de medula óssea em crianças portadoras de tumores sólidos, atendendo não apenas àquelas acompanhadas desde o diagnóstico no Instituto da Criança do HCFMUSP, como também àquelas encaminhadas de outros serviços.

O TMO é assim indicado aos portadores de doenças oncológicas, hematológicas, imunodeficiências e outras patologias não malignas, cuja necessidade do transplante de células-tronco hematopoiéticas se coloca como uma possível saída para a cura da doença, desde que o paciente esteja apto para o procedimento.

Por se tratar de um procedimento extremamente complexo e invasivo, a decisão de fazê-lo depende de diversos fatores, tais como: a idade do paciente, estágio da doença, condições físicas, doador compatível e disponível para o procedimento e o consentimento dos responsáveis pela criança/adolescente.

O TMO é um tipo de tratamento baseado na administração de altas doses de quimioterápicos, associados ou não à radioterapia e que visam destruir a medula óssea do doente, para em seguida, infundir uma nova medula. Haverá assim a substituição de uma medula óssea doente ou deficitária por uma medula que produz células sadias, a fim de reconstituir uma medula saudável, já que essa é responsável pela produção das células-tronco hematopoiéticas, as quais, por suas vezes, produzem os componentes sanguíneos (glóbulos vermelhos, glóbulos brancos e plaquetas) necessários para o bom funcionamento do organismo.

O TMO se apresenta, portanto, como uma alternativa de tratamento às doenças em estados já avançados e tem como objetivo, graças aos avanços da medicina, o restabelecimento de uma vida outrora colocada em risco.

ADOECIMENTO E SOFRIMENTO PSÍQUICO

Uma vez situado o panorama geral do TMO infantil, passaremos, doravante, a abordar os impasses e "[...] as dificuldades de cada sujeito, os sintomas que são tantas respostas à dor de existir, os cenários fantasmáticos que fazem o drama ou a felicidade de cada um [...]"[7], no contexto do adoecimento, já que eles nos convocam a refletir, questionar e buscar novos saberes acerca de como o psicanalista pode, em uma instituição médica, "[...] manter o discurso psicanalítico como estrangeiro a qualquer psicoterapia, que visa a solução no sentido"[8].

É importante esclarecer que a práxis da psicanálise exercida no campo institucional segue a doutrina estabelecida por Lacan em seu *Ato de Fundação* quando ele anuncia as três seções de psicanálise que sua Escola deve assegurar. Uma delas é a Seção de Psicanálise Aplicada. Eis o que ele diz:

> *Seção de Psicanálise Aplicada, o que ela significa de terapêutica e clínica médica.*
>
> *Nela estarão grupos médicos, sejam eles ou não compostos de sujeitos psicanalisados, desde que estejam em condição de contribuir para a experiência psicanalítica: pela crítica de suas indicações em seus resultados; pela experimentação dos termos categóricos e das estruturas que introduzi como sustentando a linha direta da práxis freudiana – isso no exame clínico, nas definições nosográficas e na própria formulação dos projetos terapêuticos*[9].

Desse modo, o exercício de nossa prática abrange não apenas à assistência ao paciente e/ou familiares, mas também a interlocução com o campo médico e com os demais profissionais da equipe multidisciplinar, com o objetivo de contribuir com novas chaves de leitura para se considerar um projeto terapêutico para o paciente.

As entrevistas psicológicas pré-transplante com os pacientes e seus familiares fazem parte do protocolo institucional. A pertinência de tais entrevistas repousa em oferecer um encontro fora do padrão das consultas médicas com a finalidade não apenas de acolher as angústias, dúvidas, inseguranças e medos dos pacientes e familiares, mas, sobretudo, de promover um posicionamento outro diante do horror da doença. As entrevistas servem de instrumento para fazer um diagnóstico clínico e orientar a direção do tratamento, além de possibilitar o estabelecimento do laço transferencial.

O período do TMO é caracterizado por forte estresse emocional resultante de certos aspectos, como por exemplo, o medo do fracasso da pega da medula[VI] e

---

VI. Pega da medula: é quando a medula volta a funcionar normalmente.

a preocupação excessiva com a higienização do ambiente, pois o risco de infecções é muito alto, podendo comprometer o êxito do transplante. As pré-entrevistas e o seguimento psi no período da internação são fundamentais, à medida em que elas tornam possível a abertura para um novo campo onde a subjetivação da doença e de seu tratamento podem ter lugar, promovendo uma queda dos ideais de cura e de reversão do quadro anterior ao aparecimento da doença e tão logo, certa desidentificação com a ideia de redenção, tal como muitas vezes o TMO é visto.

Os dois fragmentos de casos que serão apresentados logo a seguir nos servirão de material clínico para elucidar a maneira como o TMO incide na vida psíquica de duas mulheres, mães, acompanhantes de seus filhos no tratamento contra uma doença hematológica e outra, oncológica, respectivamente. Trata-se, nesses dois fragmentos, de destacar "o particular para apreender o singular na 'casuística' pelo viés da contingência que toca o impossível"[10], conforme afirma Alexandre Stevens.

Fragmento 1: "Sei que o transplante é cura, mas também é a morte"

Aos 11 anos de idade, Aline recebe o diagnóstico de uma aplasia de medula. Ela começa então a tomar imunossupressores e a fazer transfusões sanguíneas, ao mesmo tempo em que aguardava para se submeter ao transplante de medula óssea, a única possibilidade de cura da doença e, portanto, de sobrevivência.

A descoberta de uma nova doença, que tem por consequência uma perturbação no bom funcionamento do sistema imunitário, leva Eva, a mãe da garota, a esconder esse novo diagnóstico da própria filha, pois Aline estava internada em um estado muito grave, impossibilitada, portanto, de ter qualquer conhecimento daquilo que se passava com ela. Instalou-se desde então um segredo na relação mãe e filha.

Eva, para conseguir manter esse segredo, precisou comunicar previamente os profissionais do hospital sobre o fato de que sua filha não sabia da existência dessa nova doença. Ela pediu-lhes para que nada fosse dito à Aline. Assim, Eva convocou o outro a compactuar com seu segredo, apoiada na crença de que sua filha não suportaria receber aquela notícia. Por alguns anos, a jovem permaneceu sendo a única pessoa a não saber de nada.

Mas, na ocasião do início de entrada de Aline no procedimento do transplante, a equipe médica do hospital não concordava em manter omissa essa informação, posto que o Código de Ética Médica, em seu artigo 59, do Capítulo V estabelece que ao médico lhe é vedado: "Deixar de informar ao paciente o diagnóstico, prognóstico, os riscos e objetivos do tratamento [...]"[11]. Além disso, a equipe médica acreditava que Aline suportaria àquela revelação diagnóstica, vindo, posteriormente inclusive, a se responsabilizar pelos tratamentos dos quais ela necessitaria.

Outro argumento repousou no fato de que a entrada de Aline no procedimento do TMO requereria informar-lhe sobre as medicações a serem administradas pela equipe de enfermagem, a fim de que a checagem das mesmas pudesse até ser feita por ela mesma, por meio da verificação dos nomes dos remédios e suas correspondentes dosagens. Vale acrescentar que a medicação que ela já fazia uso para manter estável a doença imunológica – que até então estava sob os cuidados e responsabilidade de sua mãe em razão do segredo – seria também submetida aos encargos da equipe de enfermagem e conferida por meio do mesmo processo de averiguação. Dessa maneira, a probabilidade de Aline descobrir que tomava uma medicação diferente seria grande.

Diante dessas circunstâncias, Eva sentiu-se obrigada a revelar o segredo para sua filha, embora em momento algum a equipe médica lhe tenha imposto isso de maneira imperativa. Mas, desde então, a emergência de um sofrimento se revelou em Eva, fazendo com que a equipe médica a encaminhesse para o serviço de psicologia do hospital.

Ao longo das entrevistas psicológicas, Eva afirmou, de maneira determinada e enfática, que sua filha não suportaria receber o diagnóstico da outra doença, que "ela [Aline] abriria mão de tudo" e renunciaria a todos os tratamentos, sucumbindo de uma vez por todas. Outro motivo que lhe faz querer manter o segredo consistia no fato de que ela acreditava que o TMO, além de curar a aplasia de medula, curaria a outra doença, porque ela soube que existia uma chance, ainda que mínima, de encontrar um doador que tivesse uma medula passível de reverter essa imunodeficiência.

Eva depositou, pois, no transplante, a dupla esperança de cura e, portanto, de salvação. Para ela o TMO salvaria sua filha dos efeitos de uma doença crônica, – que implica um tratamento permanente – e, ainda, curaria Aline da aplasia de medula.

Essas especulações em torno do TMO deixavam evidente o quanto o diagnóstico da segunda enfermidade de Aline ganhava um peso muito maior para Eva, causando-lhe sofrimento e angústia, que se manifestavam por meio de choro, insônia, preocupação e sentimento de culpa, como ela mesma dizia.

Embora a gravidade da aplasia fosse muito maior do que da doença imunodeficitária, pois aquela culminaria certamente na morte, é curioso como o impacto dessa última – que é passível de controle e não comprometeria a vida de Aline – tinha uma magnitude muito maior para a mãe da paciente. O que isso revela?

É evidente o quanto esse segredo escondia algo para além do medo de que Aline não suportaria essa notícia e de que ela culpabilizaria sua mãe por não lhe ter dito nada desde o início, conforme os ditos de Eva.

A divisão subjetiva de Eva não repousou na dúvida entre contar ou não contar, mas sim sobre o momento em que ela deveria contar. Ao afirmar repetidamente nas entrevistas psicológicas que o "transplante é a cura, mas também é a morte", fica claro como Eva encerrou nesse enunciado duas possibilidades sem saídas e a partir das quais ela se sustenta firmemente para justificar sua decisão em nada dizer a Aline antes e durante o TMO.

Sua lógica de pensamento era a seguinte: se o TMO tiver êxito, ou ele curava sua filha da aplasia de medula, mas a mantinha com a doença imunodeficitária ou, de uma só vez, ele curaria Aline das duas doenças. Independente de um ou outro desfecho, Eva afirmava que, de qualquer modo, ela contaria para Aline sobre a doença imunodefictária, mas somente após sua alta médica do TMO.

Eva acreditava que sua filha poderia, a posteriori, testemunhar de sua experiência vivida, como um ser de exceção. Seja como aquela que se salvou da aplasia, seja como aquela que se curou das duas doenças, graças ao triunfo do transplante. De todas as maneiras, Eva mantinha Aline nesse lugar privilegiado, de exceção, como já indicara Brun, a propósito de uma criança curada: "Curando-se, ela transgride uma lei silenciosa, ela é exceção de uma regra: a de dever morrer da qual, na mente de seus próximos, ela corria o risco de não ser dispensada"[12].

Porém, se o TMO fracassasse, levando sua filha à morte, Aline seria poupada para todo o sempre daquela notícia. "Ela morreria sem saber", diz Eva.

> *"Antecipar a morte da criança, pensar que ela está dada por morta, equivaleria a antecipar a solução-resolução do conflito interno delas [mães] em uma confusão quase suicidaria. Confusão entre o exterior e o interior, entre a realidade vivida e a realidade psíquica, entre uma criança real e uma criança fantasmática, não reconhecida, atribuída a uma residência silenciosa..."[13].*

Certamente, não se tratava de convencer Eva de revelar o segredo para sua filha. Essa revelação poderia apenas ser um dos efeitos do tratamento pela fala, onde saberes antes insabidos se produzem, na medida em que os significantes passam a circular, dando lugar à verdade do sujeito, essa articulada ao seu sintoma.

Tratava-se assim, de escutar o que estava por de trás dessa suposta proteção da mãe em relação à filha para que algo cedesse, possibilitando que Aline aparecesse enquanto sujeito desejante, em vez de permanecer somente como um objeto dos cuidados maternos e um ser de exceção.

Exceção porque ao adoecer da primeira doença, a garota se tornou uma vítima da vontade de Deus, o qual sabe o que está fazendo e também porque ela fazia parte de uma porcentagem mínima da população que contraiu a segunda doença, tornando-a um caso raro. É seguindo essa lógica que Eva cria na possibilidade de cura de sua filha, porque desde o início Aline ocupava um lugar privilegiado.

E na medida em que Eva pôde falar de seu lugar de filha em sua trama familiar, fazendo deslizar significantes provindos do outro parental, os quais lhe marcaram de maneira indelével, que ela então consentiu de fato, a revelar o segundo diagnóstico para sua filha. Vale assinalar que isso também somente foi possível porque houve uma interlocução entre a equipe médica e o profissional do campo psi, ao estabelecer um acordo segundo o qual o tempo de elaboração de Eva sobre seu "medo de contar para a filha" não coincidiria, necessariamente, com o tempo cronológico da entrada de Aline no procedimento do TMO.

Fragmento 2: "Esta é a única chance que temos"

De que chance se trata, afinal?

Este enunciado é a resposta de Zenaide à equipe médica quando o TMO é indicado ao seu filho Joaquim, sete anos de idade. Contudo, lhe é assinalado que essa seria a última medida de tratamento da doença.

Capítulo 14 • TMO Infantil: Fantasias de Redenção e Cura

Após ter realizado o tratamento quimioterápico para curar um câncer localizado, a doença de Joaquim evoluiu para uma segunda enfermidade e, finalmente, para uma leucemia grave. Mas desde o início, a equipe do transplante considerou que, por se tratar de um quadro muito grave, o procedimento envolveria um alto risco de morte, porque a doença residual mínima de Joaquim não havia sido combatida totalmente.

No início do tratamento, Zenaide achava que seu filho não chegaria até o transplante. No entanto, "[ele] chegou e reavivou a minha esperança", diz ela. O TMO passou então, a ser idealizado a partir de sua vertente salvadora e curativa da doença de seu filho, ainda que ela dissesse saber que, na realidade, o TMO apenas prolongaria um pouco mais a vida de seu filho, dado que as chances da doença recair eram grandes.

Uma vez recebido alta do transplante, Zenaide acreditou que seu filho estivesse curado. Eis o que ela disse: "Ele está curado e isso me dá um grande alívio". Porém, cerca de dois meses depois, a doença, como previsto, recaiu e Zenaide começou a elucubrar outras possibilidades de tratamento para seu filho, apoiada na esperança de que ele se mantivesse vivo. Eis sua fala, cuja esperança aí está claramente expressa:

> *"Estou torcendo muito para que a equipe decida por um segundo transplante. Meu filho surpreendeu a todos, ele é forte, demonstrou ser capaz de responder bem a um novo tratamento. Ele é surpreendente. Não quero ficar com peso na consciência de não ter feito tudo o que eu poderia ter feito, uma mãe é capaz de fazer tudo pelo seu filho, sem medir consequências".*

A equipe médica decidiu, contudo, por um tratamento paliativo porque não havia mais perspectiva de cura da doença, assegurando, no entanto, certa qualidade de vida para Joaquim. Zenaide solicitou à equipe médica que seu filho fosse medicado para não sentir dor até o momento final de sua vida.

Ter que lidar com a ideia de que a vida de seu filho apenas seria prolongada por um tempo indeterminado lhe era insuportável. Essa relação com o tempo e com o desconhecido [a morte] foi apontada por Brun em seu artigo sobre a relação da criança com a morte:

> *"Mas quem pode saber a hora exata da morte de uma criança ainda que o médico estime que o tempo para renunciar ao tratamento chegou? Todas as coisa importantes concernindo a relação da criança com a morte somente acontecem antes que as últimas horas se aproximem, que, geralmente, são medicalizadas"*[14].

Zenaide, ao dizer que "é difícil saber que chegará o dia em que eu verei meu filho se transformar em uma estrelinha", revela, explicitamente, sua impotência diante presença iminente da morte de seu filho. Essa impotência lhe invadiu ao realizar que não há mais nada a ser feito, porque qualquer possibilidade de cura estava fora do horizonte médico.

> *"Quando se conhece as sensações de impotência e de violência contida que experimentam um pai e uma mãe chamados para caminhar juntos de seu filho acometido por um câncer, quando se sabe do lugar que essa criança ocupa nos pensamentos de seus pais, quando se percebe que, desde a doença, a vida da criança se conjugou com o presente, um presente renovado a cada dia, e absorvendo passado ou futuro em uma espécie de intemporalidade, concebemos melhor que ambos tenham a impressão de chegar de barriga vazia no restaurante do futuro"*[15].

Podemos nos questionar se no caso de Joaquim, o TMO serviu finalmente para prolongar sua vida ou precipitá-lo para a morte, uma vez que era sabido, desde o início, que suas chances de cura eram mínimas e que o risco de ele recidivar era altíssimo.

Mas apesar disso, a escolha pelo TMO se deu enquanto uma aposta na continuidade da vida. Uma aposta dos pais de Joaquim que consentiram aos riscos do transplante em detrimento da ideia de que a morte não furtaria a vida do filho deles.

Logo no começo do aparecimento da doença de Joaquim, o garoto foi, aos poucos, perdendo a fala, até chegar ao ponto de não mais conseguir falar. Já nesse início do tratamento quimioterápico, Zenaide tinha a esperança de que a fala de seu filho lhe seria restituída, embora isso nunca lhe tivesse sido garantido.

Na medida em que o tratamento acontecia e que não havia nenhum esboço de que Joaquim recuperaria a fala, Zenaide se tornou como ela mesma disse, "a voz que falta ao meu filho" e passou então a falar em seu lugar, tentando tamponar os efeitos reais da doença de Joaquim, apoiada na ideia de que falar por ele, diminuiria seu sofrimento diante dessa perda. Novamente, Brun nos adverte a respeito da fenda que se produz entre a imagem atribuída à criança do desejo materno e à criança real, acometida pelos efeitos da doença:

> "... os pais, impotentes diante do mal, incapazes de atenuar ou de reparar os efeitos dele, exercem, em contrapartida, sua onipotência sobre o mundo exterior, o qual eles tentam modificar para torná-lo conforme ao perfil atual da criança, para restabelecer a homologia entre eles e ela, para anular a fissura entre a criança de carne e a criança do desejo"[16].

Do lado de Joaquim, o que se observava diante dessa tentativa de Zenaide de querer emprestar sua voz para aliviar um suposto sofrimento em seu filho, era que ele mesmo lidava muito bem com essa contingência gerada pela sua doença e inventava maneiras diferentes de se comunicar com os outros. Na realidade, o fato de sua mãe querer falar por ele, fez com que um quadro de agressividade dirigido à ela se apresentasse, como resposta, diríamos, ao excesso de cuidados materno que, em suma, nada mais eram do que a presença de angústia da própria mãe, ferida narcisicamente pela fatalidade da doença de seu filho.

À GUISA DE CONCLUSÃO

Há alguma decisão que garante a vida diante da gravidade de certas doenças onco-hematológicas? Quando há dúvidas quanto à aposta, um conflito se faz presente no momento de decidir pelo TMO. Essa decisão, uma vez tomada, implica consentir com um antes e um depois da doença. Esse depois pode ser tanto a continuidade da vida quanto seu próprio termo.

No fundo, ninguém sabe o que irá enfim acontecer: uma vida com qualidade, uma vida prolongada por mais um tempo indeterminado, com a morte assombrando a cada intercorrência ou a morte pura e simples.

Embora o termo de consentimento livre e informado do TMO contenha orientações de rotina, informações e esclarecimentos quanto aos riscos que ele comporta, sabemos que assiná-lo não é suficiente para afirmar que de fato houve uma compreensão, aceitação e, sobretudo, consentimento aos riscos e à morte. A urgência da doença atravessa o tempo de compreensão e, consequentemente, precipita ao ato, quase imediato, de concessão ao procedimento.

A fantasia de redenção e cura que muitas vezes se apresenta na fala dos pais e/ou responsáveis – no momento da indicação do TMO – corresponde a uma tentativa de encobrir aquilo que é inevitável, isso é, a morte. Essa fantasia é, em geral, acompanhada pelo desejo de que a criança seja restituída integralmente ao seu estado anterior. Não basta a manutenção da vida, mas também que a criança pós-TMO seja como a criança de antes.

É a partir dessa perspectiva que algumas mães se engajam em um tratamento psicológico a fim de elaborar o luto daquela criança perdida, que para todo o sempre não poderá ser jamais encontrada. Trata-se, em suma, de um trabalho de luto, mesmo quando a vida da criança segue seu curso. No caso contrário, este trabalho de elaboração faz-se ainda mais necessário, na medida em que ele permite, como aponta Brun, "induzir um profundo remanejamento da imagem de si e do estatuto da criança"[17], pois "afinal de contas, ninguém escolhe a morte e é apenas por fatalidade que se tomba vítima dela"[18].

REFERÊNCIAS BIBLIOGRÁFICAS

1. Freud S. (1915) Considerações atuais sobre a guerra e a morte. Introdução ao narcisismo: ensaios de metapsicologia e outros textos. São Paulo: Companhia das Letras; 2010. p.230.
2. Freud S. (1930) O mal-estar na civilização. O mal-estar na civilização, novas conferências introdutórias à psicanálise e outros textos. São Paulo: Companhia das Letras; 2010. p.47.
3. Freud S. (1930) O mal-estar na civilização. O mal-estar na civilização, novas conferências introdutórias à psicanálise e outros textos. São Paulo: Companhia das Letras; 2010. p. 31.
4. Campos S, Psicanálise aplicada à medicina: O avesso do gold standard. Opção lacaniana, n°38, São Paulo: Eolia; 2003. p.34-37.
5. Lacan J. Note sur l'enfant. Autres écrits. Paris: Seuil; 2001. p.373.
6. Campos S. Psicanálise aplicada à medicina: O avesso do gold standard. Opção lacaniana, n°38, São Paulo: Eolia; 2003. p.34-37.
7. Stevens A. La formation du psychanalyste. La Cause freudienne, n°49. Paris: Publication de l'École de la Cause freudienne; 2001. p.39. Tradução livre do autor.

8. Stevens A. La formation du psychanalyste. La Cause freudienne. Paris, n°49. Paris: Publication de l'École de la Cause freudienne; 2001. p.39. Tradução livre do autor.
9. Lacan J. (1964) Ato de fundação. Outros escritos. Rio de Janeiro: Zahar; 2003. p.237.
10. Campos S. Psicanálise aplicada à medicina: O avesso do gold standard. Opção lacaniana. n°38, São Paulo: Eolia; 2003. p.34-37.
11. Código de Ética Médica. Diário Oficial da União; 26 de Janeiro de 1983. p.1574-7.
12. Brun, D. L'enfant donné pour mort. Collection Remise en Question. Paris: Eshel; 2001. p.21. Tradução livre do autor.
13. Brun, D. L'enfant donné pour mort. Colletcion Remise en Question. Paris: Eshel; 2001. p.62-63. Tradução livre do autor.
14. Brun D. Le rapport de l'enfant à la mort: paradoxes d'une souffrance. Reliance. Toulouse: Érès; 2007. p.35. Tradução livre do autor.
15. Brun D. L'enfant donné pour mort. Colletcion Remise en Question. Paris: Eshel; 2001. p.32. Tradução livre do autor.
16. Brun, D. L'enfant donné pour mort. Colletcion Remise en Question. Paris: Eshel; 2001. p.37-38. Tradução livre do autor.
17. Brun D. Le rapport de l'enfant à la mort : paradoxes d'une souffrance. Reliance. Toulouse: Érès; 2007, p.37. Tradução livre do autor.
18. Freud S. (1913) O tema dos três escrínios. Obras Completas de Sigmund Freud, vol. XII. Edição Standard Brasileira. Rio de Janeiro: Imago; 2006. p.322.

15

Alergia Alimentar: Considerações sobre o Atendimento Interdisciplinar de um Quadro Complexo

KARINA FRANCO ZIHLMANN
PATRÍCIA DA GRAÇA LEITE SPERIDIÃO
ÉRICA MEDEIROS
NATASHA CABRERA PIÑEIRO PORTELA

Pois o que faço não é o bem que desejo, mas o mal que não quero fazer, esse eu continuo fazendo. Ora, se faço o que não quero, já não sou eu quem o faz, mas o pecado que habita em mim. Assim, encontro esta lei que atua em mim: quando quero fazer o bem, o mal está junto a mim (...) Miserável homem eu que sou! [Romanos 7:19-24][1].

CONTEXTUALIZAÇÃO DO TRABALHO EM UM SERVIÇO ESPECIALIZADO DE ALERGIA ALIMENTAR NA CIDADE DE SÃO PAULO

Este capítulo tem por objetivo destacar o trabalho de assistência psicológica realizado junto a um Serviço Especializado de Alergia Alimentar, apresentando os principais conceitos da área, relatando a interface da psicologia com o campo da gastroenterologia pediátrica, nesse equipamento da saúde.

Além disso, utilizaremos a estratégia de exposição de recortes de um caso clínico atendido nesse serviço, como modo de ilustração das questões e dos desafios do atendimento interdisciplinar nos casos de alergia alimentar.

CONCEITO, ASPECTOS FISIOPATOLÓGICOS E EPIDEMIOLÓGICOS

A alergia alimentar está incluída no elenco das reações adversas aos alimentos. Essas reações adversas, por sua vez, podem ser do tipo tóxicas, intolerância e hipersensibilidade – alergia[2,3].

As reações tóxicas ocorrem quando uma quantidade suficiente de toxina capaz de provocar manifestações clínicas, é ingerida por qualquer indivíduo, sendo que todos, são susceptíveis. Como exemplo, podemos destacar a ingestão de alimentos com toxina produzida pelo *Staphyloccocus aureus*. Trata-se de uma enterotoxina que contamina produtos de origem animal, que não foram cozidos ou refrigerados adequadamente, permanecendo em temperatura ambiente por período de tempo, que permita a multiplicação do organismo. Já as reações adversas aos alimentos, do tipo intolerância, dependem da susceptibilidade individual. Por exemplo, a intolerância à lactose nas situações de hipolactasia do tipo adulto, considerada a forma mais frequente. Assim, a intolerância à lactose é uma reação adversa não tóxica, tendo a deficiência de lactase como fator individual de suscetibilidade. Nesses casos, além dos aspectos genéticos que determinam a redução da produção de lactase, a partir de uma determinada idade, coexiste o fato da ingestão de lactose, em quantidade excedente à capacidade do indivíduo, em hidrolisar e absorver este dissacarídeo, o que pode promover a instalação dos sintomas. A ingestão da lactose em quantidade excessiva é a causa dos sintomas destes indivíduos. A hipolactasia do tipo adulto é comum em negros, israelitas, mongóis, esquimós e asiáticos[4].

A alergia alimentar é caracterizada por reações de hipersensibilidade às diferentes proteínas alimentares (alérgenos alimentares) que desencadeiam reação imunológica, podendo promover várias manifestações clínicas. Fundamentalmente, ocorre falha na supressão da resposta imunológica à determinada proteína, falhando assim, o mecanismo de tolerância. Em circunstâncias normais, as barreiras imunológicas e funcionais da mucosa intestinal são capazes de distinguir os alimentos e, consequentemente, as proteínas que compõe os alimentos dos organismos ou substâncias patogênicas, denominado, mecanismo de tolerância imunológica. A quebra desse mecanismo de tolerância leva ao reconhecimento das proteínas dos alimentos como alérgenos pelo sistema imunológico, e então, ocorre o desenvolvimento de alergia alimentar[5,6].

Segundo o mecanismo imunológico, essas reações de hipersensibilidade são classificadas em: reações tardias mediadas por células, reações imediatas mediadas por imunoglobulina E (IgE) e reações mistas, quando ambos os mecanismos (reação por células e IgE) participam. Os mecanismos imunológicos responsáveis pelos sintomas da alergia alimentar ainda não são, completamente, conhecidos, contudo, as manifestações clínicas da alergia alimentar são muito variadas e dependem de características individuais, tipo de alimento desencadeante e do mecanismo fisiopatológico envolvido[5]. Cerca de 90% das reações alérgicas são causadas por oito alimentos: leite de vaca, ovo, amendoim, nozes, soja, trigo, peixe e crustáceos. O leite de vaca, o ovo e o amendoim são os responsáveis pela maior parte das alergias alimentares na população em geral. Dados internacionais mostram que em crianças, são descritas prevalências de 2-3% de alergia ao leite de vaca (APLV), 1-2% de alergia a ovo e 0,3% de alergia a amendoim. Um inquérito epidemiológico brasileiro, encontrou, suspeita de alergia alimentar em 7,3% dos pacientes atendidos em consultórios de gastroenterologistas pediátricos[7].

Como manifestações clínicas, mecanismos mediados por IgE são responsáveis pelas reações imediatas que ocorrem minutos ou horas após a ingestão do alérgeno alimentar, desencadeando, manifestações clínicas respiratórias, gastrointestinais e nos casos de maior gravidade, acomete o sistema cardiovascular. Esse tipo de alergia alimentar, geralmente, é descrito em adultos, associando-se a alimentos como o peixe, crustáceos, amendoim e algumas castanhas.

Manifestações na pele, podem variar de urticária até dermatite herpetiforme, incluindo-se também, o angioedema. Mecanismos mediados por IgE e não mediados por IgE, podem estar envolvidos e tem relação com alimentos do tipo, frutas, vegetais, peixes e frutos do mar. Nos casos em que há acometimento cardiovascular, a anafilaxia é a mais temida. As reações anafiláticas são graves, potencialmente fatais e ocorrem, subitamente, após a ingestão do alérgeno alimentar. Os alimentos mais envolvidos nos processos anafiláticos são o leite de vaca, clara de ovo, amendoim, castanhas, peixes, frutos do mar e trigo.

ALÉRGENOS ALIMENTARES

A maior parte dos alérgenos alimentares são glicoproteínas hidrossolúveis de alto peso molecular, derivadas de animais e plantas que se mantém estáveis, mesmo após exposição ao calor, ácido e proteases. Em teoria, todas as proteínas alimentares podem desencadear alergia alimentar. Em lactentes e crianças maiores, 90% das alergias alimentares ocorrem com leite, trigo, ovo, amendoim e soja. Já nos adolescentes e adultos, amendoim, nozes, peixe e marisco, são responsáveis por 85% das reações alérgicas.

Considerando a prevalência de APLV em crianças, cabe destacar que o leite de vaca contém, aproximadamente, vinte proteínas, sendo que, as que mais comumente causam alergia, são a caseína, a alfa-lactoalbumina, a beta-lactoglobulina, a globulina sérica bovina e a albumina sérica bovina que podem causar, tanto, reações alérgicas IgE mediadas ou não IgE mediadas[8,9].

DIAGNÓSTICO E TRATAMENTO

A dieta de exclusão/eliminação deve ser utilizada por pacientes com sintomas persistentes. Além de representar a base do tratamento dietético, a dieta de exclusão é, também, instrumento fundamental no diagnóstico da alergia alimentar. Essa, permite confirmar a suspeita da alergia alimentar quando há desaparecimento dos sintomas e, o reaparecimento deles, logo após a reintrodução do(s) alimento(s) suspeito(s). Desse modo, o resultado é considerado positivo para alergia alimentar em relação àquele(s) determinado(s) alimento(s). Isso quer dizer que o diagnóstico de APLV, tem como base, um procedimento empírico que pode ser explicado da seguinte maneira: se os sintomas são presentes na vigência da ingestão de leite de vaca, esses, devem desaparecer quando se retira da dieta o leite de vaca e seus derivados. Com a reintrodução do leite e derivados na dieta, os sintomas reaparecem. Normalmente, a literatura recomenda que ocorra a exclusão do suposto alérgeno alimentar por pelo menos oito semanas, quando então, deve-se realizar o teste de provocação oral ou desencadeamento, para confirmação do diagnóstico.

No manejo da alergia alimentar é importante ressaltar que o tratamento se baseia, na exclusão ou eliminação do alérgeno alimentar da dieta, caracterizando-a como: dieta de exclusão ou dieta de eliminação. O principal objetivo do manejo dietético é a retirada das proteínas da dieta, relacionadas aos sintomas clínicos. A completa eliminação do alimento alergênico é a única maneira comprovada do manejo dietético, atualmente disponível e a dieta de exclusão tem os seguintes objetivos:

- eliminar ou proscrever da dieta, aqueles alimentos relacionados à sintomatologia ou aqueles considerados muito alergênicos;
- evitar alimentos industrializados ou todos aqueles dos quais não é possível conhecer sua composição;
- promover oferta energética e de nutrientes, suficiente para atender às necessidades do indivíduo;
- reintroduzir gradativamente os alimentos excluídos da dieta de acordo com a resposta clínica.

A ingestão alimentar deve ter como base, as recomendações da ingestão diária de nutrientes (DRI), de acordo com a idade e sexo para o estabelecimento de energia, vitaminas e minerais a serem propostos na intervenção dietética individualizada, visando ao atendimento adequado das necessidades nutricionais do indivíduo[10].

É importante ressaltar que o tratamento da alergia alimentar deve ser privilegiado por abordagem multidisciplinar/interdisciplinar e contar com a participação do nutricionista em conjunto com o médico e os demais profissionais envolvidos, durante todo o acompanhamento. A equipe de saúde, deve realizar, cuidadosa avaliação do estado nutricional, entretanto, cabe ao nutricionista, realizar avaliação criteriosa e detalhada da ingestão alimentar, além do estabelecimento da conduta dietética individualizada, devendo incluir informação necessária para os responsáveis da criança. Do ponto de vista nutricional, é fundamental colher a história dietética de modo detalhado, o que permite identificar sintomas relacionados ao alimento e suspeitar de outros alimentos ou ingredientes que podem levar o paciente a cometer transgressões da dieta de exclusão, de modo voluntário ou involuntário. Ademais, é importante ressaltar que os alimentos a serem oferecidos, devem proporcionar oferta adequada de nutrientes e segurança, quanto à ausência do alérgeno alimentar na dieta[10].

O TRABALHO INTERDISCIPLINAR NA ASSISTÊNCIA À CRIANÇA COM APLV

O trabalho inicial de atendimento aos casos suspeitos de alergia alimentar, consiste da avaliação médica e nutricional da criança, anamnese com os responsáveis, realização de exames, se necessário (hemograma, urina, entre outros). Tendo uma hipótese diagnóstica de APLV, a equipe de saúde estabelece um plano de intervenção, que consiste basicamente, da retirada do suposto alérgeno (leite e derivados) da dieta da criança, por um período de mais ou menos, 8 semanas. Após esse tempo, a equipe de saúde programa o "desencadeamento", para realizar nova exposição, controlada, ao alérgeno, a fim de realizar confirmação diagnóstica.

Nos casos em que a equipe de saúde observa aspectos de ordem emocional, tanto em relação ao paciente, quanto em relação aos seus familiares, a assistência psicológica é acionada. Inicialmente, é realizada entrevista com os pais e, posteriormente, uma entrevista lúdica com o paciente. Os casos encaminhados para avaliação da psicologia, são tratados por meio da escuta qualificada, que visa avaliar se há, realmente, demanda de atendimento psicológico ou não, bem como a realização de encaminhamentos (para a psicoterapia ou outros, quando necessário), sempre em comum acordo com os demais profissionais da equipe de saúde. Além disso, todos os casos são discutidos em equipe, visando, sanar dúvidas relativas aos processos de desenvolvimento psicossocial, além de colaborar na formação interdisciplinar dos profissionais envolvidos.

Evidentemente, se trata de um trabalho em construção, que como tal, tem momentos de concordância e discordância na condução dos casos, porém, conta com um aspecto bastante facilitador – a sensibilidade da dos membros da equipe de saúde, para as questões de ordem emocional dos pacientes, bem como, um interesse genuíno em compreender melhor os vários aspectos que interferem no cuidado em saúde, para além, do simples atendimento no campo biomédico.

UM CASO DA ALERGIA ALIMENTAR - PROVOCANDO A EQUIPE TODA

Em agosto de 2016, foi encaminhado para avaliação da psicologia, o caso de uma criança com 1 ano e 10 meses. Vamos chamá-lo de Bruno e sua mãe, de Laura (nomes fictícios). O motivo do encaminhamento foi porque, a aos olhos da equipe de saúde, não era possível compreender a atitude displicente da mãe em relação à criança; além da mesma não oferecer informações confiáveis sobre a rotina alimentar da criança, deixando-a aos cuidados de terceiros. Também, foi observado que a interação entre a mãe e a criança, era um tanto estranha, pois, a mãe quase não interagia com a criança, não parecia se preocupar, nem sequer olhar para a criança.

De acordo com as informações colhidas, a criança desenvolveu alergia alimentar, por volta dos 28 dias de vida. Cabe destacar que a criança frequenta a escola maternal, por meio período, e tem uma irmã de seis anos de idade, que é cuidada, na maior parte do tempo, por uma babá. O relato da história pregressa da criança refere que aos três meses de idade a mesma apresentou quadro de diarreia mucossanguinolenta, de 5 a 6 vezes ao dia, com esforço para evacuar e irritabilidade. Após uma semana com esse quadro, a criança passou a receber fórmula extensamente hidrolisada, havendo remissão da diarreia sanguinolenta; porém, ainda se mantinha a irritabilidade. A referida fórmula foi utilizada por cinco semanas, sendo que após esse período, realizou-se o desencadeamento aos quatro meses de idade. Houve confirmação diagnóstica de APLV, pois, após a exposição ao leite, cerca de dois dias após o desencadeamento, reapareceram o sangramento e a diarreia.

Logicamente, a conduta de toda equipe foi de retornar à fórmula hidrolisada, até que houvesse outra possibilidade de novo desencadeamento. Apesar disso, surgiram queixas de regurgitações pós-alimentares em grande quantidade, associadas à *deficit* de ganho de peso. Em nova consulta, a equipe optou por fazer mudança em relação à fórmula indicada, havendo remissão importante do quadro de regurgitações. Nesse momento, em razão da idade da criança, foi possível orientar a introdução de alimentação complementar com sucos, frutas e papas. Entretanto, na última consulta a mãe da criança trouxe queixas de que ela apresentava grande irritabilidade durante as refeições, rejeição à alimentação e regurgitação após as refeições.

O relato da mãe sobre a situação rotineira da criança, gerou na equipe, um certo desconforto, pois, não podiam explicar a ocorrência desses fatos. A partir daí, uma investigação mais cuidadosa e ampliada sobre a dieta da criança, teve início. A mãe relata que oferece alimentos amassados e frutas; contudo, mediante insistência de questionamento da equipe, a mãe acaba relatando que ele não tem problemas para comer batatas *chips* e pizza. A mãe acredita que o problema do filho é comportamental, pois a atitude de irritação ocorre sempre no momento da alimentação, quando a criança se nega a comer. Diante disso, a equipe levanta a hipótese de ser um caso de seletividade alimentar e, realiza orientações pertinentes ao quadro.

Após quatro meses, a criança retorna para consulta, acompanhada da mãe, que estava bastante agitada. Nessa consulta a mãe relata que houve melhora da diarreia, mas, que ultimamente, a criança força o vômito durante a alimentação, concomitante à irritabilidade e recusa alimentar. Refere que ela apresenta melhor aceitação do alimento quando a refeição é ofertada pela babá. A ceia (mamadeira antes de dormir) é ofertada pelo pai, com boa aceitação por parte da criança, por isso, apenas o pai a oferece. A mãe também relata que Bruno só consegue comer quando é distraído por alguma história e, às vezes, pede para experimentar algo que alguém está comendo, mas dá apenas uma mordidinha. Chama a atenção da equipe de saúde que, mediante algumas perguntas, a mãe não sabe o que responder e liga para a babá, na frente das profissionais, pedindo para que ela responda diretamente às profissionais as questões sobre a rotina do filho.

Um ponto importante quando se trabalha em psicologia hospitalar é um olhar que inclui as questões de ordem biomédica como elementos que também compõe uma reflexão sobre o contexto do diagnóstico, ou seja, nessa visão há uma inclusão de vários campos disciplinares, não apenas o saber da psicologia. Sendo assim, a avaliação antropométrica da criança é uma das referências que é importante para ajudar na compreensão da gravidade e do impacto da suposta restrição alimentar no desenvolvimento da criança. Em um trabalho de troca de informações com os demais membros da equipe interdisciplinar, identificou-se que a criança apresentava crescimento adequado para a idade, no entanto, apresentava certo grau de magreza, mas, não trazia preocupação muito grande do ponto de vista do diagnóstico nutricional.

Quanto à rotina da criança, o relato da mãe (com informações complementadas pela babá) não trouxe nenhum elemento digno de nota quanto às questões alimentares, a não ser o fato de que, a partir do detalhamento da rotina diária e alimentar, ficou claro que a criança fica a maior parte do tempo na casa da babá e é cuidada/alimentada por ela. Sendo assim, a equipe de saúde considerou a necessidade de conversar com a babá e o pai da criança para melhor compreensão do caso, sendo que a mãe concordou com essa conduta sem qualquer objeção. A equipe médica também se preocupou com o comportamento da criança, destacando que a mesma parecia ter aversão ao contato físico e, além disso, a dinâmica familiar lhes pareceu preocupante, gerando o encaminhamento para avaliação com a Psicologia.

Houve, então, um primeiro encontro da criança e sua mãe com as estagiárias de psicologia. Nesse atendimento, a mãe falou bastante sobre si mesma, afirmando que não tem paciência com o filho. Ela referiu que sua grande preocupação é com a falta de tempo para si mesma, para se embelezar e para trabalhar. Com relação ao marido, pai da criança, ela o descreve como um *workaholic* e reclama porque eles não viajam mais por causa do barulho e incômodos gerados pelas crianças, especialmente por causa de Bruno. Diz pensar em divórcio em função do comportamento do filho, pois suas demandas têm gerado uma situação insustentável para ela. Ela relata sua relação com o filho como sendo muito difícil e que o momento da alimentação é o mais tenso, pois eclodem a falta de paciência, ansiedade e frustração (de ambos os lados), por isso ela prefere que a babá assuma todos os cuidados. Com relação ao relacionamento com a equipe de saúde do ambulatório, a mãe refere que já levou muitas broncas e dizem a ela "que ela está fazendo tudo errado", mas que não se sente mal atendida.

Durante o atendimento, as estagiárias observaram que a criança ficava inquieta, buscando o tempo todo, a atenção da mãe, mas, essa não se mostrou disponível, ignorando as tentativas de contato físico do filho. Ele só conseguiu alguma atenção da mãe quando começou a mexer no cesto de lixo da sala e, então, ela o pegou no colo, sem demonstrar afeto e sem repreendê-lo. Ela relatou que o filho rejeita a maioria dos alimentos, mas comeu batata frita industrializada durante o atendimento psicológico.

A mãe relatou que teve que parar de amamentar após 28 dias devido a uma manifestação alérgica e, então, passou os cuidados da alimentação à babá. Ela refere que essa interrupção foi um alívio para ela por não ter mais que se ocupar diretamente com isso. Ela também relatou que sofreu dois abortos espontâneos antes de ter a gravidez de Bruno, mas esse relato foi bastante objetivo, sem manifestação emocional. Também relatou que ela teve um atendimento psicológico anterior com uma psicóloga comportamental, mas que "faltou tantas vezes na sessão que a psicóloga pediu para ela parar de ir, visto que o processo não a estava ajudando".

Ela caracteriza seu filho como irritado, mas diz que tanto a babá como a escola o caracterizam como carinhoso. A babá é quem está presente com a criança a maior parte do tempo, que conhece sobre sua rotina e consegue alimentá-lo sem problemas.

Diante desse quadro, considerando que havia poucos dados para a formulação de uma hipótese diagnóstica, psicológica, as estagiárias levam o caso para discussão com a professora supervisora, referindo que tentaram reforçar o vínculo terapêutico com a mãe, enquanto responsáveis pelo paciente. Elas também indicaram que a mãe poderia tentar participar mais da alimentação, introduzindo uma maneira mais espontânea, esperando-o ter iniciativa para comer. Além disso, foi discutida com a mãe se haveria alguma relação entre a sua própria irritabilidade e o comportamento do filho, indicando que ela refletisse sobre a necessidade de reservar algum tempo para si mesma e estar mais preparada para as respostas do filho. Além disso, foi solicitado que ela trouxesse a babá na consulta seguinte e a mãe concordou prontamente.

Na supervisão com a professora, foram levantadas várias hipóteses situacionais. Em primeiro lugar, considerou-se os motivos que levaram à equipe ao encaminhamento do caso, pois do ponto de vista médico, a situação parecia relativamente sob controle (foi feito o diagnóstico de APLV, houve o desencadeamento e confirmação do diagnóstico, a criança está com peso e estatura dentro do esperado, etc.). Em geral, o momento do desencadeamento é bastante tenso para a família e para a equipe, pois é um momento de risco controlado. Entretanto essa família não demonstrou nenhuma resistência a esse procedimento, colaborando com as decisões da equipe. De certo modo, essa atitude bastante tranquila dos pais chamou a atenção dos profissionais, pois é relativamente rara.

As queixas comportamentais que foram trazidas pela mãe são elementos que justificariam esse encaminhamento, entretanto, em discussão com a equipe, foi verbalizado às estagiárias que "essa mãe é muito esquisita. Nem parece mãe de verdade da criança. Tem algo errado nessa história...". Foi observado que a atitude da mãe durante as consultas e sua interação com o filho, parece ter despertado uma questão em relação à equipe de saúde. Sem saber como formular esse tipo de questão, foram encontrando elementos de ordem objetiva e prática para justificar um encaminhamento para a Psicologia, como por exemplo, o fato de que ela traz informações incoerentes sobre questões alimentares, suposta seletividade alimentar, etc.

Sendo assim, em supervisão, refletiu-se sobre a construção do lugar da psicologia nesse grupo, que tipo de expectativas transferenciais estariam sendo construídas a partir desse encaminhamento. Além disso, trabalhou-se que havia uma questão implícita por parte da equipe de saúde quanto ao papel materno esperado (e, frequentemente idealizado). Ao considerar esse aspecto, ficou definido que as estagiárias também fariam uma escuta das questões levantadas pela equipe de saúde, ajudando-os a formular suas questões quanto à maternidade e construir com eles a ideia de como esse tipo de demanda pode ser endereçada à Psicologia.

Outro ponto discutido em supervisão, diz respeito ao atendimento do caso, propriamente dito. Além das questões da equipe de saúde quanto às expectativas sobre as condutas maternas, esse ponto também foi trabalhado com as estagiárias. Elas também identificaram que a mãe tinha uma atitude pouco afetiva com a criança, mas o que lhes chamou a atenção foi o fato de que ela age dessa maneira sem qualquer tentativa de dissimulação, ou seja, a mãe não parece nem um pouco preocupada em parecer afetivamente disponível para o filho. Ela não traz questões sobre a situação de saúde do filho, mas apenas seus próprios desconfortos em não ter suas próprias necessidades atendidas. Embora o atendimento tenha sido muito pontual, podemos entender que esse primeiro contato pode ser bastante significativo para indicar elementos importantes da relação familiar e hipóteses diagnósticas, como formula Mannoni[11], indicando que a primeira entrevista em psicanálise tem um caráter fundante e que permite a construção de hipóteses lógicas significativas.

Foi, então, definido com as estagiárias, que no próximo atendimento elas:
- observariam atentamente como a criança interage com outras pessoas (inclusive com as estagiárias);

- observariam como ele reage diante de alguém que ocupa o lugar de outro (investigando o ponto de vista transferencial e a construção da relação com a Lei e a questão da castração/desejo);
- investigariam mais sobre a relação da mãe com a filha mais velha, bem como o lugar que essa menina ocupa na família;
- investigariam como a mãe entende o seu lugar materno e como se instaura a questão do desejo materno;
- investigariam como foi a infância dessa mãe, especialmente a relação com a sua própria mãe. Enfim, foram trabalhadas com as estagiárias as especificidades do atendimento de crianças pequenas, a importância da relação mãe-bebê e a trajetória familiar.

No retorno do atendimento, a criança estava com 1 ano e 11 meses e veio acompanhada da mãe e da tia-avó materna. No atendimento médico a tia-avó relatou que, em relação à alergia, não está mais em dieta de exclusão, pois ele está comendo todos os alimentos. Apresenta vômitos pelo menos duas vezes na semana e, segundo a mãe e tia, os vômitos são provocados (ele parece forçar o vômito). A tia-avó também comenta "parece que a comida chegou no gargalo". Ele apresentou febre há uma semana e estava sob uso de antibióticos. Mãe relata melhora para comer com o pai e na escola. A mãe refere que ele "está dando trabalho para dormir e que está sempre doente" e comenta "acho uma chatice ele pegar todas as doenças".

Quanto ao relato nutricional, a mãe liga novamente para a babá para saber sobre a alimentação da criança. No diagnóstico nutricional, a avaliação antropométrica indicou que a criança ainda apresenta magreza (dentro do aceitável) e a estatura está adequada para a idade. Ficou decidido que não será proposta nenhuma conduta nutricional ou mudanças no hábito alimentar até próxima consulta, quando os resultados dos exames clínicos estariam disponíveis. Do ponto de vista comportamental, a mãe relatou, queixando-se, que a criança tem acordado todos os dias às 00h30min e vai para o quarto dos pais, onde permanece o resto da noite.

A equipe de saúde, incluindo as estagiárias, discutiu o sentido de um diagnóstico de regurgitação e seletividade alimentar. Segundo Pinto[12], distúrbios alimentares na quantidade ou na qualidade da alimentação, dificuldades com tipos específicos de alimentos que devem ser introduzidos ao longo do primeiro ano de vida e distúrbios digestivos e gástricos, como regurgitação, cólica, soluço, prisão de ventre, diarreia, etc., são os distúrbios psicofuncionais mais frequentes na fase inicial da vida da criança. Esse autor aponta também uma associação entre o aparecimento de distúrbios alimentares e gástricos, como a regurgitação, em ambientes onde a criança é subestimulada e a interação com os pais é incipiente. A presença dos pais e suas tentativas para acalmá-lo fracassam e a ansiedade e raiva da criança podem impedi-la de obter alívio com a presença materna. Isso ocorre quando a mãe subestimula, não reage aos sinais do bebê, não responde ao que o bebê precisa, e, ao contrário, o bebê busca o contato e a estimulação, mas sem encontrar correspondência. Desse modo, a análise da maneira como os pais estimulam a criança é importante, considerando se há reciprocidade, excesso ou falta de estimulação.

Por sua vez, Fisberg et al.[13] apontam que a alimentação ocupa um lugar central no desenvolvimento infantil, já que é em torno dela que se organizam, desde o nascimento, os primeiros contatos entre a mãe e o bebê, assim como também se delineiam e se expressam os conflitos da díade mãe-bebê. Sendo assim, os distúrbios da dinâmica familiar (alteração no vínculo, tensão familiar, etc.), distúrbios emocionais (problemas de ajustamento, busca de atenção, etc.), desmame inadequado ou introdução alimentar inadequada e falta de conhecimento dos pais a respeito do desenvolvimento do comportamento alimentar da criança são intrinsicamente relacionados ao desenvolvimento da seletividade alimentar.

Sendo assim, a literatura disponível corrobora com a explicitação de fatores que podem estar associados às experiências do caso, levando a equipe à necessidade de promover uma atenção e cuidado em relação às questões de interação criança/familiares, criança/mãe, criança/cuidador. Entretanto, chama a atenção o fato de que não há queixas em relação ao cuidado dispensado pela babá e na escola e, além disso, quando o pai se ocupa da criança, também não aparecem queixas comportamentais. As queixas são predominantemente trazidas pela mãe, relativas ao seu contato com a criança. Tal aspecto faz com que o diagnóstico de seletividade alimentar seja questionado e seja levantada uma hipótese relativa ao relacionamento com a mãe.

No atendimento psicológico, a mãe relatou que o tratamento psicológico que teve no passado ocorreu em função de um quadro de transtorno de pânico, em 2004. Na época ela fez usos de ansiolíticos e antidepressivos e atendimento psicológico (de modo intermitente) por quase dez anos. Ela interrompeu o atendimento e o uso de medicações após o nascimento de Bruno. Além disso, conta que recentemente retomou o uso, por conta própria, de um dos remédios psiquiátricos que a acalmavam (Ritrovil®).

Durante a licença maternidade, período em que ela amamentava seu filho, relata que ele só chorava, vomitava e não dormia a noite. Ela diz que "deveria ter vendido sua licença" para voltar antes ao trabalho. Sobre o desmame, ocorreu uma semana depois do nascimento do filho. Fala que ele pegava o peito, mas "mamava por um minuto e dormia". Com isso, ela se sentia muito sobrecarregada e decidiu interromper a amamentação. Aos três meses de idade Bruno apresentou alergia ao leite. É interessante notar que esse relato difere do que foi exposto anteriormente, pois ela referiu que parou de amamentar depois que seu filho apresentou alergia e, agora, contou que ele apresentou alergia ao leite substituto quando ela parou de amamentar.

A mãe continua o atendimento, contando que depois do nascimento do filho ela teve um péssimo período, pois ela não tinha apoio do marido e isso perdura até hoje. Ela também relatou que Bruno passava por três médicos na cidade onde moram, e um deles o encaminhou para o ambulatório de Gastropediatria da UNIFESP, em função da perda de peso da criança.

Com relação à filha mais velha, a mãe relatou que ela tem ciúmes do irmão, não brinca com ele e os dois interagem muito pouco, estabelecendo uma competição entre si pela atenção dos pais. Como exemplo disso, ela relata que sua filha pede para os pais trazerem mais presentes para ela do que para o irmão. A mãe também conta que "se identifica com a filha", porém diz que a filha já pediu claramente que ela lhe desse mais atenção, algo que ela mesma acha desnecessário. Outra questão que gera atrito entre os dois é o fato de que Bruno é um bebê muito bonito e chama a atenção das pessoas, gerando ressentimento na irmã mais velha. Durante esse relato, a própria mãe refere que ela mesma também se sente ressentida em função da atenção que seu filho recebe, pois ela gostaria que essa atenção fosse dirigida a ela (mãe).

Quanto à própria história de sua infância, ela referiu apenas que "teve uma infância difícil, porque não tinha as coisas que desejava", porém não demonstra abertura para aprofundar o tema e enaltece o fato de que hoje ela pode prover mais coisas aos seus filhos. Entretanto, diz que não brinca com seus filhos, interagindo com eles só aos finais de semana, se for necessário.

Por fim, relata que, depois da última consulta, ela teve uma conversa com o marido, na qual ela contou que a psicologia, havia orientado para que ela se cuidasse mais e que o casal passasse mais tempo juntos, para que ela ficasse mais calma e pudesse lidar melhor com o filho. Ela contou que ele começou a ir à academia e que ela teve que passar por cirurgia bucal e não teve tempo para cuidar mais de si. O casal viajou sozinho em um final de semana, porém ela pediu indicação de terapia de casal, pois estava preocupada com sua relação com o marido. Além disso, contou que desde a última consulta, sua filha mais velha também passou a dormir no quarto dos pais, pois ela percebeu que Bruno fazia isso e ela agora também exige o mesmo. Refere que a presença das crianças na cama dos pais é bastante disruptiva, por isso ela passou a tomar remédios (por conta própria) para dormir.

Reflexões teórico-práticas sobre o caso: qual o saber que a Psicologia pode oferecer para o cuidado interdisciplinar em saúde?

O recorte de caso apresentado não parece deixar dúvidas de que o comportamento materno indica uma falta de implicação e indisponibilidade emocional para com o filho, expressa verbalmente, de maneira tão clara, que chega a causar um desconforto ao interlocutor. Há momentos em que ela rivaliza claramente com o filho. Também chama a atenção o fato de que ela não se preocupa em criar uma "fachada" de cuidado materno, não há implicação e nem sofrimento pessoal quanto a questão da maternidade: ela não se interroga sobre os motivos dessa situação, não se sente culpada, mas apenas se ressente de não poder se desvencilhar dessa situação. Com relação ao marido, ela parece vê-lo como alguém que deve lhe dar algo. O casal constituído parece cada qual voltado para suas próprias necessidades e, quando estão juntos, promovem a troca de interesses objetivos. Outro ponto que se destaca é a questão da vaidade e apego excessivo à imagem e ao *status* social em função do trabalho.

Mesmo com poucos elementos, é possível formular que Laura, estabelece uma relação transferencial com a equipe de saúde colocando-os em um lugar de saber de ordem objetivo/prático. Não estabelece vínculos afetivos com a equipe e não se preocupa com o modo como o outro a vê, estabelecendo uma relação de uso prático, na qual não há qualquer espaço para o aparecimento de uma falta que remeta à angustia de castração. O único ponto que causa desconforto diz respeito ao fato de que ela não consegue ser atendida em seus interesses pessoais imediatos, o que não gera angústia, mas apenas uma demanda irritada dirigida ao outro, pois há a expectativa suposta de que o outro deveria lhe atender.

Esse quadro faz com que levantemos a hipótese de que Laura tenha um diagnóstico de psicose ordinária, pois é possível trazer elementos que sugirem tratar-se de um sujeito não neurótico, mas não há um quadro de psicose classicamente delineado com presença de fenômenos elementares. Nos casos de psicose ordinária não há a presença de sintomas produtivos, mas a relação com a castração não está clara, indicando uma vacilação da ordem da foraclusão[14,15]. O caso traz alguns elementos que fazem supor a vigência de um falo índice zero ($\Phi 0$) e uma operação paterna inoperante (P0). Além disso, em seu relato é possível identificar momentos de desligamento do outro e do laço social, bem como uma tentativa de uma estabilização a partir de uma adesividade bizarra à imagem, enquanto *gadjet*, com função de aparelhamento de gozo. Rosa[16] comenta que os *gadjets* são objetos produzidos pela ciência contemporânea com função de fiadores de falo e assumem a função de parcerias *sinthomaticas* e *pára-sexuadas* para os sujeitos, especialmente nos casos de psicóticos ordinários.

Considerando essa hipótese diagnóstica da mãe, cabe uma reflexão sobre o lugar que a maternidade ocupa para esse sujeito. O lugar materno deveria colocá-la diante da questão da falta, ou seja, para assumir a função materna, há que se haver com a questão do desejo, algo que só é constituído se houver uma falta. Na psicose ordinária, esse tipo de questão vacila e a maternidade só pode adquirir sentido como tarefa socialmente exigida.

Outro ponto importante é ressaltar que a mãe não tem uma demanda, não formula uma questão própria de análise, o que faz com que um atendimento psicanalítico, *stricto sensu*, seja impossível, pois ela não se implica. O trabalho possível (lembrando que se trata de um contexto de um ambulatório de gastropediatria) é da ordem de uma orientação e estimulação para um encaminhamento psicológico adequado (sem perder de vista que isso é algo muito improvável de ser realmente acatado).

Com relação à equipe de saúde, cabe destacar que a relação estabelecida é de ordem especular, e que a mãe busca apenas orientações puramente práticas que serão, cedo ou tarde, colocadas em questão, o que faz com que adotem uma postura mais diretiva (ocupando uma posição de saber) e, a partir disso, a mãe se indispõe e se fecha, ficando inatingível.

As concepções idealizadas sobre maternidade que são identificadas na equipe de saúde merecem um cuidadoso trabalho por parte da psicologia, pois é preciso desconstruir concepções arraigadas socialmente e, além disso, é preciso trabalhar com a equipe a importância das características inconscientes dos sujeitos e as consequências disso nas relações (com os filhos, inclusive). Há necessidade de um trabalho de formação sobre os aspectos subjetivos inconscientes e as implicações para a relação mãe-bebê, bem como as relações familiares. Portanto, é importante chamar a atenção de que não devemos indicar uma hipótese diagnóstica de "psicose ordinária" sem cuidar para um trabalho mais amplo com a equipe, pois isso poderia ser entendido de modo equivocado, de maneira rotuladora, com o risco de consequências importantes. Essa questão conceitual é um dos desafios do trabalho interdisciplinar, pois diferentes campos de saber podem ter embasamentos epistemológicos diferentes e há necessidade e um alinhamento teórico-prático que, de fato, promova um trabalho de cuidado integral. Para isso, é preciso que cada campo de saber tenha abertura para o conhecimento do outro, reconhecendo que há ali "algo que não se sabe", e além disso, no encontro interdisciplinar, estar disponível para se engajar na construção de um conhecimento com uma linguagem diferente da sua. Nesse sentido, sem esse trabalho cuidadoso, esse alinhamento, ao afirmar que o diagnóstico da mãe é psicose ordinária sem outras explicações, fica óbvio que esse diagnóstico psicanalítico seria mais prejudicial do que um elemento para reflexão produtiva.

Esse tipo de cuidado é fundamental quando se trabalha na área de psicologia da hospitalar, estabelecendo um trabalho interdisciplinar e que permite a construção de uma relação transferencial com a própria equipe de saúde. Zihlmann[17] ressalta que a implantação de um serviço de atendimento psicológico no contexto hospitalar não depende unicamente da demanda de atendimento psicológico dos pacientes, mas também necessita do estabelecimento de um campo transferencial junto à equipe multidisciplinar. Isso significa que deve se estabelecer uma demanda de um saber dirigido ao psicanalista[18] que esteja para além do saber que esta equipe já possui (no caso, o saber do campo biomédico). Essa demanda de saber na equipe de saúde pode ocorrer em relação a um "não saber" quanto ao sofrimento emocional do paciente, na medida em que a equipe médica consegue responder ao paciente apenas com um saber quanto aos aspectos objetivos e biológicos. Assim, Zihlmann[17] destaca que fenômenos que parecem "coisas diferentes" são, na verdade articuladas, ou seja, a construção de um campo transferencial psicanalítico com equipe de saúde e o atendimento psicanalítico dos pacientes. Isso se deve ao fato de que, o atendimento psicanalítico com os pacientes só acontece se a equipe de saúde puder entender que o atendimento psicológico do paciente tem uma função, para além do seu escopo de saber. Isso significa que a presença de um psicanalista na equipe de saúde faz com que se inclua um saber novo, de outra ordem, que visa tratar justamente daquilo que a equipe não sabe[18].

Sendo assim, ao discutir com a equipe o sentido e a complexidade do diagnóstico e da situação, o que a equipe caracterizou inicialmente como "estranho", acaba por indicar que, diante da dinâmica da mãe, a equipe assumiu um lugar de saber e usa dessa prerrogativa para acusar a mãe de não ser adequada, partindo de concepções idealizadas sobre o sujeito e sobre o que é maternidade. Quando se introduz na reflexão a lógica do inconsciente, para pensar a estrutura do sujeito e a própria noção de maternidade (e o lugar da reprodução), há uma complexificação de conceitos que precisa ser adequadamente trabalhada junto à equipe inter/multiprofissional.

Por fim, cabe aqui uma reflexão sobre a criança, que ficou um tanto à sombra até então, talvez em virtude da característica chamativa da mãe, que se coloca como o centro da questão. Fica evidente que o diagnóstico situacional da criança tem profunda relação com o diagnóstico da mãe, pois quando ele está com a mãe, há um comportamento disfuncional, mas com outras pessoas a criança tem um comportamento "carinhoso" e funcional.

Quanto ao processo edípico da criança, é preciso investigar melhor o lugar que ele ocupa no desejo dos pais, enquanto falo, sintoma ou objeto[19,20]. Considerando a hipótese diagnóstica da mãe, investigar que tipo de arranjo pôde ser criado para a inscrição da castração no filho. Se essa questão é vacilante para a mãe, como isso pode ser transmitido ao filho? Nossa hipótese é que ele ocupa o lugar de sintoma familiar (diante da relação com o pai e a mãe), mas em relação à mãe, propriamente, ele entra em lugar de objeto, ou seja, nessa equação, a criança vacila no lugar de sintoma e no lugar de objeto, o que pode tornar o processo edípico mais complicado. A babá parece ser uma figura com função estabilizadora, podendo haver uma relação triangulada entre a criança, pai e babá, promovendo a possibilidade de que o menino ocupe um lugar narcísico e, assim, dar seguimento ao desenvolvimento edípico. Entretanto, cabe a consideração que isso pode ter consequências importantes para o desenvolvimento de Bruno, na falta desse suposto elemento estabilizador. Enfim, as reações de ordem psicossomática da criança colocam em evidência a importância e a necessidade de um olhar mais cuidadoso voltado para o seu cuidado emocional. Bruno é uma criança bastante atendida do ponto de vista socioeconômico: aparentemente nada lhe falta. Mas um olhar cuidadoso para sua curta trajetória de vida, nos faz pensar que se trata de uma criança que precisa, de fato, de um acompanhamento cuidadoso, em uma ação de prevenção em saúde mental.

Ainda que de modo intuitivo, a equipe de saúde percebe que algo não está normal na relação mãe-bebê e, de forma acertada, faz uma demanda de atendimento (e de saber) aos profissionais da Psicologia. Eis, uma excelente oportunidade de construção e encontro que deve ser cuidadosamente aproveitada por todos: um caso que colocou todos para pensar foi precioso para permitir o início da construção de um trabalho, de fato, interdisciplinar.

REFERÊNCIAS BIBLIOGRÁFICAS

1. Bíblia Sagrada. São Paulo: Paulus; 2015. Romanos 7:19-24
2. Sicherer SH. Clinical aspects of gastrointestinal food allergy in childhood. Pediatrics. 2003;111(6 Pt3):1609-16.
3. Toporovsky MS, Vieira MC, Spolidoro JVN, Morais MB, Fagundes-Neto U. Alergia ao leite de vaca. In: Lopez Fa, Campos Jr D. Tratado de Pediatria – Sociedade Brasileira de Pediatria. Barueri: Manole, 2007. p. 863-71.
4. Shimamoto ATH, Morais MB. Intolerância à lactose. In: In: Palma D, Escrivão MAMS, Oliveira FLC. Guias de medicina ambulatorial e hospitalar da UNIFESP-EPM. Nutrição Clínica na infância e na adolescência. Barueri, SP: Manole, 2009.

5. Halken S. Prevention of allergic disease in childhood: clinical and epidemiological aspects of primary and secondary allergic prevention. Pediatr Allergy Immunol. 2004:15 (Suppl. 16):9-32.
6. Bonini S. The hygiene hypothesis: epidemiologic evidence. JPGN 2005;40:S37-S38.
7. Vieira MC, Toporovsky MS, Morais MB, Spolidoro JVN, Fonseca MC, Araújo GT, et al. Cow's milk allergy in children: a survey of its main features in Brazil. JPEN. 2005;29:527.
8. Morais MB, Fagundes Neto U. Alergia alimentar. In: Lopez FA, Brasil ALD. Nutrição e dietética clínica em pediatria. São Paulo: Atheneu, 2003.
9. Fiocchi A, Assa'ad A, Bahna S. Food allergy and introduction of solids foods to infants: a consensus document. Ann Allergy Asthma Immunol. 2006; 97:10-21.
10. Speridião PGL; Morais MB. Alergia à proteína do leite de vaca. In: Palma D, Escrivão MAMS, Oliveira FLC. Guias de medicina ambulatorial e hospitalar da UNIFESP-EPM. Nutrição Clínica na infância e na adolescência. Barueri: Manole, 2009.
11. MANNONI, M. A primeira entrevista em psicanálise. São Paulo: Campus, 2004.
12. Pinto, EB. Os sintomas psicofuncionais e as consultas terapêuticas pais/bebê. Estud. psicol. 2004; 9(3): 451-457. Disponível em: http://www.scielo.br/pdf/epsic/v9n3/a07v09n3.pdf
13. Fisberg, M.; Tosatti, A. M.; Abreu, C. L. A criança que não come-abordagem pediátrico-comportamental. Blucher Medical Proceedings. 2014;1(4): 176-189.
14. Laender NR. Da psicose extraordinária à psicose ordinária. Reverso. 2010;32(59):39-47. Disponível em: http://pepsic.bvsalud.org/scielo.php?script=sci_arttext&pid=S0102-73952010000100005&lng=pt&tlng=pt
15. Tironi, AC. A psicose ordinária e os inclassificáveis das categorias lacanianas. Opção Lacaniana on line. 2010;1(1):1-11. Disponível em: http://www.opcaolacaniana.com.br/pdf/numero_1/psicose_ordinaria.pdf
16. Rosa, M. A psicose ordinária e os fenômenos de corpo. Rev. Latinoam. Psicopat. Fund. 2009;12(1):116-129. Disponível em: http://www.scielo.br/pdf/rlpf/v12n1/a08v12n1
17. Zihlmann, KF. Um olhar a mais: construção do trabalho psicanalítico na situação da perda da visão do paciente no contexto hospitalar. Revista Subjetividades; 2014.14(1): 05-114. Disponível em: http://pepsic.bvsalud.org/pdf/rs/v14n1/10.pdf
18. Silvestre, D. & Silvestre, M. A transferência é amor que se dirige ao saber. In: Miller, G. (org), Lacan. Rio de Janeiro: Jorge Zahar Editor; 1987. p.92-101.
19. Lacan, J. (1938). Os complexos familiares na formação do indivíduo. In: Lacan, J. Outros escritos. Rio de Janeiro: Jorge Zahar Editor; 2003. p.29-90.
20. Lacan, J. (1969). Nota sobre a criança. In: Lacan, J. Outros escritos. Rio de Janeiro: Jorge Zahar Editor; 2003. p.369-370.

16

O Desafio das Malformações Congênitas em Urologia Pediátrica

ANA CRISTINA DE OLIVEIRA ALMEIDA

O nascimento de uma criança pode se transformar em vivência mobilizadora de angústias e grande sofrimento para os pais. Ao mesmo tempo, instaura grandes desafios para as equipes de saúde. Usualmente, ao pensarmos no nascimento de uma criança, há uma tendência a nos reportarmos a representações festivas envolvendo o bebê e seus pais. Entretanto, ao nascer um bebê com uma malformação urológica, tais representações e fantasias acerca do bebê caem por terra. Surgem questões envolvendo a necessidade de cirurgias precoces, hospitalização e procedimentos complexos, ou a impossibilidade de responder à simples questão acerca do sexo social do bebê em alguns casos, devido a alterações anatômicas graves. O avanço tecnológico tornou possível a identificação de intercorrências no decorrer de uma gestação, e o planejamento de cuidados preventivos e intervenções intrauterinas, proporcionando uma sobrevida maior de crianças com o diagnóstico de anomalias congênitas[1].

Dentre as grandes malformações congênitas urológicas, destaca-se a extrofia de cloaca[1], pela sua complexidade e necessidade de tratamento interdisciplinar. É a anomalia mais complexa e severa dentre todas as formas de extrofias, ocorrendo em um para cada 200 a 400 mil nascimentos. Apresenta prevalência maior no sexo masculino, numa proporção de dois homens para uma mulher. Exige cuidados intensivos neonatais, suporte nutricional mas, com técnicas cirúrgicas aprimoradas, é possível se obter uma taxa de 100% de sobrevivência[2].

Nesse contexto, a urologia pediátrica apresenta crescente avanço na área de pesquisa clínica e no desenvolvimento de técnicas cirúrgicas para a reconstrução de hipospádia, extrofia vesical e incontinência urinária; intervenções cirúrgicas precoces por vídeo (laparoscópicos, cirurgia robótica) são utilizadas com mais frequência e eficácia para o tratamento de malformações urológicas. Ao urologista pediátrico são colocadas, contudo, questões bioéticas na definição de condutas que vão além da prática médica. A angústia dos pais, a qualidade de vida da criança e a construção de novas formas de relação com seu pequeno paciente provocam inquietações e a necessidade de trabalho interdisciplinar. Quanto mais complexa a malformação urológica, maior a necessidade de interlocução com saberes e práticas diversas.

CONSIDERAÇÕES ACERCA DOS PAIS

Ao deparar-se com o diagnóstico de uma malformação, os pais veem-se com dificuldades para a elaboração de projetos e desenvolvimento para o seu filho, uma vez que a realidade médica sinaliza e apresenta uma ideia mais concreta a respeito da criança e seu futuro. Por vezes os pais antecipam para o urologista questões sobre a adolescência, vida adulta e depositam nos procedimentos cirúrgicos fantasias de cura como modo de defesa ante à angústia de morte suscitada pelo diagnóstico da malformação congênita.

Desse modo, o casal parental irá vivenciar o luto pelo bebê imaginário, idealização formada por sonhos e expectativas, para se adaptarem ao bebê real dentro de um contexto de hospitalização, repercutindo em sentimentos de estresse e sofrimento psíquico devido à internação[3,4,5].

Em países desenvolvidos, há a opção de interrupção da gravidez quando a gestante obtém o diagnóstico de algumas malformações. Na Suíça, todas as mulheres interrompem a gravidez frente ao diagnóstico de anomalia cromossômica, enquanto nos EUA a porcentagem varia entre 94 e 100%. Quanto ao diagnóstico de desordem metabólica, tanto a Austrália quanto os EUA apresentam uma taxa de interrupção de 100%. Na Inglaterra e, novamente nos EUA, frente o diagnóstico de espinha bífida, a taxa de interrupção também é de 100%, enquanto na Austrália a taxa é de 95%[6].

Após o diagnóstico de uma anomalia congênita pré-natal ou pós-natal, os pais precisarão exercer uma série de cuidados que poderão impactar o seu bem-estar e qualidade de vida, vivenciando sentimentos de depressão, tristeza, desvalorização, culpa, sobrecarga, vulnerabilidade, fracasso e estresse[7].

Devido à complexidade da situação, a comunicação do diagnóstico antenatal pode, também, representar um fator de sofrimento para o casal, além de dificuldades para os membros da equipe de saúde[8]. Ou seja, apesar de não ser determinante da reação dos familiares, a qualidade da comunicação irá influenciar e interferir no modo como os pais irão enfrentar a patologia constatada. Comunicar informações penosas a um paciente e sua família representa uma dificuldade significativa para o profissional de saúde devido à frustração emergente da limitação terapêutica e do receio de uma autoavaliação negativa frente a sua própria limitação como profissional[9]. Tratando-se de malformação urológica rara e complexa, é significativo o número de profissionais de saúde que desconhecerão a condição médica e a complexidade dos cuidados de saúde necessários ao bebê recém-nascido com extrofia de cloaca, por exemplo. É muito comum na realidade brasileira, a demora no diagnóstico das malformações urológicas em razão da raridade e, consequente, desconhecimento das equipes de saúde. Nesse contexto, podem surgir dificuldades na relação médico-paciente inerentes às dificuldades em lidar com situações que implicam na construção e definição de parâmetros que possam referenciar as condutas que envolvem os cuidados com o paciente e sua família.

A partir da postura adotada pelos profissionais de saúde, os princípios da bioética principalista podem vir a ser violados, uma vez que os pacientes são privados de uma relação personalizada e individual com a equipe de saúde. O formalismo terapêutico deve ser evitado, respeitando a angústia do paciente e familiares, considerando seus pensamentos e receios na definição de condutas terapêuticas. A equipe de saúde se depara com sentimentos de impotência, visto que por vezes o que pode ser oferecido como tratamento médico não é o que a família espera, ou melhor, deseja[10].

Uma postura inicial acolhedora oferecida aos pais diminui a vulnerabilidade em que se encontram ao assegurar o acompanhamento e a informação sobre a condição do bebê, respeitando o tempo necessário para assimilar e elaborar o diagnóstico comunicado, possibilitando o resgate da autonomia do casal. No entanto, o médico não irá atuar sozinho: sua ação deverá ser em conjunto com toda a equipe multiprofissional de saúde, a qual também irá acompanhar o caso, acolhendo não só o casal, mas a família como um todo.

A psicologia pode contribuir ao atuar como um agente facilitador na relação entre o paciente, seus familiares e a equipe de saúde, proporcionando um espaço para que os sentimentos decorrentes da hospitalização, tratamentos clínicos e/ou cirúrgicos possam ser expressos, acolhidos, elaborados e significados[11].

Em seus estudos acerca da maternidade, Winnicott[12] descreveu a preocupação materna primária como uma condição psiquiátrica muito especial vivida pela mãe, principalmente no período final da gravidez, na qual ela apresenta uma sensibilidade aumentada que possibilita uma adaptação sensível e suficientemente boa às necessidades do bebê, conseguindo se preocupar com ele de maneira a excluir outros interesses. A mãe saudável alcança esse estado temporário, que se assemelha a uma doença e recupera-se dele de maneira natural.

Entretanto, no caso da criança doente e hospitalizada, muitas vezes não é possível que a mãe realize essa função, pois a criança necessitará de cuidados técnicos e recursos, em que os cuidados afetivos e intuitivos da mãe não serão suficientes por si só para a necessidade dessa criança[13]. Esse contexto impossibilita manter a mesma estabilidade segura e amorosa dos cuidados da mãe diante da fragilidade imposta pela doença, em muitos casos não sendo possível à mãe nem mesmo ser a provedora de cuidados básicos, tais como alimentação e higiene do filho. Assim, a mãe deixa de ser a pessoa que melhor conhece e a principal responsável pela criança, para ceder lugar à equipe de saúde, tomando a função muitas vezes de cuidadora secundária, passando a sentir-se impotente e incapaz diante do filho.

Freud[14] apresenta a experiência materna e paterna como um momento em que os pais revivem e reproduzem seu próprio narcisismo já abandonado, atribuindo suas perfeições ao filho e deixando de lado suas deficiências, depositando nesse ser uma nova possibilidade de realização de seus sonhos, até então não concretizados e não atribuindo a ele a necessidade de respeitar certas condições por eles já aceitas na vida, como o desprazer, a doença e a morte. Mannoni[15] refere que a sociedade impõe à criança a função de realizar os sonhos perdidos e reparar os fracassos dos pais, sendo as queixas dos pais quantos às crianças ligadas à problemática do adulto. Nesse sentido, entende-se como esperado que a mãe nutra a expectativa de que seu filho seja belo e sadio, sendo uma desconstrução dessa expectativa o momento em que se depara com uma criança doente.

Desse modo, a notícia da doença congênita impõe à mãe a vivência do luto pelo filho idealizado, e exige intenso trabalho psíquico frente à existência da criança real e suas necessidades decorrentes da condição médica[13,16,17]. Em *Luto e Melancolia*, Freud[18] considera o luto como a reação à perda por alguém que se ama e o aponta como um estado de espírito que implica em um desinvestimento pelo mundo externo e da capacidade de adotar um novo objeto de amor, ou seja, substituir o objeto perdido.

Com isso, podem surgir dificuldades no vínculo e cuidado com a criança real. De acordo com Marson[17], a mãe poderá demandar um tempo de elaboração que pode transcender ao tempo de internação, por esperar a garantia de poder investir afetivamente na relação com este bebê, sem risco de nova perda. Para Battikha et al.[17], além do luto pelo bebê desejado as mães sofrem com o decréscimo da auto-estima, pois em vez de se sentirem orgulhosas pela sua produção, sentem-se incompletas, incapazes e impotentes devido às condições do bebê.

O impacto emocional e repercussões da doença para a criança e sua família são aspectos importantes a serem discutidos na assistência hospitalar. Castro e Piccinini[19] afirmam que a doença crônica pode ser vista como estressor que afeta o desenvolvimento da criança e as relações sociais dentro da família. Refletindo sobre os impactos da doença e hospitalização, Gonçalves[4] afirma que a angústia que se apresenta em contextos de impotência e limitação é de castração, e está estreitamente ligada a situações da internação, sofrimento imposto pelo tratamento e doença.

A angústia de castração é decorrente do medo de ser separado de algo extremamente valioso para o indivíduo. O medo da morte é análogo ao medo da castração; logo a angústia de castração pode ser definida como uma reação a situações de perigo e ameaça à integridade do sujeito[4]. As intervenções cirúrgicas e procedimentos médicos necessários à saúde do bebê nascido com malformação congênita incrementam a angústia de castração nos pais e sentimentos de impotência na equipe de saúde.

Castro e Piccinini[19] destacam que há poucos estudos sobre o tema da enfermidade crônica na criança e sua família, e que apesar disto, as evidências apontam que relações familiares são fundamentais para o enfrentamento da doença e do tratamento prolongado, que geralmente é necessário. Assim, para os autores, em relação à doença a família assume um papel de moderadora em atenuar os efeitos negativos dessa, construindo para a criança um ambiente facilitador. Jerusalinski[20] afirma que nas UTIs, por exemplo, na intervenção com bebês não há um pedido formulado pelos pais uma vez que o psicólogo integra a equipe de profissionais de saúde que acompanham a família durante a internação. Para a autora, o trabalho em situações como nascimento prematuro, diagnóstico de uma patologia no nascimento ou complicações no parto, tem caráter de urgência. A intervenção para ela aponta para o resgate dentro do tempo de internação do bebê da inscrição da criança no tempo subjetivo do pai e da mãe.

Embora para Castro e Piccinini[19] seja possível supor que o estresse em pais e mães de crianças com doenças crônicas seja similar, geralmente, as mães se envolvem mais no tratamento, indo ao hospital com mais frequência e interagindo com a equipe de saúde que trata da criança. A maior participação de mulheres nos cuidados dos filhos tem relação com as representações sociais de homens e mulheres, como apontam Freitas et al[21]. De acordo com os autores, as representações acerca das mulheres e o tratamento a elas dado pela sociedade tem relação com funções familiares ligadas a vínculos afetivos e pessoais, enquanto as representações acerca dos homens preveem majoritariamente relações ligadas à organização da produção.

No entanto, com mudanças socioculturais, como a entrada da mulher no mercado de trabalho e progressiva modificação dos padrões de estrutura familiar tradicional, Coutinho e Morsch[22] destacam que o homem passou a assumir novas funções sociais e familiares. Se a família é um âmbito importante para pensarmos nas mudanças nos cuidados com a criança, há que se destacar que essa foi também influenciada pelas novas relações econômicas ligadas ao modo de produção capitalista no fim do século XIX e início do século XX, que trouxeram redefinições importantes no âmbito público/privado, transformando as relações de gênero e redesenhando os papéis masculinos na sociedade. A respeito das mudanças nos papéis sociais e paternidade Freitas et al.[21] destacam que no mundo do trabalho, as conquistas do movimento feminista são facilmente observáveis com a inserção das mulheres em atividades antes reconhecidas como exclusivamente masculinas, bem como no espaço privado em que homens compartilham com mulheres os cuidados com a casa e com os filhos. Nesse sentido, a aceitação pelos parceiros da participação feminina no mercado de trabalho remunerado representa uma drástica reformulação da identidade masculina tradicional enquanto provedor da família.

Embora em menor grau que as mulheres, atualmente observam-se maior envolvimento paterno em diferentes aspectos da vida dos filhos, como na educação. Genesoni e Tallandini[23] nomeiam de nova cultura da paternidade, o atual processo de redefinição do papel do pai, antes visto exclusivamente como o provedor e disciplinador, para aquele que também se implica no cuidado das crianças de todas as idades, havendo consequentemente uma atualização da sociedade, mulheres, casais e famílias.

Assim como a figura materna, o papel da figura paterna é estruturante na constituição psíquica do sujeito. Campos[24] discute que a personalidade é estruturada a partir dos primeiros anos de vida, sendo que é marcada inicialmente, pela relação simbiótica mãe e bebê até o momento em que, com o amadurecimento psicológico e físico, o pai é incluído no campo de relações da criança. É nesse período, de acordo com a autora, que se dá início o complexo de Édipo, constituído pela tríade mãe-bebê-pai. A respeito da figura paterna Saraiva, Reinhardt e Souza[25] afirmam:

> *A saída do estado narcisista da criança deve ser facilitada pela mãe ao propiciar a entrada em cena de um pai respeitado e valorizado. A passagem para uma triangulação edípica permitirá ao filho o reconhecimento de terceiros, possibilitando dessa forma seu ingresso nas relações sociais. O pai é quem faz a mediação entre o desejo da mãe e do filho, dá continuidade à proibição do incesto, exercendo papel do terceiro que interdita a relação.*

Com relação ao desenvolvimento emocional do bebê Winnicott[26] postula que fazem parte do processo: a dependência absoluta na qual o bebê depende totalmente dos cuidados da mãe, a dependência relativa onde o bebê se dá conta dos cuidados maternos e pode relacioná-los ao impulso pessoal, e o rumo à independência, período em que a criança desenvolve a possibilidade de viver sem o cuidado real, ou seja, tem acumuladas recordações dos cuidados, introjeções e projeções de suas necessidades pessoais. O autor destaca que no período da dependência relativa, a criança começa a lidar com o sentimento de perda e ansiedade com os afastamentos da mãe. Assim, a criança passa a se vincular com substitutos da mãe, como o pai, que é importante também na medida em que oferece um sentimento de segurança e apoio, transmitido pela mãe ao bebê. No entanto, atualmente algumas pesquisas apontam para sentimentos de desamparo e ansiedade vivenciada por pais, cujo nascimento dos filhos teve alguma complicação[22,27,28,29,30]. Discutem segundo a visão winnicottiana a questão da paternidade do ponto de vista da sua importância para a constituição do sujeito a partir do referencial das mudanças de papéis na cultura ocidental. Destacam que o cuidado pode ser realizado por outros que não a mãe, como os pais, os avós, ou alguém que tenha disponibilidade para criar:

> *Assim, parece-nos possível conceber que não necessariamente as relações de cuidado seguem o modelo da relação mãe e filho e sim o contrário, que a relação mãe-bebê se inscreve no contexto das relações humanas de cuidado. Consequentemente, o paradigma a seguir não é o da maternagem, e sim o do cuidado, o qual evidentemente se inscreve a própria maternidade.*

Paralelamente, ainda que em menor número, o aumento da participação dos pais em questões de saúde e educação dos filhos é, segundo Genesoni e Tallandini[23], uma tendência que não se refere à questão de o pai ser mais ou igualmente cuidador da criança, mas ao fato de que as expectativas quanto ao interesse na função paterna e processos psíquicos envolvidos, cresceram nas últimas três décadas.

A produção literária a respeito da percepção paterna quanto à internação e rotinas hospitalares de filhos com doenças crônicas é, no entanto, menor quando comparada às produções que se dedicam ao estudo das percepções maternas. Nos estudos sobre hospitalização infantil também pouco se tem falado do pai, tanto no que concerne à sua importância, quanto a respeito de suas vivências pessoais. Geralmente, encontramos pesquisas que levam em consideração os pais (mães e pais), mas dificilmente o pai é o centro do estudo[31]. Entretanto, no cotidiano dos profissionais que assistem a mãe e sua criança nascida com malformação congênita urológica, observa-se dificuldades no relacionamento conjugal, dificuldades na compreensão da condição médica e, por vezes, a não aceitação da criança nascida com malformação congênita urológica por parte de um dos pais ou do casal parental. Não raro vemos os avós assumirem o cuidado de crianças nascidas com essas condições médicas. As dificuldades na compreensão e elaboração dos conflitos suscitados pela condição médica do filho suscitam e/ou exacerbam conflitos do casal parental e não raro a separação. Tais conflitos interferem na relação dos pais com a equipe de saúde; os pais tendem a solicitar do médico cirurgião soluções idealizadas para o tratamento de seu filho(a), especialmente, quanto ao aspecto da genitália e incontinência urinária. Sobre o urologista pediátrico recaem fantasias e demandas cura que denunciam o sofrimento emocional dos pais.

SOBRE PAIS, FILHOS E A EQUIPE DE SAÚDE

O adoecimento de um dos membros da família[32] causa impacto na dinâmica familiar, desencadeando rupturas e mudanças de papéis de modo a possibilitar a inclusão do ato de cuidar do familiar doente à rotina da família. Quando se trata de malformações congênitas e/ou doenças crônicas, essa família é atingida em maior grau, pois se afetam as funções individuais e a realização das atividades diárias do indivíduo doente, causando a sua hospitalização ou adoção do uso de dispositivos especiais por longos períodos que podem levar meses ou anos, podendo abalar a família de forma definitiva[33]. A doença é uma situação de crise, portanto altera a vida da criança e da família, gerando ansiedades, angústias e conflitos[34]. Um dos principais impactos na vida dos pais é descobrirem que seu filho possui uma doença que ameaça sua vida, pois essa notícia é causadora de frustrações nos sonhos e expectativas dos pais quanto ao futuro dos filhos e lhes exige a busca por novas significações e estratégias de enfrentamento frente a tal situação. Nesses casos, sentimentos de desamparo e impotência acometem pais e equipes de saúde e, por vezes, o isolamento e ausência da palavra são pedidos de acolhimento e escuta para a expressão do sofrimento e produção de novos sentidos à vivência de finitude e perda.

Por se tratar de um ambiente desconhecido, a internação hospitalar tende a ser uma vivência desagradável tanto para a criança, como para seu cuidador, pois desperta, muitas vezes, sensações de medo e ansiedade[35]. A ansiedade é definida por Guidolin e Célia[36] como um estado emocional que abrange sensações de medo, insegurança, apreensão e antecipação, pensamentos negativos, expressos muitas vezes por meio de desconfortos somáticos.

A falta de informações sobre o estado de saúde do familiar adoentado também é apontada por Lustosa[37] como um dos fatores a dificultar a vivencia de familiares e cuidadores de pacientes hospitalizados. Carnier, Rodrigues, e Padovani[38] referem que o sofrimento vivenciado pelos pais durante o tratamento dos filhos pode estar relacionado às significações individuais das mães com relação ao procedimento a que seus filhos serão submetidos, seja por falta de informações esclarecedoras, seja por fantasias e/ou crenças.

O tratamento em si também é considerado um evento estressor para a criança, pois ele pode submetê-la a procedimentos invasivos e dolorosos, sendo o período pré-cirúrgico grande gerador de ansiedade para os pais por conta da separação da criança e por observar o estresse do próprio filho ao ser submetido a tais procedimentos, como anestesia e cirurgias[38].

Pelo fato de o filho adoentado necessitar de longos períodos de internação, as mães de crianças com doenças crônicas frequentemente permanecem mais tempo no hospital do que em suas casas, resultando em mudanças significativas na sua vida familiar e financeira. A inclinação ao cuidado materno é maior e mais forte pelo filho doente, assim, os irmãos ficam sob responsabilidade de outros familiares, uma vez que essas mães se sentem culpadas em deixar esse filho sob o cuidado de outra pessoa durante a internação, não se permitindo nem ao menos momentos de lazer. Desse modo, as mães acabam por perder ou renunciar também a seus empregos devido à necessidade de cuidado integral ao filho doente[33]. Iungano e Tosta[13] também apontam para sentimentos de culpa nos relatos das mães pesquisadas, por deixar os cuidados dos outros filhos por conta da necessidade de acompanhamento do filho hospitalizado. As autoras apontam ainda, a distância dos familiares e de suas residências como um acréscimo de dificuldade para o enfrentamento das mães com relação a vivencia da internação de seus filhos. Nesse estudo, as mães se descreveram como exiladas de seu universo, por terem se afastado de suas casas, trabalhos e pessoas de convivência diária e aliado a isto, a falta de oportunidades de descanso e dedicação a outros interesses impostos pela obrigatoriedade dos cuidados com o filho hospitalizado fez com que essa experiência fosse sentida como um peso para algumas mães.

De acordo com as normas básicas de alojamento conjunto pediátrico de 1984 do Ministério da Saúde[39], o sistema de alojamento conjunto com constante presença da mãe ou outro familiar responsável durante todo o período de internação foi adotado no Brasil primeiramente em São Paulo, com a Lei nº SS 165[40], na década de 1980. O Estatuto da Criança e do Adolescente (ECA, 2008)[41], a partir da década de 1990, tornou universal o direito da criança e do adolescente em usufruir do alojamento conjunto pediátrico, por meio da Lei nº 8069[42].

Devido ao sofrimento emocional vivenciado por estas mães durante os processos cirúrgicos de seus filhos, faz-se necessário um olhar diferenciado a elas, de modo a oferecer um apoio com o objetivo de evitar maiores danos à saúde destas e implicações indesejadas desse estresse no cuidado dela com o filho[38]. Frente a esta situação se faz necessário a adoção de medidas preventivas realizadas de forma multidisciplinar que possibilitem oferecer um apoio a esta mãe, visto que a ansiedade da mãe tem efeito negativo para o vínculo mãe-bebê[36].

Desse modo, a presença do profissional da psicologia no ambiente hospitalar é apontada como fundamental, pois a partir de sua escuta e sua técnica pode auxiliar esta mãe no enfrentamento da doença do filho, de forma a possibilitar sua reestruturação egóica[37,43,44,45], aponta ainda o psicólogo como facilitador da comunicação entre equipe de saúde e familiares, podendo desse modo facilitar que a família venha a contribuir para o tratamento do familiar adoentado, além de diminuir a ansiedade por falta de informações.

Considerando que a inserção materna no alojamento conjunto pediátrico é historicamente recente, a equipe de saúde ainda apresenta dificuldades quanto à forma de lidar com este familiar inserido em seu ambiente de trabalho[35]. Esse familiar frequentemente é a mãe, entretanto também é um direito do pai acompanhar seu filho durante a internação.

Se a função paterna é fundamental no desenvolvimento psíquico da criança, provendo-lhe segurança e apresentando a sua entrada na cultura e nas relações fora da família, é necessário que se faça presente também no tratamento, no cuidado, e no amparo emocional à criança, que enfrenta um tratamento prolongado, bem como situações de crise como as internações. Poder legitimar esse espaço e importância, é poder assistir a criança em suas necessidades de suporte.

Uma queixa comum relatada ao urologista pediátrico é o *bullyng* devido à incontinência urinária e uso de fraldas. O apoio e orientação dos pais são fundamentais para proporcionar conforto e compreensão da condição médica de seu filho. Em cada etapa do desenvolvimento infantil surgem questões geradoras de angústia ao paciente e seus pais. Na adolescência os nascidos com extrofia se deparam com um novo desafio; nessa fase a grande maioria dos pacientes já realizou todos os procedimentos cirúrgicos e atingiram a continência urinária, porém apresentam queixas e conflitos acerca da sexualidade[2].

O acompanhamento psicológico pré e pós-cirúrgico é de extrema importância, tanto para a criança, quanto para os pais, a fim de orientar o paciente e família quanto aos procedimentos, auxiliar na resolução de conflitos e minimizar o sofrimento psíquico, possibilitando espaço para a expressão de angústias e ansiedades[46].

ALGUMAS CONSIDERAÇÕES

O impacto do diagnóstico de malformações congênitas propicia a emergência de um sofrimento emocional relacionado à angústia de morte e fantasias terroríficas acerca da condição médica do filho; esse sofrimento é proporcional à complexidade da condição médica e comprometimento do aspecto da genitália. Os pais ao se depararem com a complexidade do tratamento e a criança real, iniciam o processo de luto pelo filho idealizado, configurando a intensificação do sofrimento vivenciado pela mãe. Negação da condição médica e fantasias de cura acerca dos procedimentos médicos são frequentes no cotidiano das equipes de saúde e em especial do urologista pediátrico.

Assim, torna-se relevante a intervenção psicológica junto à pacientes e famílias quando há o nascimento de uma criança com malformação congênita urológica. As intervenções médicas clínicas e cirúrgicas geram fantasias para os pacientes e familiares acerca da sexualidade, gerando repercussões na constituição psíquica destes sujeitos.

A complexidade das malformações congênitas urológicas e suas repercussões para o paciente, família e equipe de saúde tornam necessária uma prática clínica interdisciplinar, visto que há limites em práticas clínicas centrada na doença. Por exemplo, não raro, a queixa de incontinência urinária em pacientes nascidos com extrofia é resolvida por meio de ampliação vesical, porém o paciente e/ou familiar pode apresentar dificuldades na realização de procedimentos para esvaziamento da bexiga com o auxílio de cateteres. A interdisciplinaridade[47,48] permite a construção de ferramentas e dispositivos que possibilitam ir além, pois segue em busca de uma construção de sentidos que a doença e tratamento cirúrgico suscitam no paciente considerando sua subjetividade. A participação e implicação do sujeito em seu tratamento determinam a eficácia do projeto terapêutico, projeto esse a ser construído a partir das interlocuções entre os membros das equipes de saúde, o pequeno paciente e sua família.

REFERÊNCIAS BIBLIOGRÁFICAS

1. Bolla BA, Fulconi SN, Baltor MRR, Dupas G. Cuidado da criança com anomalia congênita: a experiência da família. Escola Anna Nery. 2013;17(2),284-290.
2. Giron AM, Dénes FT, Srougi M. Urologia (Coleção pediatria. Instituto da Criança HCFMUSP). São Paulo: Manole, 2011.
3. Baldissarella L. No Limite Entre a Vida e a Morte: Um Olhar Clínico sobre a Relação Pais/Bebê numa UTI Neonatal. Tese de Especialização, Instituto de Psicologia, Universidade Federal do Rio Grande do Sul, Porto Alegre, 2006.
4. Gonçalves MDO. Morte e castração: um estudo psicanalítico sobre a doença terminal infantil. Psicologia: ciência e profissão. 2001;21(1),30-41.
5. Marchetti D, Moreira MC. Vivências da prematuridade: a aceitação do filho real pressupõe a desconstrução do bebê imaginário? Revista Psicologia e Saúde. 2015;7(1),82-89.
6. Benute GRG. Do diagnóstico de malformação fetal letal à interrupção da gravidez: psicodiagnóstico e intervenção. Tese de Doutorado, Faculdade de Medicina, Universidade de São Paulo, São Paulo, 2005.
7. Albuquerque S, Pereira M, Fonseca A, Canavarro MC. Impacto familiar e ajustamento de pais de crianças com diagnóstico de anomalia congênita: influência dos determinantes da criança. Archives of Clinical Psychiatry (São Paulo). 2012;39(4),136-141.
8. Ferrari S, Zaher VL, Gonçalves MJ. O nascimento de um bebê prematuro ou deficiente: questões de bioética na comunicação do diagnóstico. 25 Psicologia USP. 2010;21(4):781-808.
9. Toma MD, Oliveira WL, Kaneta CN. Comunicação de prognóstico reservado ao paciente infantil. Rev. Bioética (Impr.). 2014;22(3):540-9.
10. Silva LC, Mendonça ARA. Neonatologia e terminalidade da vida: as implicações bioéticas da relação equipe de saúde-paciente-família. Revista Bioética. 2010;18(3):677-90.
11. Volles CC, Bussoletto GM, Rodacoski G. A conspiração do silêncio no ambiente hospitalar: quando o não falar faz barulho. Revista da SBPH. 2012;15(1):212-231.
12. Winnicott DW. A preocupação materna primária. In: Winnicott, D.W. Da pediatria à psicanálise: Obras escolhidas. Rio de Janeiro: Editora Imago; 1956/2000.
13. Iungano EM, Tosta RM. A realização da função materna em casos de adoecimento da criança. Boletim-Academia Paulista de Psicologia. 2009;29(1),100-119.
14. Freud, S. (1914) Sobre o Narcisismo: uma introdução. Edição Standard Brasileira das Obras Psicológicas Completas de Sigmund Freud, vol. XIV (pp. 81-98). Rio de Janeiro: Imago.
15. Mannoni, M. (1967). O sintoma ou a palavra. In Mannoni, M. A criança, sua "doença" e os outros (A. C. Villaça, trad.). Rio de Janeiro: Zahar; 1971. p.29-51.
16. Battikha EC, Faria MCC, Kopelman BI. As Representações Maternas acerca do Bebê que Nasce com Doenças Orgânicas Graves. Psicologia: Teoria e Pesquisa. 2007;23(1),17-24.

17. Marson AP. Narcisismo Materno: quando meu bebê não vai para casa... Revista da SBPH. 2008;11(1):161-169.
18. Freud, S. Luto e Melancolia,Edição Standart Brasileira das Obras Psicológicas Completas de sigmund Freud. Rio de janeiro: Imago Editora; 1917/1976.
19. Castro ED, Piccinini CA. Implicações da doença orgânica crônica na infância para as relações familiares: algumas questões teóricas. Psicologia: reflexão e crítica. 2002;15(3):625-635.
20. Jerusalinsky J. Do neonato ao bebê: a estimulação precoce vai à UTI neonatal. Estilos da Clinica. 2000;5(8):49-63.
21. Freitas WDMF, Silva ATMCD, Coelho EDAC, Guedes RN, Lucena KDTD, Costa APT. Paternity:social responsability of man's role as provider. Revista de Saúde Pública. 2009;43(1):85-90.
22. Coutinho HRB, Morsch DS. A paternidade em cuidados intensivos neonatais. Revista da SBPH. 2006;9(1):55-69.
23. Genesoni L, Tallandini MA. Men's psychological transition to fatherhood: An analysis of the literature, 1989-2008. Birth, 2009;36(4),305-318. doi:10.1111/j.1523-536X.2009.00358.x
24. Campos LPL. As repercussões psicológicas da gravidez no pai. Mental. 2006;4(7):147-160.
25. Saraiva LM, Reinhardt, MC, Souza RDC. A função paterna e seu papel na dinâmica familiar e no desenvolvimento mental infantil. Revista Brasileira de Psicoterapia. 2012;4(3):52-67.
26. Winnicott DW. (1963). Da dependência à independência no desenvolvimento do indivíduo. In: Winnicott, DW. O ambiente e os processos de maturação: estudos sobre a teoria do desenvolvimento emocional. Porto Alegre: Artes Médicas; 1983.
27. Lobo S. As condições do surgimento da "Mãe Suficientemente Boa". Revista Brasileira de Psicanálise. 2008;42(4):67-74.
28. Chemello MR. Paternidade e hospitalização infantil:como o pai vive a experiência de hospitalização de um filho. Monografia do Curso de Especialização em Psicologia Clínica: terminalidade, Infância e família. Instituto de Psicologia da Universidade Federal do Rio Grande do Sul. Porto Alegre; 2006.
29. Bornholdt EA, Wagner A, Staudt ACP. A vivência da gravidez do primeiro filho à luz da perspectiva paterna. Psicologia clínica. 2007;19(1):75-92.
30. Ferreira MC, Aiello-Vaisberg TMJ. O pai suficientemente bom: algumas considerações sobre o cuidado na psicanálise winnicottiana. Mudanças: Psicologia da Saúde. 2006;14(2):136-142.
31. Barros SMMD, Menandro PRM, Trindade ZA. Vivências paternas em UTI neonatal. Psicologia Hospitalar. 2006;4(2):1-18.
32. Brito DCS. Cuidando de quem cuida: estudo de caso sobre o cuidador principal de um portador de insuficiência renal crônica. Psicologia em Estudo. 2009;14(3):603-607.
33. Souza MAD, Melo LDL. Sendo mãe de criança hospitalizada com doença crônica; Being a mother of childhospitalized with a chronillness. REME rev. min. enferm. 2013;17(2):126-131.
34. Vieira ACOA, Santos NO, Lucia MCS. Clínica com crianças em instituição hospitalar. In: Psicologia Hospitalar, neuropsicologia e interlocuções/ avaliação, clínica e pesquisa. 1ª ed. Rio de janeiro: Roca; 2016.
35. Gomes GC, Pintanel AC, Strasburg ADC, Erdmann AL. O apoio social ao familiar cuidador durante a internação hospitalar da criança; El apoyo social al familiar cuidador durante la internación hospitalar del niño. Rev. enferm. UERJ. 2011;19(1):64-69.
36. Guidolin BL, Célia SAH. Depressive symptoms and of anxiety among mothers of pediatric inpatients at a university hospital. Revista de Psiquiatria do Rio Grande do Sul. 2011;33(2):80-86.
37. Lustosa MA. A família do paciente internado. Revista da SBPH. 2007;10(1):3-8. Recuperado em 30 junho de 2014.

38. Carnier LE, Rodrigues OMP, Padovani FHP. Stress materno e hospitalização infantil pré-cirúrgica. Estudos de Psicologia (Campinas). 2012;29(3):315-325.
39. Programa de Assistência Integrada à Saúde da Criança. Ministério da Saúde (DF): PAISC, 1984.
40. São Paulo (Estado). Leis, Decretos. Resolução SS-165, 12 de outubro de 1988. Diário Oficial do estado, SP, 14 de mar., 1989. Seção I, p.99.
41. Brasil. O Estatuto da Criança e do Adolescente (ECA). 3ª ed. Brasília (DF): Editora Ministério da Saúde; 2008.
42. Brasil. Estatuto da Criança e do Adolescente, Câmara dos Deputados, Lei n.8.069, de 13 de julho de 1990. DOU de 16/07/1990 - ECA. Brasília, DF.
43. Bonfim AC, Bastos AC, Carvalho AMA. A família em situações disruptivas provocadas por hospitalização. Revista brasileira de crescimento e desenvolvimento humano. 2007;17(1):84-94.
44. Mendonça VS.Sofrendo entre quatro paredes: relatos de mães acompanhantes dos filhos hospitalizados. Revista eletrônica de Psicologia Política. 2009;7(19):12-19.
45. Moreira EKCB, Martins TM, Castro MM. Representação social da psicologia Hospitalar para familiares de pacientes hospitalizados em Unidade de Terapia Intensiva. Revista da SBPH, 2012;15(1):134-167.
46. Anton MC, Piccinini CA. Aspectos psicossociais associados a diferentes fases do transplante hepático pediátrico. Psicologia: teoria e pesquisa. 2010;26(3):465-473.
47. Filho NA. Transdisciplinaridade e Saúde Coletiva. Ciência e Saúde Coletiva II(1/2), 1997.
48. Mello IM. Humanização da Assistência Hospitalar no Brasil: Conhecimentos Básicos para Estudantes e Profissionais. 2008. Disponível em: http://hc.fm.usp.br/humaniza/pdf/livro/livro_dra_inaia_Humanizacao_nos_Hospitais_do_Brasil.pdf

17

Viver Pra Quê? Cuidando de Pessoas com Ideação Suicida

HELOÍSA GARCIA CLARO
MÁRCIA APARECIDA FERREIRA DE OLIVEIRA

DADOS EPIDEMIOLÓGICOS

Uma pessoa é vítima de suicídio no mundo a cada 40 segundos, totalizando por volta de 800 mil anualmente. Para cada adulto que é vítima de suicídio, 20 outros realizam tentativas. Quase 80% dos casos de suicídio estão concentrados em países de média e baixa renda. Países como a Guiana, por exemplo, tiveram 46 mortes por suicídio em 2015 para cada 100 mil habitantes. Na Mongólia e no Cazaquistão esse número ultrapassa 48. O suicídio é a segunda maior causa de morte entre indivíduos de 15 a 29 anos no mundo e a 17ª causa de morte geral no mundo em 2015[1,2].

No Brasil, em 2015, ocorreram 9,6 mortes por suicídio para cada 100 mil habitantes, o que nos posiciona na segunda faixa de suicídios nos países de acordo com os dados da Organização Mundial da Saúde (de 5 a 9,9/100 mil habitantes)[1,2].

Os números apresentados acima são assustadores e nos falam sobre a importância de estudar o assunto.

Além de prevalente, o suicídio e a tentativa de suicídio são cercados de mitos e estigma que, frequentes na área de cuidado em saúde, dificultam o acesso e adesão a tratamentos. Receber o indivíduo e a família após uma tentativa de suicídio no consultório ou em serviços de saúde é desafiador, pode gerar estresse e sobrecarga ao profissional de saúde, pedindo constante atualização e estudo sobre o tema.

Este capítulo tem por objetivo apresentar conceitos relacionados ao suicídio, possibilidades de cuidado baseado em evidências a pessoas com ideação suicida ou que realizaram tentativas de suicídio, ações de prevenção, discutir mitos, estigmas e aspectos legais que circulam este fenômeno, com o objetivo de fomentar práticas baseadas em evidências, para o cuidado integral do indivíduo em sofrimento psíquico.

CONCEITOS

Para dar início ao estudo envolvendo o universo do suicídio, apresentamos abaixo alguns conceitos importantes e termos que serão usados ao longo do presente capítulo.

Suicídio é a morte causada pelo próprio indivíduo, com evidências de que a pessoa pretendia morrer[3].

Tentativa de suicídio é um ato de natureza autodestrutiva. Por segurança, qualquer ato como envenenamento, automutilação, qualquer que seja a explicação da vítima, deve ser considerado como tentativa de suicídio até que seja esclarecido[3].

Ideação suicida é a presença de ideias, pensamentos, planejamento, vontade ou desejo do indivíduo em finalizar sua própria vida[4].

A literatura apresenta diversas possibilidades de cuidado ao indivíduo que realizou tentativa de suicídio e estratégias de prevenção ao suicídio que podem ser implementadas nas práticas em saúde. Algumas delas serão apresentadas neste capítulo.

POSSIBILIDADES DE CUIDADO

Prática baseada em evidências

O cuidado ao indivíduo com ideação suicida é uma prática complexa, que envolve questões éticas e legais de extrema delicadeza, e envolve a família e, muitas vezes, a comunidade.

Da identificação da ideação suicida ao cuidado pós possíveis tentativas de suicídio, o foco da atenção é o bem-estar do indivíduo cuidado. Aproximar-se de forma respeitosa, investir em vínculo terapêutico e relação de confiança, conhecer os recursos da comunidade, as potencialidades e vulnerabilidades do indivíduo, sua situação de trabalho, moradia e outras questões relacionadas à sua vida são fundamentais.

Para a identificação precoce de problemas ou sinais de comportamento ou ideação suicida, é importante a realização de rastreamento de risco de suicídio em serviços de saúde[5,6]. Alguns instrumentos como a escala de ideação suicida Beck[7] podem ser utilizados em serviços de saúde, consultórios ou até mesmo em escolas e outras instituições com o objetivo de avaliar o risco do paciente relacionado ao suicídio.

Após identificada a ideação suicida e mensurada a iminência do risco com o uso de tais ferramentas, o tratamento do indivíduo pode ser necessário. Para o planejamento desse tratamento, indica-se a atuação de uma equipe interdisciplinar, que poderá atender ao indivíduo em todas as suas necessidades. Avaliar a necessidade de uso de medicações, terapias alternativas, prática de exercícios físicos, treinamento de habilidades do indivíduo, busca por atividades prazerosas, planejamento das atividades da vida diária e o acolhimento dos sentimentos do indivíduo são algumas das questões que serão abordadas por uma equipe qualificada e comprometida com a integralidade do cuidado.

Tratamento com diferentes medicações antidepressivas mostra-se eficiente na redução da ideação suicida e tentativas de suicídio pela literatura em diversas faixas etárias e populações de interesse[8,9].

Entretanto, revisão sistemática apontou que há um risco maior de suicídio em pessoas idosas que fazem tratamento com alguns antidepressivos, sugerindo acompanhamento próximo de equipe de saúde durante este tipo de tratamento[10].

Em programas de tratamento focados à população jovem, apenas metade dos ensaios clínicos incluídos em revisão sistemática reduziu a ideação suicida, tentativas de suicídio e automutilação, sugerindo a necessidade de mais estudos com ferramentas e intervenções destinadas a estes indivíduos[11].

Revisão sistemática aponta que a psicoterapia pode reduzir tentativas de suicídio em adultos, entretanto as evidências desse tratamento para populações de adolescentes ainda não estão estabelecidas na literatura[5].

A literatura mostra rastreamento e encaminhamento para tratamento de saúde mental e investimentos em rede social para os indivíduos com objetivo de redução de isolamento são foco de diversos programas de tratamento à prevenção do suicídio, e que são particularmente eficientes para mulheres[6].

Intervenções psicossociais e comportamentais focadas em pensamento e comportamento suicida são eficientes no pós-tratamento imediato, e estratégias de cuidado que não trabalham diretamente essas questões são eficientes apenas a longo prazo[12].

O envolvimento da família no cuidado ao indivíduo é apontado como importante pela literatura. Juntamente com os familiares e amigos próximos do indivíduo foco do cuidado, é possível compreender a tentativa de suicídio, bem como buscar alternativas a problemas materiais e sentimentais que esteja vivendo[13].

O planejamento das intervenções e ações de saúde a serem realizadas com o indivíduo (Projeto Terapêutico Singular – PTS), deve ser realizado na perspectiva de que ele é o ator principal de seu processo de cuidado. Buscando a autonomia, o cuidado participativo e colaborativo, as discussões de caso devem incluir, sempre que possível, o próprio indivíduo, sua família ou outras pessoas de sua rede social.

Na perspectiva da clínica ampliada, o PTS pertence ao indivíduo, que é cuidado na comunidade, e deve ser planejado de acordo com suas necessidades e recursos. Deve ser reavaliado e repensado durante todo o processo de cuidado. Até mesmo em questões que, a princípio, parecem puramente biológicas, como qual a medicação mais adequada para o indivíduo, deve haver a participação ativa do mesmo. Quando isso acontece, pode-se falar abertamente sobre efeitos indesejáveis que poderão impactar na adesão à terapia medicamentosa, dúvidas suas e de seus familiares, bem como fatores de risco acima citados e que podem, muitas vezes, agravar o comportamento suicida.

Locais e serviços de cuidado

O indivíduo com ideação suicida, seja ele portador de transtorno mental ou não, pode ser atendido em quaisquer dispositivos da Rede de Atenção Psicossocial do Sistema Único de Saúde[14]. Em unidades de atenção primária podem ser realizados rastreamentos e encaminhamentos a grupos do próprio serviço, bem como atendimento psicoterápico ou encaminhamento a outros serviços da rede, como os Centros de Atenção Psicossocial (CAPS).

Os indivíduos que realizam tratamento para transtornos mentais ou consumo de álcool e outras drogas, ou que possuem ideação suicida ou histórico de tentativa de suicídio, devem ser avaliados e acolhidos em suas necessidades de forma integral, por princípio do Sistema Único de Saúde. Desse modo, o local de cuidado a este indivíduo é a rede de atenção psicossocial, e o seu agente de saúde é a equipe interdisciplinar. Tal atendimento inclui acompanhamento de ideação suicida, atendimento à família do indivíduo, encaminhamento a internação em enfermarias de saúde mental em hospitais gerais e uso de quaisquer outros recursos complementares ao tratamento, como as unidades de acolhimento, serviços residenciais terapêuticos, centros de convivência e outros dispositivos da rede.

Além do SUS, estratégias e serviços privados de cuidado e promoção à saúde como consultórios, centros de saúde, hospitais, ambulatórios, entre outros, podem oferecer atendimento uni ou multiprofissional, seja esse de ordem medicamentosa e/ou psicossocial.

PREVENÇÃO

Fatores de risco

Fatores individuais como desemprego, pessoas que vivem sem companheiros, diagnóstico de saúde mental, eventos estressantes na vida dos indivíduos e história familiar de comportamento suicida são apontados por revisão sistemática como risco para o suicídio, demandando maior atenção e acolhimento dos profissionais da saúde[15].

Alguns fatores de risco para o suicídio podem ser objeto de políticas públicas e intervenções, prevenindo, assim, o suicídio.

Estudos mostram que barreiras para o acesso à saúde mental, frequentemente observadas em países como o Brasil[16], podem ser um fator de risco. Além disso, discriminação, trauma, abuso, transtornos de saúde mental, isolamento, falta de apoio social, problemas de relacionamento, situações de perda, uso de álcool e outras drogas, perdas financeiras e desemprego, dor crônica, e outros fatores relacionados e de impacto à saúde mental também são vistos como fatores de risco ao suicídio. Isso pode ser superado com o investimento em políticas de saúde mental inclusivas e abrangentes[17].

Um cuidado à saúde mental abrangente funciona em um espectro que vai desde ações de promoção à saúde e qualidade de vida, passa por intervenções em situações mais transitórias como episódio de depressão relacionado a desemprego ou perda, até situações crônicas como cuidado a indivíduos com transtornos mentais graves e persistentes, desde a atenção primária ao serviço especializado e internações em enfermarias psiquiátricas em hospitais gerais.

Acesso a medicações perigosas, venenos, armas, e outras ferramentas comumente utilizadas para o suicídio, conteúdos inapropriados na mídia, estão associados à prática de suicídio[17-19]. Políticas de controle, conscientização, classificação indicativa, políticas educativas e conteúdos na mídia que falem sobre o perigo de algumas dessas ferramentas, entre outros[17,18], dificultando o acesso a esses meios é uma estratégia de prevenção ao suicídio que, juntamente com a educação de profissionais da saúde focada na importância de estratégias de controle, demonstrou-se eficiente na literatura[20,21].

Estigma associado aos suicidas e à busca por ajuda podem agir como uma barreira ao tratamento. Novamente, políticas educativas, conteúdos de mídia e outras maneiras de conscientização da população podem agir como prevenção[17,22].

Situações de desastre, guerra, países em conflito possuem maior incidência de suicídio. Linhas de telefone (*call center*), políticas públicas de acesso e tratamento a populações em situação de crise, ajuda humanitária e capacitação e treinamento de pessoas da comunidade para trabalharem como agentes de saúde são estratégias indicadas em situações de calamidade[17].

Uma vez que tentativas e mortes por suicídio são particularmente crescentes em idosos, estratégias inovadoras que trabalhem resiliência, envelhecimento positivo, aumento de relações com a família, comunidade e rede social são muito importantes para a prevenção com esta população específica[6].

Acompanhamento de pacientes que passaram por hospitalização por tentativa de suicídio e implementação de call centers para acolhimento desses indivíduos por telefone são medidas apontadas como eficientes para prevenção de novas tentativas de suicídio[21].

Pessoas com história pregressa de tentativa de suicídio e histórico familiar de transtornos mentais e suicídio merecem especial atenção dos profissionais da saúde, o que justifica a investigação dessas questões nos primeiros contatos com o paciente.

Alguns serviços de saúde, principalmente norte-americanos, adotam um acordo entre o profissional de saúde e indivíduo de risco denominado "contrato de não suicídio[I]". Esse acordo, realizado por vezes no primeiro atendimento aos pacientes, tem como objetivo de prevenir tentativas de suicídio. Apesar de pouca pesquisa nesse tópico, esses contratos consistem em acordos documentados de que o indivíduo não fará ações de automutilação ou tentativa de suicídio em um período específico de tempo, ao longo de todo o tratamento, ou sem buscar ajuda do terapeuta ou serviços de emergência. O indivíduo que recebe tratamento pode, nesse documento, elencar intervenções de sua preferência que podem ser feitas em situações como essa. Um exemplo de intervenção seria a internação em serviço de saúde mental, contato com familiares ou determinados profissionais de saúde, entre outros, caso tenha ideias ou planos de suicidar-se[23].

Não podemos deixar de mencionar, quando falamos em suicídio, a rede mundial de internet. Esse recurso pode facilitar o acesso a informações sobre suicídio de modo ambivalente, tanto facilitando ao indivíduo que deseja realizar o ato como auxiliando na procura de ajuda e detecção da ideação suicida por amigos, familiares ou usuários da internet, que podem auxiliar em ações de prevenção. O público mais jovem é o mais propenso a acessar essas informações, uma vez que são os usuários mais frequentes da rede[24].

Mitos e estigma

Notícias veiculadas sobre suicídio são sempre alarmantes, e diversos mitos relacionados a essa prática surgem no imaginário popular. Dos que acreditam que não há nada que se possa fazer para ajudar uma pessoa nessas condições, que estaria, segundo muitos, condenada à morte, aos que acreditam que ideação suicida não passa de estratégia para chamar a atenção e que nada tem de grave, essas ideias populares servem como barreiras impedindo o acesso de quem precisa ao tratamento baseado em evidências científicas. Portanto, identificar e desconstruir tais mitos é um tema de importância para o presente capítulo.

Para esse exercício vamos recorrer aos dados da Organização Mundial da Saúde (OMS) que cita, em publicação de 2014[17], 6 mitos que cercam o suicida, e que, se entendidos, podem nos ajudar a trabalhar com a prevenção do suicídio

---

I. A organização sem fins lucrativos denominada Suicide.org possui, em sua página, textos informativos sobre contratos de não suicídio e alguns exemplos disponíveis em: http://www.suicide.org/no-suicide-contracts.html

e cuidado ao indivíduo com ideação ou que realizou uma tentativa de suicídio. Esses mitos e as respectivas desconstruções estão elencados abaixo:

- uma pessoa que tem ideação suicida não muda – essa frase está equivocada e é contrariada pela literatura, uma vez que o pensamento suicida é, frequentemente, suprimido, e o indivíduo pode voltar a ter uma vida normal[17];
- conversar sobre suicídio deve ser evitado, por que pode ser entendido pelo indivíduo como encorajamento – outro engano, uma vez que o preconceito que envolve o suicídio faz com que muitas pessoas acreditem nessa ideia equivocada. Conversar sobre o suicídio pode mostrar ao indivíduo que ele ou ela tem outras opções, agindo como uma estratégia de prevenção[17];
- somente pessoas com transtornos mentais tem ideação suicida – mais uma ideia equivocada, uma vez que o pensamento suicida indica sofrimento e tristeza, mas não necessariamente um transtorno mental[17];
- o suicídio é sempre imprevisível – outro erro, pois apesar de existirem casos de suicídio repentinos, na maior parte dos casos sinais verbais ou comportamentais precedem o suicídio ou a tentativa de suicídio[17];
- pessoas com pensamento suicida estão decididas a morrer – essa ideia está errada pois a maior parte das pessoas com ideação suicida é, na verdade, ambivalente. Em algumas situações, as pessoas fazem uma tentativa de suicídio e se arrependem posteriormente[17];
- se as pessoas falam sobre suicídio é por que não querem se matar de verdade – novamente, um equívoco, uma vez que as pessoas podem falar sobre suicídio em busca de ajuda. Muitas pessoas com ansiedade, depressão, ou outras questões vivenciam um sofrimento tão acentuado que não veem, naquele momento, outra opção, mas podem ser dissuadidas da ideação suicida ao receberem apoio[17].

QUESTÕES ÉTICO-LEGAIS

Em alguns estados dos Estados Unidos, Inglaterra e outros países, o suicídio foi considerado crime no passado, mas a maior parte dos códigos penais não considera atualmente nem o suicídio ou a tentativa como crimes. O Brasil incriminou, desde 1940, a participação no suicídio de outra pessoa, seja induzindo, aconselhando, fornecendo meios ou ferramentas conscientemente[25].

Os códigos de ética de profissionais da saúde preveem a quebra do sigilo no atendimento ao paciente em situação iminente de suicídio. Esse procedimento, quando há risco claro à vida do paciente, é um direito do paciente, além de um dever do profissional[26].

A visão de que o suicídio é um ato a ser evitado com o paciente é predominante – mas não é unânime. Uma revisão crítica sobre o suicídio e questões envolvidas expõe a visão de que o indivíduo tem poder de escolha sobre sua vida, e que obrigar alguém a viver, ou impedir que a pessoa tire a sua vida como modo de suavizar a sua dor e sofrimento pode ser um ato violento contra o outro[27].

Há, atualmente, um debate em diversos países sobre a eutanásia ou suicídio assistido, não se limita a serviços de saúde e instituições de direito, tendo sido abordado recentemente na mídia em filmes, livros e outros. Argumentos de destaque nesse debate incluem a busca por autonomia, a valorização e respeito à vontade do indivíduo que sofre ou sente dor, a visão individual de morte em diferentes contextos culturais religiosos, razão e sentido que cada indivíduo atribui à sua própria vida, entre outros[28,29]. Embora esses argumentos sejam válidos e mereçam estudo, atualmente a prática em saúde, no que diz respeito ao suicídio, preza pela preservação da vida, podendo inclusive o indivíduo ser internado involuntariamente, em alguns casos, para impedir a tentativa de suicídio.

O profissional de saúde pode sofrer consequências negativas decorrentes do suicídio de um paciente por ele assistido. Estudo americano com psicólogos que assistiam indivíduos que cometeram suicídio demonstrou que alguns desses profissionais respondiam à perda de maneira semelhante a um membro da família[3]. Esse fator reforça o caráter complexo do fenômeno do suicídio, havendo a necessidade do acolhimento e supervisão do profissional de saúde.

CONCLUSÕES

O suicídio, a ideação suicida e a tentativa de suicídio são objeto de cuidado da equipe interdisciplinar de saúde. Fenômeno complexo, exige que o profissional tenha vínculo, olhar atento, utilize de ferramentas desde escalas de rastreamento, a medicações e conhecimento dos serviços disponíveis na rede e comunidade para o acolhimento do indivíduo.

Como a morbidade prevalente que é, de nada adianta que as práticas individuais sejam baseadas em evidências se não existirem políticas públicas de controle aos meios (disponibilidade de armas, por exemplo), educação e conscientização relacionadas ao suicídio. Além disso, importantes ferramentas comunitárias como organizações não governamentais, linhas telefônicas de ajuda, propagandas, manifestações na mídia, são poderosos instrumentos para a prevenção das tentativas de suicídio e acolhimento dos indivíduos pós tentativa. A família dos indivíduos que tentam/realizam o suicídio precisa de especial atenção, bem como os próprios profissionais de saúde. A perda e o luto nessas situações perpetuam o ciclo do sofrimento, e numa perspectiva de cuidado integral, todos devem ser olhados e acolhidos.

Estratégias de educação e divulgação de dados sobre suicídio devem acontecer também com o objetivo de combater o estigma e preconceito que envolve este fenômeno, assim como acontece com toda a área de saúde mental e emocional. Para que as pessoas busquem ajuda e sejam cuidadas de forma humanizada, é necessário que toda a sociedade se responsabilize de forma afetiva e acolhedora frente ao sofrimento intenso que provoca o comportamento e ideação suicida.

Seja em um serviço de saúde terciário ou em um consultório em atendimento individual, fatores de risco ao suicídio devem ser pauta de capacitação e atualização profissional. A identificação dos fatores de risco aqui mencionados é imprescindível para a prevenção do suicídio.

REFERÊNCIAS BIBLIOGRÁFICAS

1. World Health Organization W. Suicide Fact Sheet2018. Available from: http://www.who.int/mediacentre/factsheets/fs398/en/.
2. Global Health Observatory [Internet]. 2017. Available from: http://www.who.int/about/copyright/en/
3. Kazdin AE. Encyclopedia of psychology. Washington, DC: American Psychological Association; 2000.
4. Costa Araújo L, Vieira KFL, de Lima Coutinho MdP. Ideação suicida na adolescência: um enfoque psicossociológico no contexto do ensino médio. Psico-USF. 2010;15(1):47-57.

5. O'Connor E, Gaynes BN, Burda BU, Soh C, Whitlock EP. Screening for and treatment of suicide risk relevant to primary care: a systematic review for the U.S. Preventive Services Task Force. Ann Intern Med. 2013;158(10):741-54.
6. Lapierre S, Erlangsen A, Waern M, De Leo D, Oyama H, Scocco P, et al. A systematic review of elderly suicide prevention programs. Crisis. 2011;32(2):88-98.
7. Werlang B, Borges V, Fensterseifer L, Werlang B, Botega N. Estudo de fidedignidade e validade da escala de ideação suicida de Beck. Comportamento suicida. 2004:189-93.
8. Reinstatler L, Youssef NA. Ketamine as a potential treatment for suicidal ideation: a systematic review of the literature. Drugs R D. 2015;15(1):37-43.
9. Valuck RJ, Libby AM, Sills MR, Giese AA, Allen RR. Antidepressant treatment and risk of suicide attempt by adolescents with major depressive disorder. CNS drugs. 2004;18(15):1119-32.
10. KoKoAung E, Cavenett S, McArthur A, Aromataris E. The association between suicidality and treatment with selective serotonin reuptake inhibitors in older people with major depression: a systematic review. JBI Database System Rev Implement Rep. 2015;13(3):174-205.
11. Calear AL, Christensen H, Freeman A, Fenton K, Busby Grant J, van Spijker B, et al. A systematic review of psychosocial suicide prevention interventions for youth. Eur Child Adolesc Psychiatry. 2016;25(5):467-82.
12. Meerwijk EL, Parekh A, Oquendo MA, Allen IE, Franck LS, Lee KA. Direct versus indirect psychosocial and behavioural interventions to prevent suicide and suicide attempts: a systematic review and meta-analysis. Lancet Psychiatry. 2016;3(6):544-54.
13. Heck RM, Prado Kantorski L, Miritz Borges A, Vasconcellos Lopes C, Casanova dos Santos M, Barbosa de Pinho L. Ação dos profissionais de um centro de atenção psicossocial diante de usuários com tentativa e risco de suicídio. Texto & Contexto Enfermagem. 2012;21(1).
14. Brasil. PORTARIA Nº 3.088, DE 23 DE DEZEMBRO DE 2011. Institui a Rede de Atenção Psicossocial para pessoas com sofrimento ou transtorno mental e com necessidades decorrentes do uso de crack, álcool e outras drogas, no âmbito do Sistema Único de Saúde (SUS). In: Saúde Md, editor. Brasília, DF2011.
15. Mendez-Bustos P, de Leon-Martinez V, Miret M, Baca-Garcia E, Lopez-Castroman J. Suicide reattempters: a systematic review. Harv Rev Psychiatry. 2013;21(6):281-95.
16. Lopes CS, Hellwig N, e Silva GdA, Menezes PR. Inequities in access to depression treatment: results of the Brazilian National Health Survey – PNS. International Journal for Equity in Health. 2016;15:154.
17. WHO. Preventing Suicide: A global imperative 2014. Available from: http://www.who.int/mental_health/suicide-prevention/world_report_2014/en/.
18. Conwell Y, Duberstein PR, Connor K, Eberly S, Cox C, Caine ED. Access to Firearms and Risk for Suicide in Middle-Aged and Older Adults. The American Journal of Geriatric Psychiatry. 2002;10(4):407-16.
19. Lewiecki EM, Miller SA. Suicide, Guns, and Public Policy. American Journal of Public Health. 2013;103(1):27-31.
20. Mann JJ, Apter A, Bertolote J, Beautrais A, Currier D, Haas A, et al. Suicide prevention strategies: a systematic review. JAMA. 2005;294(16):2064-74.
21. du Roscoat E, Beck F. Efficient interventions on suicide prevention: a literature review. Rev Epidemiol Sante Publique. 2013;61(4):363-74.
22. Cvinar JG. Do suicide survivors suffer social stigma: a review of the literature. Perspectives in psychiatric care. 2005;41(1):14-21.
23. Range LM, Campbell C, Kovac SH, Marion-Jones M, Aldridge H, Kogos S, et al. No-suicide contracts: an overview and recommendations. Death Studies. 2002;26(1):51-74.

24. Pereira CCM, Botti NCL. O suicídio na comunicação das redes sociais virtuais: Revisão integrativa da literatura. Revista Portuguesa de Enfermagem de Saúde Mental. 2017:17-24.
25. Fleury GRC. O suicídio no direito pena comparado. Revista de Direito PGE-GO. 2013;19.
26. Rodrigues de Oliveira Zana A, Kovács MJ. O Psicólogo e o atendimento a pacientes com ideação ou tentativa de suicídio. Estudos e Pesquisas em Psicologia. 2013;13(3).
27. Kovács MJ. Revisão crítica sobre conflitos éticos envolvidos na situação de suicídio. Psicologia: teoria e prática. 2013;15:69-82.
28. Ribeiro DC. Autonomia: viver a própria vida e morrer a própria morte. Cadernos de Saúde Pública. 2006;22:1749-54.
29. Horta MP. Eutanásia: problemas éticos da morte e do morrer. Revista bioética. 1999;7(1):59-64.

18

Demandas Subjetivas em Urgências e Emergências: Avaliação e Intervenção

MAYLA COSMO MONTEIRO

 Socorro

Socorro
Não estou sentindo nada
Nem medo, nem calor, nem fogo
Não vai dar mais pra chorar
Nem pra rir
Socorro
Alguma alma, mesmo que penada
Me empreste suas penas
Já não sinto amor, nem dor
Já não sinto nada
Socorro, alguém me dê um coração
Que esse já não bate nem apanha
Por favor! Uma emoção pequena, qualquer coisa!
Qualquer coisa que se sinta
Tem tantos sentimentos
Deve ter algum que sirva
Socorro
Alguma rua que me dê sentido
Em qualquer cruzamento
Acostamento, encruzilhada
Socorro! Eu já não sinto nada...

Arnaldo Antunes

Socorro é o tema da canção de Arnaldo Antunes, que trago como epígrafe e que retrata um grito, por vezes, ensurdecedor, por vezes silencioso, de alguém em sofrimento, que clama por ajuda e por sentido. Dificilmente encontraremos um profissional de saúde, em especial o psicólogo hospitalar, que nunca tenha se deparado com esse grito de dor no hospital, lugar propício para o sofrimento psíquico decorrente do adoecimento ser desvelado. Entretanto, nem sempre há o reconhecimento dessa dor e da angústia que a acompanha. A escuta do sofrimento psíquico se torna necessária, pois é ela que, em algum ponto, possibilita sua elaboração, muitas vezes viabilizando a internação e a adesão ao tratamento médico. As palavras e as formas de comunicá-las permitem trazer à tona o mundo interior, recheado de significados produzidos pela consciência individual e construídos no contexto social no qual o indivíduo está inserido[1].

Nos hospitais a dor se apresenta em seu estado mais bruto, por ser o corpo onipresente nas manifestações do adoecimento[2]. Encontramos, portanto, uma multiplicidade de narrativas do corpo, que serão compreendidas a partir do olhar de quem assiste ao paciente. O médico interpreta o sintoma do paciente, traduzindo seu mal-estar para uma linguagem técnica; enquanto o psicólogo o convida a falar de si, oferece sua escuta e faz uma aposta: a de que sua oferta pode criar demanda. A partir daí, pode ser possível para aqueles sujeitos, nomear seu mal-estar, elaborar o luto pelas perdas sofridas e responsabilizar-se frente a sua doença e tratamento[3]. Espera-se que, com uma oferta de escuta, surja uma demanda dirigida ao psicólogo.

Geralmente, conforme aponta Moretto[4], tais demandas são solicitadas pela equipe de saúde que, ao se deparar com o atravessamento da subjetividade na cena médica pela via do sofrimento – seja do paciente e/ou seus familiares, seja dos próprios membros da equipe – enfrenta dificuldades em seu manejo. A autora chama a atenção para a importância da distinção entre sofrimento e sintoma, considerada fundamental na compreensão de mal-entendidos surgidos no cenário institucional, quando o psicólogo é chamado para dar um parecer.

Uma das maneiras de manifestação do sofrimento é pela via do sintoma, que deve ser reconhecido, diagnosticado e tratado. Assim, por um lado, o paciente, por exemplo, demanda a abordagem do sofrimento (por meio do sintoma); e, por outro, o médico, ou outro profissional da saúde, aborda o sintoma – ainda que reconheça o sofrimento a ele associado, seja como causa ou efeito. O que ocorre, a partir de então, é que nem sempre as equipes de saúde que atuam na abordagem do sintoma, conseguem tratar do sofrimento, que permanece como um elemento enigmático, de difícil manejo, motivando o chamado ao psicólogo para avaliação e conduta. Há uma tendência em equiparar o sofrimento psíquico ao sintoma psicológico[4].

O sofrimento psíquico pode acometer o paciente e seus familiares em qualquer momento da internação e em qualquer lugar dentro do hospital – nas emergências/pronto-socorro, nas UTIs, nos ambulatórios e nos quartos/enfermarias – independente do quadro clínico se configurar como uma urgência ou emergência médica. Entretanto, não podemos deixar de reconhecer que certos locais do hospital são mais propensos para desencadear desestruturação emocional, como as emergências ou as UTIs, em função da imprevisibilidade, da instabilidade e da gravidade do quadro clínico[5]. Nesses locais, a emergência física é o foco principal de intervenção[6].

A definição biomédica de urgência e emergência estabelecida pelo Conselho Federal de Medicina[7] pontua que, em ambas as situações, há uma ocorrência imprevista de agravo à saúde com necessidade de atendimento imediato. Porém, nos casos de emergência há risco iminente de morte ou de sofrimento muito intenso, fazendo desta condição clínica uma prioridade absoluta de atendimento.

Partindo da premissa de que as diferentes reações emocionais do paciente estão relacionadas à gravidade da doença percebida por esse, nem sempre compatível com a gravidade real do caso[8], consideraremos neste capítulo a dimensão subjetiva do adoecimento que irrompe no hospital geral, mas que escapa ao saber biomédico[9,10]. Nessa compreensão, a urgência psíquica, muitas vezes, não coincide com a urgência médica[6]. Apesar das discussões sobre humanização em saúde, o lugar da subjetividade, principalmente no hospital, é ainda o de exceção. O psicólogo age complementando a prática médica, o que não significa necessariamente dar lugar à subjetividade do paciente. Por outro lado, o médico, ancorado em sua cientificidade, assume o papel de imparcial e objetivo[9].

A SUBJETIVIDADE EM CENA: A URGÊNCIA DO SUJEITO

O adoecimento expõe a fragilidade do sujeito, sinaliza a impossibilidade de controlar a vida e a morte, rompe uma linha de continuidade da existência e o confronta com a imprevisibilidade[11]. No hospital, deparamo-nos com realidades internas e externas urgentes e muito hostis[12] que podem deflagrar uma urgência subjetiva[13], conceito utilizado em psicanálise para definir a demanda de todo paciente em situação de crise[14]. Configura-se na urgência psíquica própria de cada sujeito, quando esse se confronta com o excesso de angústia que vai além da sua capacidade de dar sentido, ao menos inicialmente, à experiência que está sendo vivenciada, deixando-o sem palavras[15].

Quando o sujeito não dispõe de recursos de simbolização e de elaboração capazes de conter esse sofrimento advindo do adoecimento/hospitalização, pode convertê-lo em fonte de traumatismo[12]. O trauma referido ao adoecimento pode ser compreendido a partir de uma tripla temporalidade: o tempo do indizível, quando o paciente hospitalizado, em sofrimento inédito e inesperado, não dispõe de repertório simbólico capaz de o ajudar a promover sentido para essa experiência de vulnerabilidade; o tempo do testemunho, quando o paciente busca testemunhar seu sofrimento na presença sensível de um outro confiável; e o tempo da indiferença desautorizadora, que ocorre quando esse outro não está disponível para escutar, ou testemunhar o sofrimento do adoecido. De fato, a indiferença do outro frente ao sofrimento do doente é traumatizante por impedir o suporte, o enquadre e o compartilhamento afetivo capaz de promover sentido às experiências vividas pelo sujeito em estado de sofrimento[2,16] restando ao paciente o desamparo e o "refúgio da revolta impotente ou da mortificação melancólica, promotora de desapropriação subjetiva"[2].

Desse modo, diante da dor do paciente, o cuidado se torna a contrapartida clínica para as situações potencialmente traumáticas provocadas pelo processo de adoecimento e deve ter como princípios norteadores a hospitalidade (acolhimento ao sofrimento do doente), a empatia (exercício da capacidade empática facilitando a produção de sentido para a experiência do adoecimento) e a saúde do cuidador profissional (importância de dispor da sua saúde de forma a ser capaz de lidar com as situações-limite e com os afetos suscitados)[16].

Complementando o pensamento do autor referido acima, Simonetti[17] destaca que o objetivo do psicólogo hospitalar é restaurar a simbolização, buscando a palavra como modo de enfrentamento da situação emergencial. Diferentemente da urgência médica, a urgência psíquica não necessita ser resolvida de imediato; ela deve ser sustentada pelo psicólogo, até que o sujeito possa resolvê-la em seu tempo. Moura[18] assinala que o tempo do sujeito (vinculado ao inconsciente e, portanto, atemporal) é diferente do tempo da ciência médica, esse sim cronológico.

Capítulo 18 • Demandas Subjetivas em Urgências e Emergências: Avaliação e Intervenção

A vivência das pessoas adoecidas e hospitalizadas exige que a equipe de saúde entenda o significado de todo o processo do adoecimento e atue integrando o saber médico com o do paciente, produzindo uma síntese que o inclui como sujeito no processo clínico-terapêutico[1]. A seguir apresento uma situação clínica que ilustra a vivência de uma paciente recém-diagnosticada com tumor cerebral.

A casa caiu e eu não tenho chão

Renata[1], 52 anos, advogada, solteira, é internada para investigar quadro convulsivo e alteração da motricidade (dificuldade para realizar alguns movimentos nos últimos dias, como segurar uma xícara de café, escrever e até mesmo caminhar). Durante a internação, realiza diversos exames e recebe o diagnóstico de tumor cerebral, compatível com glioblastoma multiforme, um tipo de câncer cerebral conhecido por seu potencial agressivo. Junto com o diagnóstico, vem a notícia da indicação cirúrgica, única possibilidade de tratamento no momento. Prefere conversar sozinha com seu médico, solicitando que seus sobrinhos a aguardassem do lado de fora do quarto. Esses eram como filhos para ela, que optou por ser a "tia cuidadora" da família. Tinha duas irmãs mais velhas que compunham, com seus filhos, a rede de suporte familiar de Renata. Orgulhava-se de ser consultada antes de todos os passos e decisões importantes que seus familiares precisavam tomar. Dizia ser muito centralizadora e preocupada com a união e bem-estar da família. Até aquele momento, tudo em sua vida era meticulosamente planejado.

Na conversa com o médico, pediu que nada lhe fosse omitido, pois queria estar à frente de todas as decisões relativas ao seu tratamento. Queria também ser ela a portadora das notícias aos sobrinhos; afinal, não queria que eles sofressem e, para tal, mediria as palavras. Sua postura firme, determinada e pragmática era elogiada pela equipe de saúde, que duvidava se "a ficha tinha caído". Aliás, esse foi o motivo que resultou no pedido de avaliação psicológica. Alguns membros da equipe acreditavam que, por detrás da calma e da aparente tranquilidade da paciente, estava a negação, um mecanismo de defesa utilizado para proteger a paciente contra a ameaça da doença. Os mecanismos defensivos, de modo geral, fazem parte da constituição do sujeito e proporcionam "uma espécie de viabilidade mental na relação do indivíduo com a realidade, incluindo-se sua

---

1. Os dados dos pacientes que ilustram este capítulo foram alterados, sem prejuízo à narrativa, a fim de preservar suas identidades.

realidade mais íntima e pessoal, às vezes apenas sentida e desprovida de representações mentais"[19].

Ao me apresentar, Renata foi logo dizendo que estava bem e mostrou-se desconfiada. Inicialmente, não apresentou demanda para atendimento psicológico, mas, mantive a oferta de uma escuta nos atendimentos posteriores. Perez et al[20] destacam que é imprescindível que a queixa possa expressar-se na maneira de uma demanda psicológica, que envolve o reconhecimento de uma necessidade subjetiva e o desejo de pedir ajuda, fazendo com que o paciente se implique na resolução de seus problemas.

Sua fala era sempre marcada por esperança, otimismo e dados objetivos acerca de sua evolução e tratamento. Evitava qualquer assunto que mobilizasse suas emoções. Percebia que ela precisava estar no controle da situação para passar pela cirurgia. Tal como o campo cirúrgico, o campo das emoções precisava estar estéril.

O funcionamento psíquico da paciente se assemelha ao pensamento operatório descrito por Pierre Marty, fundador da Escola de Psicossomática de Paris. Esse modo de organização psíquica se caracteriza por pobreza na vida de fantasia e na vida afetiva; aderência extrema ao factual e à realidade material; pouco contato com seus desejos; utilização empobrecida da linguagem, ausência de reações afetivas diante de perdas e de acontecimentos traumatizantes, entre outras[20]. Os fenômenos psicossomáticos não se estruturam por uma via simbólica, e, sim, por uma via anatômica, biológica, não podendo por isso mesmo, serem decodificados pela palavra. No transtorno psicossomático há um vazio de representação, é uma história sem palavras, passando o corpo a agir[22].

Após a cirurgia, que transcorreu sem intercorrências, Renata assusta-se com a realidade de sua doença. Percebe o cabelo raspado, o corte na cabeça, o corpo mais vulnerável, uma fraqueza generalizada e inapetência. Essa realidade carrega a angústia de castração, a transitoriedade da vida e sua finitude[23]. No atendimento psicológico, fala sobre a impotência e a perda do controle.

Nesse momento, parece estranhar-se e chora copiosamente. Ofereço continência e ajuda no escoamento dessas emoções. Ela verbalizava repetidamente "a casa caiu e eu não tenho chão". Sentia-se exposta, despedaçada, destruída e sem nenhum suporte. "O que eu vou fazer? Eu vou morrer? Como meus sobrinhos vão ficar se algo acontecer comigo?". Essas eram perguntas que não saíam de sua cabeça e para as quais não tinha respostas. Mas, ao ter sua angústia e suas incertezas sustentadas pelo psicólogo, foi se estruturando física (ajeitou-se no leito, ficando mais ereta e mais presente) e emocionalmente e, ao final desse atendimento dizia estar melhor e mais "segura de si".

Como era muito objetiva e resolutiva, comunicou-me que chamaria um psiquiatra para lhe ajudar a lidar com essas tempestades emocionais, afinal essa enxurrada de emoções e de sentimentos estava inundando-a, deixando-a "sem chão". Nos atendimentos seguintes, Renata voltou a se comportar mais defensivamente, evitando assuntos que a mobilizasse emocionalmente. Dia após dia, até seu retorno para casa com indicação de quimioterapia, ela foi organizando sua rotina hospitalar – avaliação psiquiátrica, intensificação dos exercícios de fisioterapia, escolha de alimentos que a apeteciam, organização das visitas diárias de amigos e de familiares, entre outros.

As intervenções respeitaram o ritmo da paciente e possibilitaram a criação de condições necessárias que favoreceram a reorganização psíquica da paciente.

A FAMÍLIA NA URGÊNCIA

No hospital, paciente e família são considerados uma unidade de cuidados. A internação de um ente querido promove desestabilização no sistema familiar e pode trazer angústia e desorganização emocional para seus membros. Portanto, a família, deve ser também receptora de cuidados da equipe[24].

Tendo por base essa compreensão, consideramos que nem sempre a urgência se encontra com o paciente, sendo necessário discriminar quem é o sujeito dessa urgência. Sterian, citado por Simonetti[17], recomenda que nessas situações se distinga o sujeito na urgência do sujeito da urgência. O primeiro é o sujeito que se torna o foco das atenções terapêuticas, e o segundo, o sujeito que demanda, que solicita o atendimento em caráter de urgência. Os dois podem estar na mesma pessoa ou não. Às vezes, muitos impasses são resolvidos ou amenizados quando contemos a angústia de quem nos chama, quando cuidamos de quem solicita o atendimento.

Nesse sentido, o acolhimento ao familiar e sua inclusão no plano de cuidados oferecido pelo psicólogo hospitalar, facilitam o estabelecimento de um diagnóstico situacional e a compreensão sobre o estado emocional da família. Saboya et al[3] estabeleceram um protocolo com o objetivo de acolher e avaliar as demandas dos familiares de pacientes internados em UTI, mas que pode ser utilizado para avaliação psicológica das famílias cujos pacientes estejam em outros setores do hospital. O protocolo consiste em: apresentar-se e fornecer orientações sobre a rotina do setor; identificar o familiar âncora e o núcleo familiar; realizar uma breve entrevista com os familiares, estruturada nos seguintes eixos: vivência afetiva do familiar (consideração sobre o humor ou estado de ânimo), compreensão das informações médicas, tipo de relação estabelecida com a equipe de cuidados, identificação da rede social de apoio; e esclarecer dúvidas e desmistificar o ambiente.

Importante destacar que a avaliação da demanda dos familiares pode requerer mais de um encontro. Ao final, elabora-se um plano terapêutico, considerando as particularidades e as singularidades de cada caso e de cada situação. O adoecimento e, consequentemente, a hospitalização, serão vivenciados tanto pelo paciente como por sua família de acordo com sua história e com suas crenças. A organização do sistema familiar tende a se repetir e se potencializar durante esse processo, ou seja, o funcionamento familiar anterior tende a ser reproduzido na hospitalização. Considerar a história da família em relação às experiências anteriores de doenças ou de perdas é sempre relevante para a investigação dos movimentos atuais e futuros do sistema familiar, na medida em que também se investiga suas maneiras adaptativas de enfrentamento[24].

Minha mãe me perguntou se ela vai morrer. O que eu devo dizer?

A pergunta acima foi feita assim que me apresentei a Eduardo, filho de Bernadete, paciente com 83 anos, com câncer metastático. Ele estava bastante aflito, agitado, assustado e mobilizado emocionalmente. Bernadete tinha acabado de ser internada na UTI em função da diminuição do nível de consciência. Como a equipe de enfermagem precisava fazer a admissão da paciente, convidei-o para conversar na sala do Serviço de Psicologia.

Perguntou-me novamente o que deveria responder a sua mãe, e eu lhe perguntei se ele tinha essa resposta. Abaixou a cabeça e começou a chorar compulsivamente. A partir de então, o choro se fez presente ao longo de todo o atendimento. Contou-me detalhadamente sobre o início de seu "calvário" com sua mãe. Até uns oito meses antes, Bernadete era hígida, sofrendo apenas de dores na lombar, controladas com fisioterapia e remédios. Gostava de sair, de ir ao *shopping*, de passear na praia e de fazer companhia a Eduardo. Apesar de Bernadete ser casada e ter outra filha, Eduardo diz ser o preferido da mãe. Ressaltou que eram muito próximos e muito parecidos. A despeito de ser independente financeiramente e de ter uma relação afetiva estável há anos, ele sempre morou com seus pais.

Bernadete começou a emagrecer bastante, e recebeu o diagnóstico de diabetes. Começou a tomar insulina e, semanas depois, tinha engordado um pouco. Entretanto, sentia-se fraca e com dores mais intensas. O médico insistia que tais sintomas faziam parte do tratamento para diabetes. Mudaram de médico, mas o tratamento permaneceu. Começaram a desconfiar do diagnóstico, pois percebia que, paulatinamente, sua mãe perdia o brilho e a vitalidade. Até que um dia, ela teve um desmaio e Eduardo levou-a para a emergência. A médica solicitou uma ressonância e chamou-o para conversar. Conta que, naquele momento, sentiu o primeiro golpe: "olha, todo esse quadro da sua mãe se justifica pelo tumor que ela tem no pâncreas. E pelo que eu posso ver, ele está bem avançado". Ele conta que se desesperou, mas que precisava se conter emocionalmente porque sua mãe estava lúcida e não queria assustá-la. Foi quando percebeu que ela era uma paciente grave. Quando retornou para casa, conversou com seu pai e irmã, que negaram a gravidade e, em seguida, buscou um oncologista para acompanhar sua mãe.

A equipe oncológica não chegava a um consenso – se o quadro era cirúrgico; se iniciavam a quimioterapia; etc. Bernadete começou a tomar morfina para controle da dor. Desde então, "saiu um pouco do ar", apesar de ter momentos de lucidez. Diante da persistência do quadro de inapetência e de fraqueza, Eduardo resolveu voltar com a sua mãe para o hospital poucos dias depois. Bernadete ficou internada para acompanhamento, mas seu quadro clínico piorava progressivamente.

A equipe de saúde parecia não ser capaz de conter a angústia de Eduardo, que não queria sair do lado de sua mãe e não deixava que fizessem os procedimentos de rotina (tirar sangue, passar sonda, etc.). Por sua vez, relata que a equipe evitava demorar-se no leito, de modo a não dar espaço para suas queixas e reclamações. A cada dia, sentia-se mais ignorado e abandonado, sendo incapaz de encontrar alguém que pudesse lhe amparar – tempo da indiferença desautorizadora, restando-lhe o desamparo e a revolta impotente[2,16].

O segundo golpe, segundo ele, aconteceu quando um dos oncologistas da equipe, ao avaliar Bernadete, disse-lhe: "não temos mais nada a fazer, decidimos que não vamos operar sua mãe, e ela vai precisar ir para a UTI". O que diria a ela agora? Há pouco lhe disse que, em breve, retornariam para casa. Estava ali sozinho, sem ninguém com quem pudesse compartilhar essa decisão. Por outro lado, pensou que a ida para a UTI pudesse ajudá-la a recuperar um pouco de sua força; afinal, se ela estivesse para morrer, não a levariam para esse setor. Uma chama de esperança se acendeu e foi nisso que se agarrou.

Uma reflexão importante nesse cenário diz respeito à comunicação, uma vez que essa permeia todo o processo de cuidado do paciente, podendo também amenizar sofrimento e prevenir agravos. Quando ocorre de maneira empática e por meio de afetos positivos, ela tem efeito sobre a boa relação entre todos os atores envolvidos, além de aumentar a corresponsabilidade entre eles, favorecendo a autonomia dos sujeitos e tornando-os ativos e participativos em seu tratamento. Do contrário, quando a comunicação é deficitária (como vem ocorrendo durante o processo de adoecimento de Bernadete) ocorrem silenciamentos ou comunicações abruptas de prognósticos adversos com sérios prejuízos à relação terapêutica[24].

Horas depois da conversa com o oncologista, lá estavam eles na UTI. Poucos minutos antes do início do atendimento psicológico, Bernadete, já muito fragilizada e com a voz quase inaudível, afasta a máscara de oxigênio e pergunta ao filho: "eu vou morrer?". Eduardo, perplexo diante da pergunta, fica em silêncio por uns instantes e, posteriormente, lhe diz para parar de pensar aquilo, pois a partir daquele momento ela estaria em um lugar para recuperar a saúde.

A dúvida sobre o que responder à mãe voltou a incomodar Eduardo. Não queria poupar-lhe a verdade (a morte iminente); afinal, ela sempre foi muito participativa em suas decisões. Por outro lado, temia que a verdade pudesse trazer mais dor e sofrimento para sua mãe. Diante desse impasse, ofereci-me como testemunha empática de seu sofrimento visando ajudá-lo a encontrar um sentido para todas essas experiências desestruturantes relatadas e vivenciadas[16] – "dois golpes" num curto espaço de tempo.

O apoio oferecido fez com que Eduardo percebesse que ele precisava de um tempo para que todas aquelas informações fossem assimiladas, bem como precisava estar com sua rede de apoio (pai, irmã e namorada). Já de volta à UTI, e menos aflito, solicitou permanecer ao lado de sua mãe durante toda a internação. Ele obteve autorização de permanência, exceto no período noturno. Naquele mesmo dia, mais tarde, voltei para atendê-lo. Encontrava-se mais calmo, pois tinha conseguido dizer o que considerava ser a sua verdade: "Mamãe, eu não sei o que vai acontecer e também estou com muito medo. Mas quero te dizer que vou estar ao seu lado o tempo que for possível e não deixarei que façam nada que te causará mais dor e sofrimento". Bernadete faleceu no dia seguinte.

Ao ser convocada para encarar a terminalidade de um ente querido, a família se defronta com momentos difíceis de suportar psiquicamente. Atingir o equilíbrio nesse processo é a tarefa mais difícil de ser alcançada[25]. Os familiares experienciam, geralmente, um turbilhão de sentimentos, uma combinação de choque, incerteza, tristeza, confusão, estresse, ansiedade e desconforto. Com frequência, não entendem o que está acontecendo com seu familiar, não sabem para quem perguntar ou como devem se comportar, dando lugar ao medo e ao desamparo[26].

O impacto da morte ou da ameaça da perda apresenta uma demanda sistêmica à família de ordem emocional e relacional, acarretando em crise, que surge do desequilíbrio entre a quantidade de ajustamento necessária de uma única vez e os recursos imediatos de que a família dispõe para lidar com a situação. Para encarar a morte na família, é necessário realizar um rearranjo do sistema familiar, culminando na construção de uma nova identidade, de um novo nível de equilíbrio[27].

A experiência de ter um familiar grave internado na UTI pode acionar um mecanismo adaptativo nos membros da família, descrito como luto antecipatório, no qual é possível se preparar cognitiva e emocionalmente para a morte iminente, gerando um intenso sofrimento. Importante destacar que a maneira como a família lidará com a hospitalização e com a iminência da morte dependerá de uma série de aspectos como: a idade do paciente, o diagnóstico e o prognóstico da doença, a classe socioeconômica, a relação com a equipe de saúde, o sistema de crenças culturais e religiosas, as relações individuais dentro da família, o sentido dado ao evento, a sua inscrição na história familiar e ainda a resiliência da família, construída nas experiências no decorrer de seu ciclo de vida[24].

SUICÍDIO: URGÊNCIA PSÍQUICA NA EMERGÊNCIA MÉDICA

O suicídio merece atenção especial no hospital. Considerado uma emergência médica, a tentativa de suicídio se apresenta também como urgência psí-

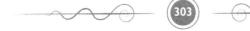

quica. Shneidman, um importante suicidologista, descreve o estado psicológico de quem está prestes a cometer suicídio: sensação de isolamento intenso, desesperança e *psychache* (dor na alma). A *psychache* está sempre presente no suicídio, sendo esse ato a maneira mais rápida de aliviar essa dor, que inclui "uma sensação angustiante de estar preso em si mesmo e sem saída, com desespero irremediável e turbulência emocional interminável"[28]. A lida com o suicídio exige dos membros da equipe de saúde um olhar atento aos fatores de risco e aos aspectos relacionados à morte e ao desespero humano[29].

O hospital geral é o local adequado para os primeiros atendimentos ao paciente que tentou o suicídio, visto que agrega estrutura técnica e equipe preparada para atender pessoas em risco de morte. Segundo Botega, Rapeli, Cais[19], o comportamento suicida é "todo ato pelo qual um indivíduo causa lesão a si mesmo, qualquer que seja o grau de intenção letal" e envolve um *continuum*: pensamentos de autodestruição, ameaças, gestos, tentativas de suicídio e, finalmente, suicídio.

Entretanto, percebemos que, de modo geral, a equipe de saúde não presta uma assistência adequada a esses pacientes. A tentativa de suicídio é um ato que subverte a ordem médica, pois, ao tentar contra a própria vida, o paciente desestabiliza a equipe de saúde, na medida em que desafia o seu poder com seu ato, se tornando assim, na maioria das vezes um paciente indesejado no hospital geral. Comumente, o profissional julga o comportamento suicida baseado em seus próprios valores, podendo reagir com indiferença, impaciência, pena e ironia, provendo lições de ânimo ou de religiosidade. São raras as abordagens em que se observa uma escuta ao paciente, uma tentativa de saber dele sem julgamentos ou questionamentos sobre a causa do ato[30].

O suicídio será o evento final da complexa relação entre uma série de fatores de risco e de proteção, observáveis ou não, e da ajuda disponível oferecida e percebida. Não existe, portanto, uma etiologia única abarcando este comportamento, que é influenciado por fatores culturais, econômicos, sociológicos, biológicos, psiquiátricos e situacionais[28].

A existência de um transtorno mental é considerada o principal fator de risco para suicídio, sendo a depressão, o transtorno bipolar e a dependência de álcool e de outras drogas psicoativas, os transtornos mais comumente associados a esse ato.

Além de nos preocuparmos com o acolhimento ao paciente internado por tentativa de suicídio, precisamos nos atentar também para outros pacientes que podem apresentar comportamento suicida no hospital geral, como os pacientes com doenças crônicas ou terminais, ou incapacitantes, como o câncer, a insuficiência renal crônica e a Aids; com histórico de tentativa de suicídio anterior, etilista crônico ou dependente químico grave, sem apoio familiar consistente e com graves problemas sociais e financeiros. Entretanto, na maioria dos casos, tais condições clínicas se encontram sob influência de transtornos psiquiátricos, como depressão e *delirium*[17,19].

Ao identificarmos o risco aumentado para suicídio, algumas providências são necessárias: comunicar imediatamente equipe médica e de enfermagem, bem como familiares; documentar em prontuário; manter o paciente sob vigilância 24 horas; retirar os meios disponíveis para a realização de atos suicidas: bloquear janelas, retirar cordas e instrumentos perfurocortantes; controlar acesso do paciente a medicamentos; solicitar interconsulta psiquiátrica e intensificar atendimento psicológico.

No contato com esses pacientes, durante a avaliação psicológica e posterior intervenção, cabe ao psicólogo hospitalar, primeiramente, acolher o paciente e sua dor, ofertando uma escuta empática, sem críticas ou julgamentos, buscando decifrar o sofrimento por trás da tentativa do suicídio. Além disso, outras ações são fundamentais nesse acolhimento, visando o estabelecimento de um vínculo de confiança e de segurança junto ao paciente, como: aceitar seus sentimentos ambivalentes, convocando-o a expressá-los por meio de palavras; suportar os recursos que o paciente dispõe para lidar com o sentimento de inferioridade e os fenômenos de mortificação, de tristeza e dor, característicos das depressões; ampliar o cuidado para a família e redes de apoio social na qual o paciente está inserido[30]; ver o suicídio como parte da história, e não como a história toda[28].

Minha vida perdeu o sentido e o futuro para mim não existe

Paulo, 65 anos, chega à emergência do hospital, após ser encontrado em casa, desacordado, com cortes pelo corpo. Havia ingerido analgésicos em grande quantidade ao longo do dia, juntamente com bebida alcoólica e, posteriormente, cortou-se com gilete. Foi internado em UTI para melhor observação do quadro clínico. Estatisticamente, as maiores taxas de suicídio no Brasil são de idosos a partir dos 65 anos[28].

Paulo foi receptivo ao atendimento psicológico, pois sentia necessidade de conversar com alguém que pudesse entendê-lo. Estava muito chateado, frustrado e envergonhado por estar ali, sem ter tido êxito em sua tentativa de suicídio. Conta que já havia tentado outras duas vezes (ingerindo medicamentos em doses altas), mas imaginava que, dessa vez, fosse sangrar até morrer pelos cortes que fez ao longo do corpo. Entretanto, foi socorrido pela funcionária da casa. Ainda apresenta ideação suicida, pois afirma que sua vida perdeu o sentido e que não vê nenhuma perspectiva em relação ao futuro.

Paulo reside com sua mãe, que tem mais de 90 anos e é sustentado por ela. Tem três filhos, é divorciado e tem duas ex-esposas. Está desempregado e não tem nenhuma renda. Atualmente, tem uma relação conflituosa com seu irmão, que não aceita o fato de sua mãe sustentá-lo. Relatou que, até três anos antes, fora um empresário renomado. Exalta sua formação técnica, com ênfase em negócios; já foi executivo de empresas multinacionais, e tinha muitos clientes internacionais. Porém, destacou que sempre foi muito ambicioso e inquieto e, quando percebia que estava em uma zona de conforto, desafiava-se em busca de novas oportunidades. Assim, do mesmo modo que ganhou muito dinheiro, também perdeu grandes quantias. Nunca se preocupou com seu futuro, pois acreditava em sua capacidade empreendedora. Era destemido e autoconfiante.

Sua vida social e afetiva também ia de vento em popa. Contou que nunca conseguiu ser muito fiel em seus relacionamentos, pois gostava de ir para as baladas e de curtir a vida. O álcool sempre esteve presente em sua vida adulta. Pelo seu relato, demonstrava ter um transtorno de personalidade narcisista. Nunca buscou apoio psicológico e/ou psiquiátrico.

Diante de um cenário socioeconômico ruim, Paulo foi a falência há uns quatro anos e perdeu muito dinheiro. Tentou reerguer-se, mas não conseguiu. Suas reservas se esgotaram rapidamente e precisou vender seus imóveis para seu próprio sustento. Até que, diante da total falta de recursos, precisou se mudar para a casa de sua mãe. Desde então, agravado pela situação de dependência financeira, seus problemas emocionais se potencializaram. Os filhos, com quem não estabeleceu uma relação próxima ao longo dos anos, eram distantes. Sua mãe apresentava um quadro demencial progressivo e precisava de cuidadoras. A rotina de Paulo, nos últimos dois anos, estava restrita ao cuidado da mãe e à administração do lar e das cuidadoras. Estava isolado socialmente, sentia-se deprimido e sem forças para lutar. Muitos dias trocava o álcool pela comida. Contou que o futuro era assustador, porque não enxergava nenhuma perspectiva.

Ao escutar o relato de Paulo, esbarrei-me em uma sensação de impotência. Contudo, decidi apostar em seu desejo de viver, pois ainda falava dos filhos com certa esperança. Quando a relação terapêutica prima pelo cuidado e não pela cura, esta pode ser facilitadora para que o cliente ressignifique seu desespero existencial e descubra perspectivas de manejo de seus conflitos (Fukumitsu, 2014).

Foi solicitada avaliação psiquiátrica, bem como a presença dos filhos, pois era necessário que Paulo estivesse sob a responsabilidade de alguém durante a internação. Conversei com os dois filhos mais velhos, que apresentavam bastante ressentimento em relação ao pai. Contaram que nunca se sentiram cuidados por Paulo, mas que, de certa forma, sentiam que precisavam se aproximar do pai naquele momento de vida. Orientei-os sobre os cuidados que seriam necessários a partir da alta hospitalar.

Um trabalho de reconstrução de sentido e de propósito de vida começava a se instalar no momento presente, no aqui-e-agora, com a entrada de seus filhos em cena. O psicólogo, nestas circunstâncias, deve assumir somente sua potência, isto é, lembrar que cada um deve assumir as próprias responsabilidades existenciais. A função do psicólogo não é salvar vidas, mas incentivar a sensação do paciente de estar vivo[29].

Paulo teve alta hospitalar e foi encaminhado para atendimento psicológico e psiquiátrico.

CONSIDERAÇÕES FINAIS

No hospital, no contexto das urgências e das emergências médicas, o corpo é o protagonista das ações da equipe de saúde. Entretanto, como vimos ao longo do capítulo, há uma multiplicidade de determinantes envolvidos nos males do corpo. Assistimos nos séculos XX e XXI o avanço da medicina a passos largos, contribuindo para a cura de várias doenças, para o aumento da qualidade de vida em portadores de doenças crônicas e para o aumento da expectativa de vida.

Apesar de toda sua cientificidade e objetividade, os profissionais regidos pela lógica biomédica deparam-se, muitas vezes, com fenômenos difíceis de tangenciar, como doenças de etiologia desconhecida, recuperação surpreendente do paciente quando o prognóstico é reservado, piora súbita quando a cura era esperada, reações emocionais desproporcionais ao quadro clínico, etc. Além disso, esses mesmos profissionais também encontram inúmeros desafios, quais sejam: promover a adesão ao tratamento proposto, mudar hábitos e estilo de vida visando uma melhor recuperação e prevenção de doenças, lidar com a família do paciente, comunicação de notícias difíceis, entre outros.

A experiência do adoecimento e do sofrimento é singular e ultrapassa os limites da objetivação do saber e da prática biomédicos que, usualmente, não incluem o mundo existencial do doente, o seu cotidiano, suas formas de lidar com o corpo e de cuidar de si.

Lidar com o sofrimento advindo do adoecimento é tarefa árdua, porém, é possível enfrentar a dor e seguir em frente a partir do estabelecimento de relações de cuidado e de confiança. Para construir tais relações é preciso que o profissional esteja disponível afetivamente e preparado tecnicamente para atender a uma demanda que vai além da queixa manifesta.

REFERÊNCIAS BIBLIOGRÁFICAS

1. Favoreto CAO, Cabral CC. Narrativas sobre o processo saúde-doença: experiências em grupos operativos de educação em saúde. Interface - Comunic. Saúde Educ. 2009;13(28):7-18.
2. Kupermann D. Prefácio: Os tempos do trauma e os tempos do cuidado. In: Perez GH, Ismael SMC, Elias VA, Moretto MLT, editoras. Tempo da vida e a vida do nosso tempo: repercussões na psicologia hospitalar. Rio de Janeiro: Atheneu, 2017.
3. Saboya F, Rieffel E, Costa F, Medrado M. O papel do psicólogo junto aos familiares. In: Kitajima K., Saboya F, Marca JVF, Cosmo, M, organizadoras. Psicologia em Unidade de Terapia Intensiva – critérios e rotinas de atendimento. Rio de Janeiro: Revinter; 2014. p.23-38.
4. Moretto MLT. Alcances e limites da psicoterapia e o uso de escalas/inventários de avaliação no hospital geral sob a perspectiva psicanalítica. In: Perez GH, Ismael SMC, Elias VA, Moretto MLT, editoras. Tempo da vida e a vida do nosso tempo: repercussões na psicologia hospitalar. Rio de Janeiro: Atheneu, 2017. p.99-104.
5. Romano BW. O psicólogo clínico em hospitais: contribuição para o aperfeiçoamento da arte no Brasil. 2ª ed. São Paulo: Vetor Editora; 2017.
6. Rossi L. Psicologia e emergências médicas. In: Quayle J, Lucia MCS, organizadoras. Adoecer: as interações do doente com sua doença. 2ª ed. São Paulo: Ed Atheneu; 2017. p.169-187.
7. Conselho Federal de Medicina (BR). Resolução nº 1.451/95. Disponível em http://www.portalmedico.org.br/resolucoes/cfm/1995/1451_1995.htm. Acesso em 15 de setembro de 2018.

8. Monteiro MC, Morsch D, Goiabeira F, Genaro, L, Aragão P. O paciente em unidade de terapia intensiva – critérios e rotinas de atendimento psicológico. In: Kitajima K., Saboya F, Marca JVF, Monteiro, MC, organizadoras. Psicologia em unidade de terapia intensiva – critérios e rotinas de atendimento. Rio de Janeiro: Revinter; 2014. p.1-21.
9. Palmeira ABP, Gewehr RB. O lugar da experiência do adoecimento no entendimento da doença: discurso médico e subjetividade. Ciênc. saúde coletiva. 2018; 23 (8):2469-2478.
10. Batista G, Rocha GM. A presença do analista no hospital geral e o manejo da transferência em situação de urgência subjetiva. Revista da SBPH. 2013;16(2):25-41.
11. Botega NJ. Reação à doença e à hospitalização. In: Botega NJ, organizador. Prática psiquiátrica no hospital geral: interconsulta e emergência. 3ª ed. Porto Alegre: Artmed; 2012. p.46-61.
12. Gomes DRG, Próchno CCSC. O corpo-doente, o hospital e a psicanálise: desdobramentos contemporâneos? Saúde Soc. 2015;24(3):780-791.
13. Almendra FSR, Itapary M. Da urgência médica à subjetiva: a responsabilidade da instituição e a responsabilidade de cada um. In: Almendra FSR, Marca JVF, Calazans R, Bastos A. Urgência subjetiva e clínica psicanalítica. Rev. Latinoam. Psicopat. Fund. 2008;11(4):640-652.
14. Costa CK. A urgência subjetiva na urgência e emergência médicas: a inserção da escuta psicanalítica no pronto-socorro [mestrado em Psicologia Clínica]. São Paulo, SP: Pontifícia Universidade Católica de São Paulo, Departamento de Psicologia; 2017.
15. Kupermann D. Estilos do cuidado: a psicanálise e o traumático. São Paulo: Zagodoni; 2017b.
16. Simonetti A. Manual de psicologia hospitalar: o mapa da doença. 8ª ed. São Paulo: Casa do Psicólogo; 2016.
17. Moura MD. Psicanálise e urgência subjetiva. In: Moura MD, organizadora. *Psicanálise e hospital*. Rio de Janeiro: Revinter; 2000. p.3-15.
18. Botega NJ, Rapeli CB, Cais CFS. Comportamento suicida. In: Botega NJ, organizador. Prática psiquiátrica no hospital geral: interconsulta e emergência. 3ª ed. Porto Alegre: Artmed; 2012. p. 335-355.
19. Perez GH, Chaves G, Lopes SMP. A escuta do corpo: psicoterapia do sujeito somatizante no contexto hospitalar. In: Elias VA, Perez GH, Moretto MLT, Barbosa LNF, editores. Horizontes da psicologia hospitalar: saberes e fazeres. São Paulo: Editora Atheneu; 2015. p.145-155.
20. Kitajima K., Monteiro MC, editoras. Psicologia em Unidade de Terapia Intensiva: intervenções em situações de urgência subjetiva. Rio de Janeiro: Editora Atheneu; 2018. p.35-45.
21. Pinho MCMS, Marca, JVF. Quando o coração expressa a dor do indizível. In: Almendra FSR, Marca JVF, Kitajima K., Monteiro MC, editoras. Psicologia em Unidade de Terapia Intensiva: intervenções em situações de urgência subjetiva. Rio de Janeiro: Editora Atheneu; 2018. p. 97-107.
22. Castro-Arantes JM, Lo Bianco AC. Corpo e finitude – a escuta do sofrimento como instrumento de trabalho em instituição oncológica. Ciência Saúde Coletiva. 2013;18(9):2515-2522.
23. Monteiro MC. A morte e o morrer em UTI - família e equipe médica em cena. 1ª. ed. Curitiba: Editora Appris; 2017.
24. Monteiro MC, Magalhaes AS, Machado RN. A morte em cena na UTI: a família diante da terminalidade.Temas em Psicol. 2017; 25:1301-1315.
25. Ferreira PD, Mendes TN. Família em UTI: importância do suporte psicológico diante da iminência de morte. Rev. SBPH. 2013;16(1):88-112.
26. Franco MHP. Trabalho com pessoas enlutadas. In: Carvalho VA et a., organizadores. Temas em psico-oncologia. São Paulo: Summus; 2008. p.398-402.
27. Scavacini K. Nas veredas da morte: o paciente com comportamento suicida. In: Almendra FSR, Marca JVF, Kitajima K., Monteiro MC, editoras. Psicologia em Unidade de Terapia Intensiva: intervenções em situações de urgência subjetiva. Rio de Janeiro: Editora Atheneu; 2018. p.129-139.

28. Fukumitsu KO. O psicoterapeuta diante do comportamento suicida. Psicologia USP. 2014;25(3):270-275.
29. Gondim DSM. A intervenção da psicologia: tentativas de suicídio e urgência hospitalar. Revista Científica da FMC. 2015; 0(2):12-16.

19

UTI: Vida e Morte no Limbo Hospitalar

MAYLA COSMO MONTEIRO

O tema deste capítulo remete a uma reflexão acerca da representação das Unidades de Terapia Intensiva (UTI) na atualidade. De acordo com o dicionário Houaiss, limbo, em sentido figurado, significa um "lugar onde são deixadas coisas sem valor e que são esquecidas". Refere-se também a um "estado de indecisão, de incerteza e de indefinição". Pessini[1], ao citar a experiência do escritor e médico gaúcho Moacyr Scliar na UTI, aborda o imaginário popular em relação a essa unidade hospitalar, e toda a sua complexidade e dramaticidade, em que a vida fica como que num "limbo, como que tendo ultrapassado os perigos de ser mortal e os umbrais da morte":

> *De imediato, sou transportado à UTI. E aí viverei uma experiência, para dizer o mínimo, insólita. Na UTI a vida está em suspenso. O tempo ali não passa – aliás, não há relógios nas paredes. A luz nunca se apaga: não é dia, não é noite, reina uma claridade fixa, imutável. Mas o movimento é contínuo; médicos, enfermeiros, auxiliares circulam sem parar, examinando, manipulando os doentes, sempre em estado grave[1].*

Ora, se tomarmos por base a definição de UTI, um setor de alta complexidade dentro do hospital, destinado a pacientes em situação clínica grave ou de risco, que necessitam de cuidados intensivos, assistência médica, de enfermagem e de fisioterapia, monitorização contínua, além de equipamentos e de uma equipe multidisciplinar especializada (psicólogos, fonoaudiólogos, nutricionistas, odontólogos, assistentes sociais, entre outros), parece paradoxal o uso da expressão limbo hospitalar, já que os pacientes internados aí precisam de investimento total e ser vistos pela equipe intensivista.

Entretanto, tal contradição se faz muito presente nas UTIs, em especial de hospital privado, pois testemunhamos nos últimos anos uma mudança de perfil dos pacientes admitidos nesse setor em função do envelhecimento populacional e do aumento de doenças crônicas degenerativas. Grande parte dos pacientes internados possuem doenças graves, porém potencialmente reversíveis, que necessitam de suporte avançado de vida para substituir temporariamente as funções de órgãos nobres[2]. Mas, outra parcela de pacientes é portadora de doenças avançadas e progressivas, que não requerem cuidados intensivos, e sim, paliativos. Para esses, a admissão na UTI pode ser o início de uma longa jornada até a morte, marcada por sofrimento para todos os envolvidos e perda da dignidade.

Historicamente, essas unidades foram concebidas para tratar pacientes vítimas da epidemia de poliomielite que desenvolveram falência respiratória pela paralisia dos músculos responsáveis pela respiração, na década de 1950 nos Estados Unidos. Elas tinham como objetivos racionalizar recursos, agrupar em um mesmo espaço físico profissionais de saúde e tecnologia para cuidar de pacientes graves até a sua recuperação – ideias que caracterizam ainda as atuais UTIs[2]. O cuidado ao paciente crítico foi ampliado desde então com o avanço biotecnológico da medicina (ventilação mecânica [VM], monitoramento invasivo e não invasivo, ventilação extracorpórea e terapia de substituição renal, por exemplo), associado a melhor compreensão do comportamento fisiopatológico do paciente, contribuindo para a queda das taxas de mortalidade[3]. De forma geral, entre 15 e 35% dos pacientes admitidos na UTI morrem durante a internação. Dispomos, portanto, da mais alta tecnologia para tratar de doentes críticos com possibilidades de recuperação, mas deparamo-nos com a doença que, às vezes, não pode ser combatida, levando à morte[4].

VIDA QUE PULSA: A IMPORTÂNCIA DOS CUIDADOS INTENSIVOS

A crescente modernização tecnológica e farmacológica, aliada à evolução das técnicas e das manobras de intervenção nas UTIs, trouxe para o debate a importância dos programas de humanização[4,5], como um resgate da dimensão humana do cuidado. Nesse setor do hospital, o cuidado está sob a égide do modelo biomédico, cuja atenção está voltada, principalmente, para o órgão doente, para a patologia e para os procedimentos técnicos, em detrimento dos sentimentos, dos receios do sujeito doente e de seus familiares e da maneira como vivenciam a situação saúde-doença[4].

Os projetos de humanização em UTI envolvem um conjunto de medidas que engloba o ambiente físico, o cuidado dos pacientes e de seus familiares e as relações entre a equipe de saúde[6]. A ideia central desses projetos consiste na produção de um espaço que contemple a subjetividade de todos os atores envolvidos, associada à qualidade do cuidado do ponto de vista técnico[7]. Assim, visando seu êxito, é necessário superar a dicotomia tecnologia *versus* fator humano e construir um olhar ampliado e integrado sobre a produção do cuidado em saúde, incluindo a comunicação, a empatia, a compaixão e a escuta, no arsenal dos saberes e competências de saúde.

O cuidado humanizado dever nortear as ações e as intervenções da equipe de saúde intensivista, principalmente considerando que a internação em UTI é ansiogênica, estressante e disruptiva em função da necessidade de procedimentos invasivos (como o tubo orotraqueal), da gravidade dos outros pacientes (muitos no limite entre a vida e a morte), do isolamento da família, da iluminação constante, da quebra do ciclo sono-vigília, dos ruídos sonoros provocados pelos aparelhos, da exposição do corpo, da falta de privacidade, da restrição ao leito, da troca constante de profissionais, do risco de morte, entre outros. Tais fatores conferem a esse ambiente uma certa estranheza e impessoalidade[4].

Dentro dessa perspectiva, o psicólogo intensivista (como é conhecido o psicólogo que trabalha em UTI) tem como tarefas identificar as circunstâncias em que, a partir de uma urgência médica, é deflagrada uma urgência subjetiva[8], e verificar se o paciente apresenta recursos (internos e externos) e auto suporte para enfrentar a ameaça à sua integridade decorrente do adoecimento. Esse profissional deve buscar desvelar a singularidade de cada sujeito e compreender o significado biográfico de sua doença, por meio de uma escuta ativa e empática que considere sua estrutura de personalidade, sua história de vida, o tipo de doença, o prognóstico, o suporte familiar e social, sua religiosidade ou espiritualidade e a relação médico-paciente. O adoecer está envolto por uma multiplicidade de determinantes que vão além da disfunção orgânica, e compreendem fatores genéticos, hereditários, psicológicos, culturais e socioeconômicos[9].

De acordo com Almendra e Itapary[10], os significantes: grave, morte, instável, afetam diretamente os pacientes e seus familiares e podem provocar efeitos desorganizadores em alguns, precipitando ou exacerbando quadros psicopatológicos. Algumas repercussões psíquicas são esperadas durante a internação, tais como: medo e impotência em função da imprevisibilidade, da insegurança quanto à recuperação e da ameaça da morte iminente; ansiedade em relação aos procedimentos e à falta de autocontrole; vulnerabilidade, fragilidade, dependência e desamparo. Unem-se a esses, sentimentos de confiança, esperança e recuperação, já que a UTI congrega recursos tecnológicos capazes de salvar e recuperar vidas[9].

Tanto o paciente, como sua família, devem ser alvos de cuidados da equipe intensivista, desde o momento da admissão na UTI até a alta para o quarto, ou até o momento da morte[11]. A valorização do "cuidado centrado no paciente/família" faz parte de uma mudança paradigmática no campo da saúde, e enfatiza a criação de uma cultura baseada na avaliação das necessidades desses dois atores[12,13]. Como elementos desse cuidado, temos: o respeito à autonomia do paciente; incentivo à participação ativa no tratamento e no processo de tomada de decisões, inclusive presenciando os *rounds* (discussões clínicas diárias sobre os pacientes internados); as UTIs abertas (sem restrição quanto ao horário de visitas, podendo o paciente escolher quem e quando ele quer receber durante sua internação); o tratamento personalizado; o respeito às preferências, aos valores, às tradições culturais e às condições socioeconômicas do paciente e de sua família e a valorização da comunicação ao longo de todo o processo de doença e internação[13].

É importante atentarmos também para as intercorrências, para o processo de tomada de decisões e para as mudanças no quadro clínico, pois são situações que podem desestabilizar ainda mais o paciente e seu sistema familiar. Devemos também avaliar cuidadosa e criteriosamente as situações de potencial conflito e de risco psíquico, como: pacientes em cuidados paliativos, pacientes em investigação diagnóstica para morte encefálica, pacientes com indicação de amputação, pacientes muito graves clinicamente e com risco de morte, pacientes com transtorno psiquiátrico descompensado (quadro psicótico, uso abusivo de álcool ou drogas psicoativas, tentativa de suicídio), pacientes cuja doença traz perda funcional, afetando sua autonomia, pacientes vítimas de violência ou de acidentes graves[10].

Figueiredo[14], ao discorrer sobre o cuidado em uma perspectiva mais ampla, destaca que o sentido mais profundo dessa prática, é o de propiciar para o paciente uma "possibilidade de fazer sentido de sua vida e das vicissitudes de sua existência ao longo do tempo, do nascimento à morte. Esse fazer sentido implica estabelecer ligações, dar forma, sequência e inteligibilidade aos acontecimentos. De acordo com o autor, a existência humana transcorre longe da perfeição e da estabilidade, e as desproporções são inerentes à nossa condição e à nossa história, sendo uma ameaça contínua de "sem-sentido" em nossas vidas. O fazer sentido equivale, portanto, a propiciar para o sujeito uma experiência de integração, requerida em oposição aos excessos traumáticos, como por exemplo, o adoecimento, o agravamento de seu quadro clínico, a lida com os procedimentos, com a equipe de saúde, etc. Esse fazer sentido, como consequência do ato de cuidado, será ilustrado a seguir com uma vinheta clínica.

G., 60 anos, sexo feminino, internou na UTI em decorrência de complicações da colonoscopia. A internação foi recebida com surpresa, susto e choque, já que inicialmente iria retornar para casa logo após o exame. Até aquele momento, seu único problema de saúde era diverticulite. Nos primeiros dias foi intubada e sedada, assim permanecendo por quase duas semanas, período em que precisou realizar cirurgias para tentar corrigir seu problema no intestino. Entre idas e vindas à UTI, foram quase três meses de hospitalização. Demonstrou dificuldades de ajustamento à rotina hospitalar e colocava-se de forma reativa às propostas de cuidado da equipe. Questionava todos os procedimentos de maneira autoritária, determinava quem deveria ser escalado para cuidar dela no plantão, recusava a comida do hospital, apresentava distúrbios do sono (insônia ou sonolência excessiva) e era poliqueixosa. Demandava bastante atenção da equipe médica, de enfermagem e de fisioterapia, solicitando insistentemente a presença desses profissionais em seu leito, e esses reagiam com impaciência. Por outro lado, a equipe também se preocupava com seu estado emocional, especialmente com sua solidão, demonstrando empatia e compaixão.

G. recusava atendimento psicológico, afirmando estar bem e ser capaz de resolver seus problemas sozinha. Diante da recusa, optamos por auxiliar a equipe no manejo da situação, orientando-os sobre como lidar com a paciente a partir de uma escuta reflexiva. A complexidade do quadro clínico, o prolongamento da hospitalização e a colocação da bolsa de colostomia (derivação intestinal onde se exterioriza o cólon, intestino fino, na parede abdominal, formando um novo trajeto e local para a saída das fezes), foram fatores que contribuíram para o afrouxamento de sua resistência em relação ao atendimento psicológico, destamponando seu sofrimento, que estava insuportável. Referia não ter forças para lutar e sentia que seu corpo estava sucumbindo à doença. "Se eu não fizer nada por mim agora, eu vou morrer".

Sua ansiedade era tamanha que precisava assumir o controle dos atendimentos, preparava uma lista de perguntas e de metas para serem respondidas e alcançadas, falava de modo ofegante e mantinha seu corpo tenso e enrijecido durante nossos primeiros encontros. Com a oferta de uma escuta empática, de um acolhimento e respeitando seu *timing*, G. pode perceber como lidava com as adversidades defensivamente e como precisava controlar todos os aspectos do ambiente hospitalar para sentir-se inteira e viva, como antes da internação (era conhecida por seus amigos como onipresente e controladora). Apavorada diante da solidão sentida, visto que era solteira e não tinha filhos, preocupava-se com seu retorno para casa, com a falta de suporte, com sua reabilitação e com a limpeza da bolsa de colostomia.

Os atendimentos psicológicos foram sendo tecidos em conjunto em um movimento pendular que ora enfatizava seus recursos de enfrentamento, ora acolhia seus mecanismos defensivos, já que ela precisava se proteger da ameaça à sua integridade. Nessa pendulação, G. foi construindo uma narrativa mais atualizada acerca de sua doença e pode iniciar um trabalho de elaboração, retendo o que lhe nutria psiquicamente e descartando o que lhe fazia mal. Contrariando as expectativas médicas, G. retornou para casa antes do tempo estimado pela equipe. No último atendimento, perguntei o que ela estava levando daquela experiência de doença e de internação em sua bagagem, ao que retrucou: "Leveza e muito menos ansiedade, como o que eu experimentei nesses dias. E sabe o que mais? Eu nunca pensei que seria capaz de me sentir tão animada em retornar para casa com a bolsa de colostomia. Isso antes era inimaginável".

G. encontrou um sentido novo para sua vida. Sete dias depois do retorno para casa, me mandou uma mensagem dizendo estar muito feliz e surpresa com a quantidade de amor e de afeto recebidos, e que tinha um lema para seu atual momento: "Deixe-me ir, preciso andar, vou por aí a procurar, rir pra não chorar. Quero assistir ao sol nascer, ver as águas dos rios correr, ouvir os pássaros cantar, eu quero nascer, quero viver"[I].

Para além de uma concepção meramente positivista ou biomédica, devemos estar abertos para a investigação intersubjetiva, sendo capazes de interpretar, de compreender os pensamentos, os sentimentos e as sensações do outro com quem entramos em relação, de nos debruçar sobre o corpo-pessoa, e não simplesmente no corpo-objeto. A doença não diz respeito somente a uma parte de nosso ser, mas envolve a totalidade da existência. E por isso, de acordo com Kupermann[15], o cuidado é a contrapartida clínica para as situações potencialmente traumáticas provocadas pelo processo de adoecimento.

NOVOS DESAFIOS EM UTI: A SÍNDROME PÓS-CUIDADOS INTENSIVOS (PICS) E A DOENÇA CRÍTICA CRÔNICA

O aumento da incidência da doença crítica, bem como a redução da mortalidade, resultaram em um número crescente de sobreviventes pós-unidade de terapia intensiva. A síndrome pós-cuidados intensivos, também conhecida como PICS (em inglês, *post intensive care syndrome*), foi reconhecida pela Society of Critical Care Medicine em 2010, e descreve um prejuízo novo ou agravado no *status* físico, cognitivo ou mental do paciente, surgido após a doença crítica, e persistindo para além da hospitalização. Esse termo pode ser aplicado também para um familiar (PICS-F)[16]. Nos Estados Unidos, há 5,7 milhões de admissões anuais em UTI, com 4,8 milhões de sobreviventes, sendo que metade ou mais sofrerão de algum componente da PICS, impactando negativamente na funcionalidade

---

I. Letra da música *Preciso me Encontrar*, composta por Cartola.

e na qualidade de vida, e sobrecarregando os cuidadores familiares e os serviços de saúde[17].

A PICS é caracterizada por perda de massa muscular, alterações cognitivas e emocionais e extrema dependência dos sobreviventes da doença crítica[18]. Alguns dados demonstram porque essa síndrome vem sendo tratada como um problema de saúde pública nos Estados Unidos: 85 a 95% dos pacientes com fraqueza adquirida na UTI tem sintomas que duram de 2 a 5 anos; 74% dos doentes que tiveram SARA (síndrome da angústia respiratória aguda) têm algum prejuízo cognitivo pós-alta UTI; 10 a 50% experienciam sintomas de depressão, ansiedade, TEPT (transtorno do estresse pós-traumático) e problemas no sono, e 50% requerem assistência do cuidador 1 ano depois da alta[19].

Os fatores de risco são categorizados em fatores preexistentes (desordem neuromuscular, demência, doença psiquiátrica, comorbidades) e fatores específicos da UTI (VM, *delirium*, sepse, SARA). Destacamos a importância do *delirium* em UTI, como um fator de risco importante para PICS, mas também por aumentar a morbi-mortalidade dos pacientes durante a internação nesse setor. O *delirium* é uma síndrome mental orgânica, caracterizada por prejuízo global das funções cognitivas, ocasionando perturbação da atenção, da consciência, da atividade psicomotora, do ciclo sono-vigília e alterações comportamentais, com início agudo e curso inconstante, sempre secundário a alguma disfunção orgânica. O *delirium* ocorre como consequência fisiológica direta de uma condição médica geral, abstinência ou intoxicação de substância, uso de medicação, exposição a toxinas ou uma interação desses fatores[9].

Para evitar os efeitos deletérios da internação em UTI, a estratégia mais eficaz, do ponto de vista técnico, é minimizar a sedação e priorizar a reabilitação física precoce durante a internação. Foi criado um acróstico[II], em inglês, para facilitar as intervenções da equipe junto ao paciente crítico, conhecido como estratégias ABCDEFGH. Na tradução para o português (feita pela autora), temos as seguintes correspondências com as letras: despertar diário, coordenação da respiração com interrupção diária de sedativos e práticas de liberação do ventilador mecânico; monitoramento e manejo do *delirium*; mobilização precoce; *follow-up* com especialistas, reconciliação funcional e envolvimento da família;

II. Um acróstico descreve uma composição literária, normalmente poética, em que as letras iniciais, do meio ou do fim formam nomes ou palavras em concreto. No acróstico, a palavra formada pelas primeiras letras é lida na vertical. Muitas vezes a palavra formada verticalmente é um nome próprio ou pode também ser um aforismo, ou seja, uma máxima ou regra (Disponível em: https://www.significados.com.br/acrostico/).

boa comunicação entre todos os atores envolvidos e dar para o paciente e sua família informações por escrito sobre a PICS[20].

A literatura ressalta também a importância da continuidade dos cuidados entre as equipes que assistem o paciente, desde a permanência na UTI, passando pela alta para as unidades de cuidados semi-intensivos, para o quarto/enfermaria, até a alta hospitalar[17,20]. Os cuidados psicológicos envolvem a participação na prevenção da PICS, sensibilizando a equipe para um olhar integral ao paciente e a sua família, facilitando a comunicação entre todos os envolvidos e identificando os pacientes mais suscetíveis a alterações psicológicas ou com transtornos psiquiátricos prévios.

Conhecer e identificar precocemente os fatores de risco é fundamental nessa unidade e faz parte da intervenção psicoprofilática. O psicólogo pode contribuir para a redução do barulho, para a colocação de relógios e calendários em locais visíveis, para a alocação de pacientes em leitos com janelas com visão para o mundo exterior, para garantir um sono (quase) regular, etc., bem como evitar as memórias traumáticas relacionadas à essa experiência[5]. O uso de um diário mantido pela família e equipe de saúde durante a internação em UTI reduz sintomas do TEPT, pois promove a formação de memórias factuais, perdidas pelos pacientes durante permanência na UTI, principalmente em decorrência da sedação[20].

Pensar em como estamos devolvendo esse paciente para a sociedade e para sua família é crucial para o estabelecimento de ações de cuidados mais eficazes durante a hospitalização, devendo essas ser estendidas até a reabilitação. Não podemos fugir da nossa responsabilidade enquanto profissional de saúde.

Além dos pacientes acometidos pela PICS, há outra classe de pacientes sobreviventes que vem despertando preocupação, conhecidos como doentes críticos crônicos. São doentes que sobreviveram a uma doença, mas não atingiram estabilidade para conseguir ter alta da UTI. Necessitam de suporte prolongado de ventilação mecânica invasiva, requerem cuidados prolongados e é raro que retornem à sua vida prévia[21]. As desordens neuropsiquiátricas são comuns, especialmente a depressão, a perda de memória e as alterações cognitivas. A prevalência da doença crítica crônica varia entre 5 e 20% dos pacientes admitidos à UTI3.

Acresce-se também grande sofrimento familiar decorrente do quadro do paciente, muitas vezes envolvendo perda da dignidade e muita incerteza por causa do prognóstico sombrio e duvidoso, com alta prevalência de ansiedade e depressão[21]. Uma pesquisa realizada em hospital privado sobre as repercussões da internação prolongada para a família[22] aponta a grande interferência dessa situação na dinâmica familiar já constituída, na vida pessoal, social e profissional do cuidador familiar, gerando tensões emocionais, físicas e financeiras que favorecem a sobrecarga familiar. A pesquisa em questão focou os pacientes residentes, aqueles que ficam hospitalizados por mais de 90 dias. Dos nove pacientes investigados, cinco estavam na UTI, sendo considerados doentes críticos crônicos. Um deles, por exemplo, estava há mais de 13 anos internado em decorrência da paralisia cerebral. A exigência de cuidados aos pacientes crônicos gera um maior dispêndio de energia e de tempo dedicado à necessidade do doente. Consequentemente, os outros membros da família e os planos pessoais recebem menos atenção, podendo ocasionar em privação da vida pessoal, conjugal e mudanças na dinâmica familiar. A vida segue seu ritmo, e a família precisa ajustar-se aos tempos da doença crônica.

Voltando à reflexão inicial proposta no capítulo acerca do limbo hospitalar, podemos dizer que esses pacientes acabam por ser "esquecidos" pela equipe intensivista. Percebemos, por exemplo, que durante os *rounds*, os cuidados a esses não assumem prioridade, seus nomes são pulados da lista de pacientes, a não ser que tenha alguma intercorrência.

Os especialistas em pacientes críticos na atualidade se deparam com inúmeros recursos terapêuticos e tecnológicos ao seu dispor, mas devem estar alertas para resultados indesejáveis desses mesmos recursos, como a doença crítica crônica. Devem lembrar que esses pacientes desenvolvem incapacidades permanentes, experimentam um sofrimento intenso e têm um prognóstico ruim, levando-nos à uma pergunta imperativa: não estaríamos tornando-os vítimas da terapia intensiva?[23].

OS "MORTOS-VIVOS" NA UTI: TERMINALIDADE E GESTÃO DO MORRER

Uma outra categoria que pode ficar no limbo hospitalar é a dos "mortos-vivos", ou seja, doentes que estão, ao mesmo tempo, vivendo e morrendo na UTI[23]. O fragmento a seguir faz parte do relato de um filho acerca dos momentos finais de vida de sua mãe, F., que tinha cirrose hepática, e retrata essa realidade:

> *E a gente decidiu que está na hora dela descansar. Só que é tudo muito louco, né? Ela está há quatro dias sem se alimentar, e os sinais vitais estão se mantendo. Ela é muito guerreira, sempre foi. Hoje de manhã ela estava com a pressão baixa e fizeram alguma outra coisa e ela estabilizou a pressão[...]. Agora, devia ter uma passagem virtual. Essa espera é muito longa e sofrida para a gente.*

F. tinha 83 anos, três filhos e era viúva. Internou com quadro de hemorragia digestiva alta proveniente de cirrose hepática por vírus C, permanecendo hospitalizada por 61 dias. Durante esse período, foi submetida a diversos procedimentos invasivos para controlar o sangramento. Sabia da gravidade de seu quadro clínico e tinha plena consciência de que sua doença de base estava em estágio avançado. Havia retornado recentemente de uma viagem para o exterior e tinha consciência de que a morte se aproximava, pois já havia vivido muitos anos controlando e driblando a doença fatal. Dizia que gostava muito de viver e que aproveitava cada momento junto aos seus amigos e familiares. Nas primeiras semanas, manteve-se lúcida e participava ativamente das decisões relativas a seu tratamento, em conjunto com seus filhos e com a equipe assistente.

Diante da impossibilidade de conter o avanço da doença, optou-se por sedá-la e mantê-la em ventilação mecânica (traqueostomia), no 26º dia de internação. Apesar de algumas decisões estarem acordadas entre a equipe assistente e a família, houve alguns desencontros com a equipe intensivista diante de intercorrências, tal como a queda da pressão (vide relato acima). Ora, se a doente estava em cuidados finais da vida, ou seja, em situação de terminalidade, a pressão diminuir faz parte desse quadro, e em poucas horas, F. morreria. Mas, um plantonista resolveu ministrar noradrenalina para aumentar a pressão, adiando a morte dessa. Assim, o que era para acontecer naturalmente, sofreu interferência médica, retrato da medicalização da morte em UTI[4].

A medicalização da morte é fruto de mudanças sociais ocorridas a partir do século XIX, concomitante à transformação dos hospitais. Ariés[24], autor que analisa em suas obras a relação do homem com a morte por meio dos séculos, enfatiza essa mudança de atitude e, consequentemente, do lugar da morte na sociedade, essa se desloca do âmbito doméstico, que envolve a família, para o hospital. Assim, no século XX, a morte passa a ser administrada pela medicina, responsável tanto pela eficácia e esperança de postergar a morte, como pelo seu ocultamento social.

A morte dos pacientes admitidos em UTI é classificada, na literatura médica, de duas maneiras: morte inesperada (quando ocorre mesmo após a utilização de toda terapêutica disponível, como por exemplo, a decorrente do trauma ou do choque séptico) e morte esperada (ocorre após longos tratamentos malsucedidos, como nos casos de tumores inoperáveis, doenças crônicas e presença de falência de múltiplos órgãos)[25]. No caso de F., a morte era esperada, mas o tempo para esse desfecho era desconhecido, conforme relata seu filho.

Nas UTIs, na maior parte das vezes, o indivíduo morre só, isolado e conectado a tubos e aparelhos. Kovács[26] retoma o personagem Frankenstein[III] para descrever a imagem de alguns pacientes em estágio avançado de doença sem perspectiva de cura ou melhora, em estágio vegetativo nessas unidades, sem nenhuma função vital autônoma, todas sendo realizadas por aparelhos (tubos, sondas, cateteres etc.).

A tecnologia presente nas UTIs tem um caráter ambíguo. Se, por um lado, o uso dos equipamentos de suporte avançado de vida, certamente salvam vidas, por outro, prolongam o processo do morrer, e adiam a morte em pacientes com doenças avançadas, progressivas e incuráveis, trazendo sofrimento para todos os envolvidos e favorecendo atitudes distanásicas. A distanásia se caracteriza pela manutenção de tratamentos invasivos em pacientes sem possibilidade de recuperação, submetendo-os a um processo de morte lenta, ansiosa e sofrida[27].

Entretanto, a grande dificuldade é determinar quais são tratamentos ordinários, obrigatórios para salvar o paciente, ou oferecer alívio e controle de seus sintomas, e quais são extraordinários, também conhecidos como fúteis, entendidos como aqueles que não trazem benefícios para o paciente conseguir manter ou restaurar sua vida, garantindo o bem-estar, trazendo-o à consciência e aliviando seu sofrimento; ao contrário, só levam a sofrimentos adicionais[27]. Os tratamentos fúteis fazem parte de um contexto em que a supressão de medidas

---

III. *Frankenstein*, é um romance de autoria deMary Shelley, escritora britânica nascida em Londres. É considerada a primeira obra de ficção científica da história. O romance relata a história de Victor Frankenstein, um estudante de ciências naturais que constrói um monstro em seu laboratório (Fonte: Wikipedia).

terapêuticas e, em alguns casos, a sedação confundem-se com a eutanásia, que consiste no ato deliberado de provocar a morte, sem sofrimento do paciente, por fins misericordiosos. Só se pode falar em eutanásia se houver um pedido voluntário e explícito do paciente[28].

Nas UTIs, as questões éticas estão presentes rotineiramente, em grande número e envolvem decisões terapêuticas de investir ou não no tratamento do paciente; definição do estado de irreversibilidade ou não; administração de nutrição e hidratação; comunicação de más notícias; decisões judiciais para admissão de pacientes em UTI, entre outras[1]. Em situações de terminalidade, o debate ético se centra em decisões sobre a recusa (*withholding*) ou a suspensão (*withdrawal*) de tratamentos considerados fúteis ou inúteis. Tais decisões compõem a avaliação dos Limites de Suporte de Vida (LSV), que se contrapõe à futilidade terapêutica, numa tentativa de evitar processos de morte dolorosos[29].

Conforme destaca Pessini[1]: "a ética na UTI navega sobre o fio da navalha: qualquer procedimento errado acarreta, inevitavelmente, consequência desastrosa. Nesse contexto de cuidados, a ousadia científica tem necessariamente de andar de mãos dadas com a prudência ética". Sendo assim, um dos grandes desafios impostos pela terminalidade é o resgate da dignidade do ser humano no processo da finitude, sem ser vitimado pela distanásia e nem ter a vida abreviada, como consequência da eutanásia.

Entra em cena, portanto, a ortotanásia, a morte na "hora certa", com dignidade, com controle da dor e dos sintomas físicos e psíquicos, envolvendo também as questões relativas às dimensões sociais e espirituais[30]. Nessa perspectiva, é permitido ao doente, que já entrou na fase final de sua doença, e àqueles que o cercam, enfrentar seu destino com certa tranquilidade, pois a morte não é uma doença a curar, mas sim algo que faz parte da vida.

HUMANIZAÇÃO DO MORRER EM UTI: A INTEGRAÇÃO DOS CUIDADOS PALIATIVOS AOS CUIDADOS INTENSIVOS

A prática da ortotanásia foi legitimada no Código de Ética Médica (Inciso XXIII), lançado em 2010, e na Resolução CFM 1.805/2006[31]. De modo geral, ambos estabelecem que, em casos de doença incurável e terminal, os médicos devem oferecer cuidados paliativos, sem recorrer a tratamentos fúteis e garantir os cuidados necessários para aliviar os sintomas que levam ao sofrimento, sempre respeitando a vontade do paciente ou de seu representante legal. Mais recentemente, o CFM publicou uma nova resolução, nº 2.156, de 28 de outubro de 2016[32], referente aos critérios de admissão e de alta em UTI, que corrobora o que foi dito acima no Código de Ética Médica.

Cuidados paliativos são definidos como cuidados ativos e integrais ao paciente com doença ameaçadora à vida e à sua família, por meio da promoção da qualidade de vida, da prevenção e do alívio do sofrimento, da avaliação precoce e do tratamento da dor e de outros problemas de natureza física, psicossocial e espiritual. Em UTI, a integração entre os cuidados paliativos e curativos, desde o momento da admissão, é ressaltada na literatura, visando a um atendimento de qualidade ao paciente gravemente enfermo, especialmente quando esse se torna terminal. Nessa situação, o objetivo primário é o bem-estar do paciente, permitindo-lhe uma morte digna e tranquila. A priorização dos cuidados paliativos e a identificação de medidas fúteis devem ser estabelecidas de modo consensual pela equipe multiprofissional, pelo paciente (se capaz), seus familiares ou seu representante legal[33].

Essa integração é fundamental na preservação da dignidade da pessoa humana internada, suplantando o mero "biologicismo". Para Pessini[1], a vida humana é uma biografia e é necessário discutir e conversar sobre saúde e dignidade biográfica. O autor destaca que é preciso abandonar a *tecnolatria*, e reconhecer que toda vida humana chega a um final, que deve ser coroado de respeito e dignidade.

A complexidade da discussão sobre vida e morte possibilitou a legalização da tomada de decisão LSV, como visto anteriormente. Uma decisão difícil de ser tomada se refere à retirada da ventilação mecânica, como parte de ações paliativas nas UTI (extubação paliativa). Muitas vezes, os pacientes com doenças avançadas e progressivas são intubados em razão de insuficiência respiratória aguda e, então, transferidos para a UTI, sem que houvesse previamente uma discussão sobre os objetivos do tratamento. Recomenda-se, nesse caso, a presença de uma equipe multidisciplinar para dar suporte à família, que deve estar ciente da possibilidade de que, após a extubação paliativa, o paciente pode manter a respiração natural por horas ou dias[34].

No entanto, a discussão se complica, porque a maioria dos pacientes em fase final de vida perde sua capacidade de autodeterminação, em especial na UTI, onde o doente é sedado e silenciado. A equipe de saúde utiliza, então, outras maneiras de tomada de decisão, como as Diretivas Antecipadas de Vontade, também denominada Testamento Vital, legitimadas por meio da resolução do CFM 1995/2012[35]. A resolução estabelece que o médico respeite a manifestação de vontade do paciente, expressa antecipadamente, garantindo-lhe o direito de decidir como deseja conduzir seus últimos momentos de vida, considerando que os novos recursos tecnológicos permitem a adoção de medidas desproporcionais, que prolongam o sofrimento do paciente em estado terminal, sem trazer benefícios, e que essas medidas podem ter sido antecipadamente rejeitadas pelo mesmo. A perda da consciência e da capacidade de tomar decisões e comunicá-las no estágio final da vida não pode tirar do indivíduo o poder de decidir sobre seu projeto de vida de forma antecipada. Se as diretrizes do paciente chegaram a ser formalizadas, elas devem ser respeitadas do mesmo modo que uma decisão autônoma. Em alguns casos, os familiares podem fornecer informações sobre as preferências previamente manifestadas verbalmente pelo paciente[36].

Mas, para que isso seja viável, é fundamental que o médico converse previamente com o paciente sobre a evolução de sua doença e as possibilidades de cuidado no caso de tratamento refratário, pois é frequente o estabelecimento de uma "conspiração do silêncio", com a transmissão de informações apenas aos familiares. O ponto-chave da resolução é a autonomia do paciente, sujeito de sua história e de seu destino.

Entretanto, percebemos como uma das grandes barreiras na comunicação, a dificuldade relacionada ao modo de falar, de maneira clara e direta, sobre os prognósticos e tratamentos limitados, por receio de tirar a esperança do paciente e de sua família com base em uma comunicação efetiva. O psicólogo tem um papel importante como mediador na relação médico-paciente-família, oferecendo apoio emocional e traduzindo as dificuldades surgidas quando da iminência da morte[37].

A *Society of Critical Care Medicine* enumerou as necessidades da família em situações de terminalidade: estar próximo ao paciente; sentir-se útil para esse; ter ciência das modificações do quadro clínico; compreender o que está sendo feito no cuidado e porque; ter garantias do controle do sofrimento e da dor; estar seguro de que a decisão quanto à limitação do tratamento curativo foi apropriada; poder expressar os seus sentimentos e angústias; ser confortado e consolado e encontrar um significado para a morte do paciente[12]. Observamos que não apenas os aspectos biomédicos são citados, mas também os de natureza psicossocial e religiosa. A comunicação entre a família e a equipe de saúde perpassa muitas das necessidades elencadas, pois constitui um dos pilares básicos que sustenta a filosofia e os preceitos da humanização em UTI.

São inúmeros os desafios encontrados para a implantação dos cuidados paliativos em UTI, a começar pela deficiência na formação dos profissionais, passando pela primazia da cura em detrimento ao cuidado, pelo avanço biotecnológico, pela presença de diferentes referenciais de valor e de julgamento moral entre os envolvidos, entre outros aspectos. Na prática, as UTIs se transformaram em um espaço de gerenciamento técnico de vidas e mortes[1] e é preciso resgatar o cuidado à pessoa internada e a sua família, partindo dos princípios norteadores dos cuidados paliativos: processo de tomada de decisão compartilhado, comunicação clara e esclarecedora, efetivo controle dos sintomas, atuação interdisciplinar, alívio do sofrimento e suporte à família durante todas as etapas do acompanhamento, inclusive no período pós-morte.

A família do paciente crítico, mormente em fase final de vida, precisa ser vista e amparada como uma extensão do paciente, uma vez que está mais vulnerável às sequelas psicológicas como ansiedade generalizada, depressão, TEPT e luto complicado[38]. Em pesquisa realizada pela autora com familiares de pacientes em fase final da vida em UTI[4], evidenciamos um intenso sofrimento relacionado à possibilidade de perda de seu ente querido, envolto em uma gama de respostas emocionais antecipadas como ansiedade de separação, solidão existencial, tristeza, desapontamento, raiva, ressentimento, culpa, exaustão e desespero. Destacamos também a presença de sentimentos ambivalentes – ora o familiar desejava estar mais próximo do paciente, ora desejava distância e a fuga dessa situação insuportável.

O luto antecipatório, processo pelo qual é possível se preparar cognitiva e emocionalmente para a morte iminente, foi um recurso adaptativo utilizado pelos familiares. A compreensão desse fenômeno torna-se imprescindível no trabalho com familiares que passam por períodos longos de internação em hospitais, momentos em que são sentidas diversas perdas entre a descoberta do diagnóstico (perda da saúde, a hospitalização, o afastamento do cotidiano habitual e perda do senso de controle e da segurança) até a morte propriamente dita do familiar-paciente[39]. As reações ao luto são muito individuais e variam de acordo com o sentido singular do relacionamento, de sua perda para cada membro da família e das implicações da morte para a unidade familiar[40].

Ademais, a maneira como a família lidará com a hospitalização e com a iminência da morte dependerá da idade do paciente, do diagnóstico e do prognóstico da doença, da classe socioeconômica, do sistema de crenças culturais e religiosas, das relações individuais dentro da família, do sentido dado ao evento, da sua inscrição na história familiar e ainda da resiliência da família, construída nas experiências no decorrer de seu ciclo de vida[4]. O impacto da morte ou da ameaça da perda apresenta uma demanda sistêmica à família de ordem emocional e relacional, acarretando em crise, que surge do desequilíbrio entre a quantidade de ajustamento necessária de uma única vez e os recursos imediatos de que a família dispõe para lidar com a situação. Para encarar a morte na família, é necessário realizar um rearranjo do sistema familiar, culminando na construção de uma nova identidade, de um novo nível de equilíbrio[40].

Compartilhamos da opinião de Kupermann[15], ao sublinhar que, no hospital, o psicólogo tem o estatuto de testemunhar a dor do paciente e de sua família, favorecendo o processo de elaboração desse sofrimento e produzindo um sentido para experiências que são, quase sempre, desestruturantes. Nesse encontro genuíno e empático, em que oferecemos sustentação emocional a quem sofre, apostamos na criação de dispositivos de acolhimento que minimizem os efeitos traumáticos do adoecimento e das perdas em UTI.

CONSIDERAÇÕES FINAIS

Vida e morte estão em constante tensão na UTI, gerando angústia e sofrimento para todos os atores sociais envolvidos – pacientes, família e membros da equipe de saúde. A vida pulsa, mas a morte ronda e se faz companheira.

Mas, acima de tudo, a medicina intensiva é uma especialidade comprometida com a vida, cujo lema, inclusive é "salvar vidas". Indubitavelmente, os profissionais intensivistas dispõem da mais alta tecnologia para tal. Entretanto, nos últimos anos, os questionamentos acerca dos limites do uso dos leitos de UTI, dos excessos tecnológicos em doentes com prognóstico reservado e da medicalização do morrer, afloraram entre os leigos, entre os próprios profissionais de saúde e entre os juristas. Temas como humanização, bioética, dignidade, cuidados paliativos, testamento vital, já circulam em congressos médicos, nos *rounds* e nas discussões com o paciente e família em UTI. É necessário garantir eficiência técnica, mas com humanidade e prudência ética.

Devemos incentivar em nossas instituições os programas de educação continuada em cuidados paliativos em UTI, a fim de evitarmos processos distanásicos em doentes terminais, bem como minimizarmos os impactos negativos da doença crítica crônica, impedindo que tais doentes fiquem no limbo hospitalar. Essa é uma grande responsabilidade, seja da instituição, seja de cada profissional de saúde, responsável pelo cuidado ao doente em terapia intensiva.

O cuidar é uma atitude e refere-se à consideração pelo outro e por suas necessidades. Essa é a base ética do ato de cuidar. E se há limites para o *curar*, esses não existem para o *cuidar*.

REFERÊNCIAS BIBLIOGRÁFICAS

1. Pessini L. Vida e morte na UTI: a ética no fio da navalha. Rev. bioét. 2016;24(1):54-63.
2. Schettino G. Organização dos cuidados aos pacientes críticos. In: Schettino G et al , editores. Paciente crítico: diagnóstico e tratamento: Hospital Sírio-Libanês. 2ª ed. Barueri: Manole, 2012. p.2-8.
3. Loss SH, Nunes DSN, Franzosi OS, Salazar GS, Teixeira C, Vieira SRR. Doença crítica crônica: estamos salvando ou criando vítimas? Rev Bras Ter Intensiva. 2017;29(1):87-95.
4. Monteiro MC. A morte e o morrer em UTI - família e equipe médica em cena. 1a. ed. Curitiba: Editora Appris; 2017.
5. Romano BW. O psicólogo clínico em hospitais: contribuição para o aperfeiçoamento da arte no Brasil. 2ª ed. São Paulo: Vetor Editora; 2017.
6. Kitajima K. Práticas reflexivas do ensino sobre humanização. In: Almendra FSR, Marca JVF, Kitajima K., Monteiro MC, editoras. Psicologia em Unidade de Terapia Intensiva: intervenções em situações de urgência subjetiva. Rio de Janeiro: Editora Atheneu; 2018. p.143-151.
7. Menezes RA. Trabalho em CTI: ônus e bônus para profissionais de saúde. In: Teixeira ACB, Dadalto L, organizadores. Dos hospitais aos tribunais. Belo Horizonte: Del Rey; 2013. p.412-433.
8. Saboya, F. Prefácio. In: Almendra FSR, Marca JVF, Kitajima K., Monteiro MC, editoras. Psicologia em Unidade de Terapia Intensiva: intervenções em situações de urgência subjetiva. Rio de Janeiro: Editora Atheneu; 2018.
9. Cosmo M, Morsch D, Goiabeira F, Genaro, L, Aragão P. O paciente em unidade de terapia intensiva – critérios e rotinas de atendimento psicológico. In: Kitajima K., Saboya F, Marca JVF, Cosmo, M, organizadoras. Psicologia em unidade de terapia intensiva – critérios e rotinas de atendimento. Rio de Janeiro: Revinter; 2014. p.1-21.

10. Almendra FSR, Itapary M. Da urgência médica à subjetiva: a responsabilidade da instituição e a responsabilidade de cada um. In: Almendra FSR, Marca JVF, Kitajima K., Monteiro MC, editoras. Psicologia em Unidade de Terapia Intensiva: intervenções em situações de urgência subjetiva. Rio de Janeiro: Editora Atheneu; 2018. p.35-45.
11. Monteiro MC, Magalhaes AS, Machado RN. A morte em cena na UTI: a família diante da terminalidade. Temas em Psicol. 2017;25:1301-1315.
12. Wiegand DL, Grant MS, Cheon J, Gergis MA. Family-centered end-of-life care in the ICU. J Gerontol Nurs. 2013;39(8):60-8.
13. New England Journal of Medicine. What is patient-centered care? [Internet]. 2017 Jan [citado em 20 jan. 2018]. Disponível em: https://catalyst.nejm.org/what-is-patient-centered-care/
14. Figueiredo LC. A metapsicologia do cuidado. Psyche [Internet]. 2007 [citado em 15 dez. 2017]; 11(21):13-30. Disponível em: http://pepsic.bvsalud.org/pdf/psyche/v11n21/v11n21a02.pdf
15. Kupermann D. Estilos do cuidado: a psicanálise e o traumático. 1ª ed. São Paulo: Zagodoni; 2017.
16. Elliott D, Davidson JE, Harvey MA, Bemis-Dougherty A, Hopkins RO, Iwashyna TJ, et al. Exploring the scope of PICS therapy and care: engagement of non-critical care providers and survivors in a second stakeholders meeting. Crit Care Med. 2014 Dec;42(12):2518-26.
17. Mikkelsen ME, Netzer G, Iwashyna T. Post-intensive care syndrome (PICS). Uptodate. [Internet]. 2017 [citado em 13 out. 2017]. Disponível em: https://www.uptodate.com/contents/post-intensive-care-syndrome-pics
18. Vieira Jr JM, Azevedo LCP. O que é UTI humanizada? In: Fumis RL, editora. UTI Humanizada: cuidado com o paciente, a família e a equipe. São Paulo: Editora Atheneu; 2016. p.1-9.
19. Hoffman LA, Guttenford, J. PICS: risk factors and prevention strategies. AHC Media [Internet]. 2015 [citado em 13 out. 2017]. Disponível em: https://www.ahcmedia.com/articles/134820-post-intensive-care-syndrome-risk-factors-and-prevention-strategies
20. Davidson JE, Harvey MA, Schuller, J. PICS: what it is and how to help prevent it. Am Nurse Today [Internet]. 2013 [citado em 20 jan. 2018];8(5). Disponível em: https://www.americannursetoday.com/post-intensive-care-syndrome-what-it-is-and-how-to-help-prevent-it/
21. Fumis RRL, Martins PS. O paciente crítico crônico e o impacto na qualidade de vida dos pacientes e familiares. In: Fumis RL, editora. UTI Humanizada: cuidado com o paciente, a família e a equipe. São Paulo: Atheneu Editora; 2016. p. 111-121.
22. Nogueira C. Percepção da sobrecarga em familiares de pacientes residentes em hospital geral [trabalho de conclusão de curso]. Rio de Janeiro: PUC-Rio, Curso de Especialização em Psicologia da Saúde, Departamento de Psicologia; 2017.
23. Pereira HA. A integração dos cuidados paliativos nas unidades de terapia intensiva de adultos: uma reflexão bioética [mestrado em Bioética, Ética Aplicada e Saúde Coletiva]. Niterói: Universidade Federal Fluminense, Faculdade de Medicina; 2012.
24. Ariès P. O homem diante da morte. Rio de Janeiro: Francisco Alves; 1990.
25. Lago PM, Garros D, Piva JP. Terminalidade e condutas de final de vida em Unidades de Terapia Intensiva Pediátrica. Rev bras ter intensiva. 2007;19(3):359-363.
26. Kovàcs MJ. Autonomia e o direito de morrer com dignidade. Rev Bioética [Internet]. 2009 [citado em 15 jan. 2018];6(1). Disponível em: http://revistabioetica.cfm.org.br/index.php/revista_bioetica/article/view/326/394
27. Monteiro MC, Magalhaes AS, Feres-Carneiro T, Machado R N. Terminalidade em UTI: as dimensões éticas e emocionais do cuidado do médico intensivista. Psicol Est. 2016;21:65-75.
28. Kovàcs MJ. Educação para a morte: temas e reflexões. São Paulo: Casa do Psicólogo: FAPESP; 2003.

29. Curtis JR, Vincent JL. Ethics and end-of-life care for adults in the intensive care unit. Lancet. 2010;375:1347-1353.
30. Kovàcs MJ. A caminho da morte com dignidade no século XXI. Rev bioét. 2014;22(1):94-104.
31. Conselho Federal de Medicina (BR). Resolução CFM nº 1.805, de 9 novembro de 2006. Diário Oficial da União, Brasília, DF, 28 nov. 2006. Seção 1, p.169.
32. Conselho Federal de Medicina (BR). Resolução CFM nº 2.156, de 28 de outubro de 2016. Diário Oficial da União, Brasília, DF, 28 out. 2016. Seção 1, p.138-139.
33. Moritz RD, Deicas A, Capalbo M, Forte DN, Kretzer LP, Lago P et al. II Fórum do "Grupo de Estudos do Fim da Vida do Cone Sul": definições, recomendações e ações integradas para cuidados paliativos na unidade de terapia intensiva de adultos e pediátrica. Rev. bras. ter. intensiva [Internet]. 2011 [citado em 15 jan. 2018]; 23 (1): 24-9. Disponível em: http://www.scielo.br/pdf/rbti/v23n1/a05v23n1.pdf
34. Coelho CBT, Yankaskas JR. Novos conceitos em cuidados paliativos na unidade de terapia intensiva. Rev Bras Ter Intensiva. 2017;29(2):222-230.
35. Conselho Federal de Medicina (BR). Resolução CFM nº 1995, 9 de agosto de 2012. Diário Oficial da União, Brasília, DF, 31 ago. 2012. Seção 1, p.269-270.
36. Bussinguer ECA, Barcellos IA. O direito de viver a própria morte e sua constitucionalidade. Ciênc. saúde coletiva [Internet]. 2013 [citado em 13 jan. 2018];18(9):2691-8. Disponível em: http://www.scielo.br/pdf/csc/v18n9/v18n9a24.pdf
37. Monteiro MC, Magalhaes AS, Feres-Carneiro T, Machado R N. A relação médico-família diante da terminalidade em UTI. Psicol Argum. 2015;33:314-324.
38. Probst DR, Gustin JL, Goodman LF, Lorenz A, Wells-Di Gregorio SM. ICU versus non-ICU hospital death: family member complicated grief, posttraumatic stress, and depressive symptoms. J Palliat Med. 2016;19(4):387-93.
39. Cardoso EAO, Santos MA. Luto antecipatório em pacientes com indicação para o transplante de células-tronco hematopoéticas.Ciênc. saúde coletiva [Intenet]. 2013 [citado em 13 jan. 2018];18(9):2567-2575. Disponível em: http://www.scielo.br/pdf/csc/v18n9/v18n9a11.pdf
40. Franco MHP. Trabalho com pessoas enlutadas. In: Carvalho VA et al, organizadores. Temas em psico-oncologia. São Paulo: Summus; 2008. p.398-402.

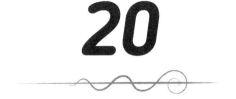

Duas Vitórias: Cuidados Paliativos em Neonatologia

PATRICIA BADER DOS SANTOS

A escrita desse texto surgiu a partir do convite para abertura do Simpósio de Psicologia Hospitalar no Hospital Sabará, em 2017, sobre O luto e as intervenções clínicas em pediatria[1]. O convite considerou meu percurso profissional de mais de duas décadas atuando como psicóloga hospitalar, especificamente numa unidade de terapia intensiva neonatal.

A proposta do evento convidava a discussão de um assunto difícil, e por vezes evitado, abrindo espaço para conversas públicas que ampliam a compreensão do tema e possibilitam o aprimoramento das equipes multiprofissionais.

A temática exige uma compreensão clínica ampla, envolvendo a discussão sobre as condições institucionais que acolhem situações de terminalidade. Para tanto, a confecção do texto foi baseada em retalhos intermin..veis de situações reais e guiada por tantos outros fragmentos teóricos de autores, professores e colegas que se mantiveram como referências durante essa jornada.

Valho-me dessa apresentação para introduzir essas reflexões

Inicio o trabalho apresentando duas histórias que me ajudaram a sustentar a escrita até o final.

As duas vitórias

Ana e Maria tinham pouco em comum.

Ana era casada com João há 15 anos. Se conheceram na faculdade, ela cursava pedagogia e ele direito. O namoro durou até o fim dos cursos, época que decidiram se casar. Logo conseguiram bons empregos na área de formação. Seus pais, felizes com as conquistas dos filhos, organizaram o casamento com festa grande para agradar todo tipo de sonho. Dois anos se passaram até engravidarem do primeiro filho. Tudo saiu conforme o planejado. O parto natural contou com a presença do pai, o bebê mamou logo nos primeiros minutos e puderam ficar juntos, mãe e filho, durante os poucos dias na maternidade. Criança comemorada e esperada, ganhou enxoval importado, quarto decorado; desde a chegada contou com os mimos de todos. As avós disputavam as horas para ajudar nos cuidados, fato que contribuiu para os pais retomarem logo suas atividades. Ana se inscreveu numa pós assim que o bebê completou seu primeiro aniversário e logo depois do desmame. Antes do fim do curso descobriu que estava grávida novamente. Ficaram realizados quando souberam que teriam uma menina. Enfim os laçarotes desejados teriam um destino, um casal seria a medida exata.

Maria não sabia qual seria o destino daquela relação. Conheceu Pedro por intermédio de uma amiga. Ele estava recém-separado, terminara um casamento atravessado pelos desentendimentos pela guarda e cuidados com a filha. A menina mal completara 5 anos, já apresentava sinais de sofrimento: roía as unhas, mostrava-se agressiva na escola e tinha dificuldade para dormir. Com pouco tempo de namoro descobriram a gravidez. Foi um susto para ambos. Mesmo sendo adultos, maduros, com independência financeira, sabiam que a relação não estava estabelecida para formarem uma família. Gostavam do tempo juntos, mantinha algum plano para o futuro, mas um bebê trazia outras responsabilidades não imaginadas para aquele momento. Mesmo assim decidiram levar a gravidez adiante e combinaram que a relação seguiria seu percurso.

Quando completou 16 semanas de gestação, Maria recebeu a notícia da suspeita diagnóstica de que algo no desenvolvimento do bebê não transcorria bem. Ficou impactada, do laboratório ligou para Pedro e contou sobre o resultado do exame. Tinham pouco a fazer. Um exame mais detalhado, invasivo, ajudaria a refinar a hipótese, mas carregava o risco de um aborto. Pedro considerou a sugestão médica e ponderou sobre os desdobramentos. Como fariam caso houvesse um problema? Quais as condições no nascimento? Teria cura? Reparo para os comprometimentos previstos? Era difícil pensar em receber em sua vida uma criança dependente. Era difícil pensar em receber em sua vida, já um tanto estilhaçada, mais uma demanda de cuidado pleno.

A condição do bebê suportava essas indagações, bem como suportava a possibilidade de interrupção sustentada pela dúvida sobre a viabilidade.

Maria queria aquele bebê, por mais que questionasse os médicos, pesquisasse sobre o diagnóstico, reduzisse as conversas a dados estatísticos; ainda assim queria aquele bebê.

A dúvida, o silêncio, o estranhamento e uma angústia sem fim, firmaram moradia entre o casal. A angústia nunca mente.

A bebê nasceu antes da data prevista; como havia conversado com o médico, Maria desejava cuidados e investimento. Conhecera, num grupo de uma rede social – *Meu milagre* – crianças que subverteram as estatísticas e mantinham-se ou mantiveram-se vivas por mais tempo do que o discurso médico fazia crer.

Vitória pediu muito mais do que os bebês, em geral, pedem ao nascer.

Pediu ajuda para respirar, para manter em ritmo seu coração, pediu comida, também para fazer seu pequeno intestino funcionar, para ajudarem seus pequenos vasos a não explodirem, e para um dia poder enxergar e também para que um dia pudesse aprender. Pediu ajuda para se aquecer, pediu para não sentir dor. Tinha quase tudo ali, só não tinha a garantia de futuro: pra isso ela tinha a Maria, sua mãe. Maria, que sustentava a oferta necessária a filha por meio de um apelo doloroso: salvem minha bebê!

Naquela mesma tarde Ana e João, carregados de esperança, orgulho e lembrancinhas, deram entrada na maternidade. A bolsa havia rompido, as contrações criando ritmo anunciavam a chegada da Vitória; outra Vitória. Tanta gente e tanta felicidade e tanto cuidado construíram um espaço de acolhida resistente a qualquer obstáculo.

O tempo passou, o trabalho de parto evoluiu, a dor aumentou, aumentou, aumentou e o coração da bebê (quase) parou. Quase parou? Ou parou? Por que ela não está chorando? Onde ela está, João? Pra onde levaram minha bebê? João? João? Ana precisou dormir, desses sonos forçados que as drogas provocam. Seu útero não parava de chorar sangue, os médicos tentaram de tudo e tiveram que tomar uma decisão: a vida da Ana é maior do que seu útero. Abriram um caminho em sua barriga e retiraram dali o que poderia levá-la para sempre.

Anestesiada e entubada ela foi transferida para UTI dos adultos e a Vitória, anestesiada e entubada, fora transferida para a UTI dos neonatos.

Ana e Maria não se conheciam até a data do encontro na UTI Neonatal.

Da prematuridade e sua viabilidade

Um estudo recentemente publicado no New England Journal of Medicine[2] sobre a variação dos resultados dos tratamentos hospitalares em bebês extremamente prematuros concluiu que o tratamento médico intensivo pode salvar a vida de 1 em cada 20 bebês nascidos com 22 semanas de gestação.

Uma gestação a termo dura até 42 semanas; sendo assim, a medicina conseguiu fazer valer uma vida que precisou de quase metade do tempo regular para existir. Essa conclusão suscita questionamentos sobre o limite da viabilidade da idade mínima em que um bebê pode sobreviver fora do útero.

Segundo a Organização Mundial de Saúde[3] bebês nascidos com menos de 37 semanas de gestação são classificados como prematuros. De cada dez nascidos, um nasceu antes de 37 semanas. As taxas de sobrevivência variam significativamente considerando o tempo de gestação.

Em bebês nascidos entre 32 e 36 semanas o percentual de sobrevivência é de 95%; entre 29 e 32 semanas, a probabilidade fica entre 90 e 95%; para nascidos entre 26 e 28 semanas as possibilidades caem para 75%; com 25 semanas, em torno de 55%; com 23 semanas entre 15 e 40%; com 22 semanas entre 2 e 10%.

São bebês desses últimos grupos que requerem maiores cuidados. Nascem, em geral, com pouco peso (400 gramas), sequelas cerebrais, insuficiência respiratória causada pela imaturidade dos pulmões e um sistema gastrointestinal também imaturo.

Nos EUA e em outros países desenvolvidos, bebês prematuros com 24 semanas ou mais de gestação quase sempre são considerados viáveis e recebem tratamento médico intensivo e especializado na UTI neonatal. São entubados, ventilados, recebem medicamentos para fortalecer os pulmões imaturos. Com 22 semanas, em geral, esses bebês são considerados não viáveis e a equipe se limita a esperar por uma morte pacífica. Os bebês com 23 semanas caem numa categoria denominada "zona cinzenta" e aqui o tratamento será decidido a critério dos médicos e da família.

Essa linha divisória entre um recém-nascido viável ou não viável aponta dilemas do ponto de vista médico e ético, uma vez que a idade gestacional também se mostra imprecisa em muitos casos. A variação entre uma ou duas semanas de gestação tornariam um bebê viável ou não.

No Brasil, a diretriz para reanimação neonatal recomenda que nascidos entre 22 e 23 semanas e/ou maior 500 gramas devam ser reanimados[4]; próximo e abaixo desse corte se considera a zona cinzenta.

Outro tópico levado em consideração nas discussões em neonatologia refere-se ao prognóstico ou comorbidades para cada um desses recortes das idades gestacionais.

Cada vez mais, serviços especializados e estruturados com diversos especialistas ocupam-se de acompanhar em seguimento bebês nascidos prematuramente, conhecidos como ambulatórios de *follow-up*.

Sabe-se que o risco de deficiências graves para prematuros entre 33 e 36 semanas é praticamente o mesmo das crianças nascidas a termo. No entanto, o risco para paralisia cerebral leve com atraso no desenvolvimento e problemas relacionados ao período escolar aumenta nessa população. Já entre os bebês nascidos entre 29 e 32 semanas, cerca de 60 a 70% desenvolvem-se normalmente, sem quaisquer problemas graves. Cerca de 10 a 15% apresentam risco de deficiências graves como paralisia cerebral, deficiência intelectual grave, cegueira, surdez, ou uma combinação destes quadros. Entre 15 e 20% poderão apresentar dificuldades leves ou moderadas, como formas sutis de deficiência visual, paralisia cerebral leve que afeta o controle motor, dificuldades respiratórias, de aprendizagem e talvez outros comportamentos como déficit de atenção. Entre 26 e 28 semanas as consequências são parecidas, o que muda é a prevalência. De 10 a 25% terão sequelas graves, de 25 a 40% moderadas, de 50 a 60% leves. O mesmo acontece entre os nascidos entre 23 e 25 semanas, sendo que aqui entre 60 e 70 % apresentarão alguma deficiência[5,6].

Afinal, o que é a zona cinzenta em neonatologia?

Zona cinzenta[7] representa um intervalo de idade gestacional que leva em consideração as diretrizes atuais baseadas em evidências clinicas e tecnológicas para decisão entre a viabilidade e não viabilidade de tratamento caso a caso.

Para efeitos de comparação, na década de 1960, as crianças nascidas com peso inferior a 1 quilo, em torno de 28 semanas de gestação, eram consideradas não viáveis. Em especial para os bebês desse grupo, a tomada de decisão médica deve ser baseada numa cuidadosa avaliação dos dados de pré-natal, idade gestacional, peso ao nascer e condições de nascimento e, consideravam o nível de imaturidade no desenvolvimento humano, na sobrevivência e a evolução.

Uma vez que a incerteza aqui, define-se como regra, a participação e envolvimento dos pais no processo decisório antes e depois do nascimento, acompanhado de avaliações continuas da resposta do bebê aos cuidados intensivos prestados, deveria ser a norma da conduta médica.

Nenhuma das vitórias encontrava-se aqui. Suas paragens eram outras.

CUIDADOS PALIATIVOS EM NEONATOLOGIA

A resolução do Conselho Federal de Medicina número 1931, de 17 de setembro de 2009, aprovou o novo código de ética médica que começou a vigorar no ano seguinte[8].

No capítulo I, dos princípios fundamentais, está escrito: nas situações clínicas irreversíveis e terminais, o médico evitará a realização de procedimentos diagnósticos e terapêuticos desnecessários e propiciara aos pacientes sob sua atenção todos os cuidados paliativos apropriados.

No capítulo V, que versa sobre a relação com pacientes e familiares, é vedado ao médico abandonar pacientes sob seus cuidados. Salvo por motivo justo, comunicado ao paciente ou aos seus familiares, o médico não abandonará o paciente por ser este portador de moléstia crônica ou incurável e continuará a assisti-lo ainda que para cuidados paliativos. Mais adiante, no mesmo capítulo, é vedado ao médico abreviar a vida do paciente, ainda que a pedido deste ou de seu representante legal.

E finaliza em parágrafo único que, nos casos de doença incurável e terminal, deve o médico oferecer todos os cuidados paliativos disponíveis sem empreender ações diagnósticas ou terapêuticas inúteis ou obstinadas; levando sempre em consideração a vontade expressa do paciente, ou, na sua impossibilidade, a de seu representante legal.

Em texto publicado na revista número 53 da Sociedade de Pediatria de São Paulo, os comentários acerca do aqui exposto, apontam para as condições clinicas que devem ser consideradas e que foram elencadas no guia para o Desenvolvimento de Serviços de Cuidados Paliativos:

1. doenças para os quais o tratamento curativo é possível, mas pode falhar;
2. doenças que necessitam de tratamento prolongado com o objetivo de manter a qualidade de vida;
3. doenças crônicas progressivas para quais o tratamento é exclusivamente paliativo;
4. doenças neurológicas graves, não progressivas, que tornam o paciente vulnerável a complicações e morte prematura. Exemplos: lesão cerebral anóxica, malformação cerebral importante.

Nossas vitórias moravam aqui

As recomendações do texto seguem indicando que mesmo, em ambientes com tecnologia avançada, como as UTIs neonatais, os cuidados paliativos tem seu lugar e que devemos oferecer um ambiente capaz de reconhecer pais como sujeitos capazes de fornecer elementos vitais aos cuidados do filho em situação paliativa. Salientam que a participação dos pais, representantes legais, é fundamental no processo de tomada de decisão. Tal descrição nos coloca uma questão importante: o bebê seria exclusivo dos pais ou estariam todos que trabalham na neonatologia implicados com a situação?

Penso que o bebê seria de todos aqueles que sustentam um lugar para sua existência, assegurados, no mais das vezes por um representante legal inato- ou seja, os pais ou, na sua ausência, por uma definição judicial.

SOBRE O VALOR DAS PRÁTICAS ASSISTENCIAIS NA CONSTRUÇÃO DO LAÇO

O trabalho do psicólogo hospitalar contempla duas vertentes: a clínica e a institucional. Na clínica, prática focada no paciente e sua família, a descrição ampla do fazer envolve:

- o acompanhamento das intercorrências psíquicas durante o período de internação;

- o favorecimento da promoção e da recuperação da saúde física e mental;
- a promoção de intervenções para melhorar a relação entre a equipe, a família e o paciente e, acima de tudo;
- auxiliar na tomada de decisões mais precisas.

Na vertente institucional, tendo como foco a relação dos pacientes com a equipe de saúde, a descrição mais ampla contempla:
- a participação da construção de projetos assistenciais que aprimorem continuamente a qualidade dos serviços prestados;
- a elaboração instrumentos de avaliação e acompanhamento que demonstrem a especificidades do trabalho clínico e auxiliem o trabalho das equipes – indicadores setoriais;
- a participação de programas de acreditação de qualidade parametrizados por metas internacionais de cuidado que, visam a segurança do paciente;
- a contribuição para que as decisões sejam tomadas considerando o diagnóstico, o tratamento proposto, as variáveis do hospital e as características pessoais do paciente e/ou seus representantes legais.

A descrição de um trabalho não garante sua execução, apenas norteia. O trabalho, esse construído diariamente, depende do lugar que encontramos e criamos na relação com nossos pares.

O contexto hospitalar nos convida à interdisciplinaridade, nos obriga a releitura do nosso texto, a conversar com outros pensamentos. Para isso, além de uma rotina bem desenhada, precisamos de um texto, uma orientação teórica, que nos ajude como uma bússola, não como uma ordem, que nos sustente no lugar de cientista, tomando o hospital um laboratório. Na bancada de trabalho temos uma equipe ampla, pacientes e familiares em situação de vulnerabilidade, protocolos assistenciais, tecnologia de ponta, regras e diretrizes institucionais e, a psicanálise.

De onde falo, trabalhamos a partir do texto psicanalítico, orientados pelo desejo de analista e pelos preceitos teóricos: inconsciente, pulsão, transferência, resistência (e todos os outros). Nosso desafio é transformar o dia-a-dia em produção de conhecimento, ampliar os alcances, criar.

A neonatologia nos convida à criação diária. Cada novo caso, nova forma de chegar, as novas configurações familiares, os limites impostos pelo avanço tecnológico capaz de predizer sobre um sujeito antes mesmo do seu advento. É especifico da unidade de terapia intensiva da neonatologia que cruzemos com o lugar de chegada e, por vezes, com o lugar de partida.

De acordo com estudo publicado pela Revista Médica Britânica The Lancet, em 2015, cerca de 2,6 milhões de recém-nascidos sem vida foram registrados naquele ano no mundo. Mais da metade das mortes aconteceram durante o parto.

No Brasil, dados do censo 2010, divulgados no site do IBGE, informam que 96 bebês (refere-se as crianças com menos de 1 ano de idade) morrem por dia. A taxa de mortalidade nessa faixa-etária corresponde a 3,4% das mortes registradas no país. Considere que crianças com até 1 ano de idade correspondem a 1,42% do total de habitantes. No período de um ano (2009/2010) 35.000 bebês morreram.

Bebês morrem diariamente e deixam famílias órfãs da sua presença e da sua função.

Essa realidade nos obriga a recuar no trabalho específico dos cuidados paliativos em neonatologia para pensarmos nas vicissitudes do encontro com o bebê e nos perguntarmos por quais caminhos se constroem laços entre bebês, mães, pais, famílias.

O livro *Esferas I – Bolhas* do filósofo contemporâneo Peter Sloterdijk[9] nos agracia no início da obra com a tela *Bolhas*, de John Everett Milais, 1886. Trata-se da pintura de um menino admirando uma bolha de sabão recém saída do seu brinquedo. Não sabemos se a bolha é sustentada pelo olhar do menino, ou se a existência viva e atenta do menino se sustenta a partir da bolha.

> *Tendo recebido seu presente, a criança se debruça febrilmente sobre a sacada e acompanha com os olhos as bolhas de sabão que sopra para o céu através da pequena argola diante de sua boca. Primeiro, um enxame de bolhinhas jorra para o alto, na caótica alegria de cintilantes bolas de gude azuis lançadas ao léu. Depois, na próxima tentativa, um balão oval maior desprende-se tremulante da argola, cheio de uma vida receosa, e é levado pela brisa, planando em direção a rua logo abaixo.*
>
> (Peter Sloterdijk)

Foi a partir das conversas prazerosas e enriquecedoras com o filósofo e escritor Juliano Pessanha[10] que emprestei (ou como ele diz: plágio autorizado) várias imagens carregadas de simbologias para o trabalho na neonatologia. A primeira delas indica a figura de espaços matriciais como lugares privilegiados para a construção de duetos ressoantes de alta complementaridade.

Seriam lugares onde reinaria uma filosofia do encantamento oposta à filosofia do estranhamento. Sloterdijk, propõe nesse livro uma analítica do estar acompanhando, chamada de com-subjetividade, tendo como ponto de partida não o um, mas a díade em oposição à lógica sujeito/objeto proposta pela teoria psicanalítica.

Para que esses duetos ocorram precisamos de aliados que proporcionem encontros criadores, que estabeleçam pactos pneumáticos sincrônicos (em alusão as construções poéticas de Juliano), compreendendo que nossa pré existência só opera efeitos se, no encontro, fomos tomados como outro.

Sendo outro, podemos existir na relação com o aliado, capaz de propor encontros criadores que possibilitam a criação de dois, do insuflador e do insuflado, como na bolha e no menino, porque à medida em que se cria-se algo, também se é criado por ele.

> *Segue-o A ESPERANÇA DA CRIANÇA EXTASIADA. É ela própria que desliza com sua bolha magica no espaço exterior, como se, por alguns segundos, seu destino estivesse ligado ao daquela ansiosa criação. Quando, após um voo oscilante e prolongado, a bolha finalmente rebenta, o artífice da bolha de sabão deixa escapar, do alto da sacada, um som que é ao mesmo tempo um suspiro e uma exclamação de júbilo*
>
> (Peter Sloterdijk)

Nossas vitórias eram bolhas de sabão, insufladas pelo amor familiar e pelo empenho da equipe. Elas demandavam intimidade, como toda criança. Elas demandavam cuidados e mimos para nascer, como toda criança. Elas exigiam adoção por aliados, por mecenas que lhe dessem sustento físico, biológico e afetivo. Esses mecenas, pais ou representantes legais inatos, precisavam encontrar aliados institucionais hospitaleiros, uma vez que a condição de vida dessas bebês nos obrigaram a decidir pelo tempo da brincadeira.

Mas a melancolia dispõe apenas de um segundo, pois a alegria do jogo logo retoma, com seu cruel e eficaz impulso para a frente

(Peter Sloterdijk)

OS TEMPOS DO CUIDADO NA CLÍNICA

Empresto o subtítulo do texto apresentado na abertura do 10º Congresso da Sociedade Brasileira de Psicologia Hospitalar e as pesquisas do professor Daniel Kuperman[11] para pensar nas formas de cuidados possíveis nas situações de paliativos e luto na UTI neonatal.

Sua produção aponta para a função da presença do psicólogo no hospital, tendo esse o "estatuto de testemunhar a dor do paciente, fato que favorece ao sujeito em sofrimento o processo de elaboração dessa dor e de produção de sentido para experiências disruptivas e traumáticas".

O autor utiliza da obra do psicanalista Sándor Ferenczi a idéia do trauma como uma confusão de línguas, fato que implica todos os personagens de uma cena e acrescenta que "a criação de uma palavra seja capaz de simbolizar a intensidade afetiva vivida em situações de desestabilização psíquica".

O adulto, exposto a situações como essa, responderia pelo efeito da culpa e do recalque e, como pior dos efeitos (até mais do que o próprio atentado) seria o abandono e a indiferença em relação ao outro.

Na cena institucional, o primeiro desafio, seria o de reconhecer que língua comum existe (ou precisaria ser construída no encontro com o estrangeiro) para evitar que o encontro linguageiro não provoque mais do trauma; mais estranheza, desamparo e angústia.

Depois (e ao mesmo tempo) a sutileza afetiva necessária para o encontro, conhecida pelo nome de empatia. Não a empatia da identificação freudiana, diz o professor, mas a empatia da "capacidade do cuidador se deixar afetar pelo sofrimento do outro, e também à capacidade de afetá-lo, a partir do sentido produzido pela ressonância estabelecida entre os pares".

Para isso, tenho preferido a palavra compaixão: a capacidade de compreender o outro, sem invadir, no entanto, o seu espaço. A belíssima imagem dos duetos ressoantes de alta complementaridade construídos no encontro com o bom aliado ilustram o espaço necessário para receber famílias em situação limite.

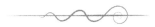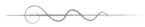

Um bom aliado institucional deve ser capaz de respeitar a estrutura do outro, seu modo particular de pensar e agir diante dos desafios impostos pela permanência na UTI neonatal. Deve deixar um espaço para a surpresa e o encantamento. Um bom aliado pressupõe um existência prévia e não se furta de aparecer. Ele permite o plágio, o tráfico de gestos; tolera a convocação de um posicionamento: doutor, o que você faria no meu lugar? Acima de tudo, ele é capaz de se oferecer para ser lugar de descanso do outro.

A lógica proposta considera que a oferta de hospitalidade, a construção de uma língua, promova intimidade, bem como a disponibilidade de, estando diante do outro e da sua dor, ser afetado por ele e afetá-lo, facilitando a produção e, por vezes, a construção de sentido para o horror dos confrontos com o real.

Estamos chegando ao fim

Foi num trabalho de conclusão de curso para obtenção de título de enfermeira que encontrei uma compilação das melhores práticas assistenciais em cuidados paliativos neonatais.

A partir de um levantamento bibliográfico com maioria de artigos publicados na América do Norte e Europa, a pesquisadora – Priscila Madruga da Universidade Federal do Rio Grande do Sul – detalha os resultados encontrados e, os classifica de acordo com as práticas recomendadas, em quatro categorias:

1. gerenciamento da dor: é unanime a recomendação de conforto farmacológico quando os bebes estão em situação de sofrimento. Um dos desafios é a utilização de escalas e avaliações que dimensionem os aspectos comportamentais capazes de medir a dor. Outra observação recorrente, são as intervenções não farmacológicas em situações de terminalidade: controle de luminosidade, diminuição de ruídos, diminuição da quantidade de fitas adesivas sobre a pele e, sempre que possível o contato pele a pele entre os pais e o bebê, pratica medida pelos efeitos na família – estabelecem vínculo, se mostram mais calmos e proporciona momentos intensos; e no bebê, a diminuição dos períodos de agitação e choro;

2. suporte para a família: respeitar as crenças e valores, oferecer um local adequado e reservado respeitando o tempo de permanência, auxiliar as mães que desejam amamentar, ter livre acesso à equipe. A qualidade

da comunicação está associada diretamente à diminuição de sinais de estresse da família, uma vez que a equipe passa a compreender as necessidades dos pais em função do luto e realizar intervenções específicas a cada família;

3. processo de decisão dos pais e da equipe: requer tempo, informação contínua, participação nos cuidados, honestidade e empatia e a compreensão por parte da equipe que a decisão deve ser conjunta;

4. conduta dos profissionais da saúde: apoio institucional, treinamento constante, grupos de discussões clínicas e habilidades específicas como: consistência nas informações médicas e construção da confiança.

No ambiente hospitalar, a iminência da morte concorre com o nascimento.

O espaço para o nascer carrega em si o espaço para morrer: a construção do ambiente da UTI neonatal precisa dar conta de uma prematuridade que é humana.

Nascemos prematuros, porque não nos sabemos. É na relação de alteridade que enfrentamos a vida e a morte. O luto é o processo que acontece nesse intervalo.

Uma UTI neonatal para existir precisa de tantas funções quanto um bebê: da função da mãe, do pai, do médico, da enfermeira, da psicóloga, da fisioterapeuta, da fonoaudióloga, da moça da recepção, do segurança...

Nossas vitórias morreram

A da Ana e do João pouco tempo depois de nascer. Decidiram juntos pela breve estadia, entre o acontecimento e a conclusão, atropelados pelo horror da compreensão de quase morte da mãe.

A da Maria e do Pedro, permaneceu aqui por um tempo maior. O tempo necessário para a construção de uma ponte no abismo instaurado entre o instante do nascimento, o tempo de compreender o diagnóstico anunciado e o momento de concluir pelos cuidados paliativos.

> *Entretanto, mesmo que envolta pela entusiástica vigilância de seu autor ela tenha podido por um momento mágico deslizar pelo espaço, não poderia escapar, por fim, de dissolver-se em nada.*
>
> (Peter Sloterdijk)

Como psicólogos no hospital, cabe-nos transformar a mortificação em uma experiência vital.

No lugar em que a bola se desfez, a alma do insuflador, separada de seu corpo, permanece sozinha por um instante, como se, tendo partido em uma expedição conjunta, tivesse a meio caminho perdido seu parceiro.

(Peter Sloterdijk)

Testemunhar, é o que podemos fazer!

REFERÊNCIAS BIBLIOGRÁFICAS

1. Santos PB. O luto e as intervenções clínicas em neonatologia. São Paulo: Anais do I Simpósio de Psicologia Hospitalar do Hospital Infantil Sabará; 2017.
2. Rysavy MA, Lei L, Bell EF, Das A, Hintz SR, Stoll, BJ, Vohr BR, Carlo WA, Shankaram S, Walsh M, Tyson JE, Cotton CM, et al. Between Hospital Variation in Treatment and Outcomes in extremely preterm infants. N Engl J Med. 2015;372:1801-1811.
3. World Health Organization. (WHO). Sobrevivência Neonatal Saúde dos recém-nascidos: chave para a sobrevivência da criança. Traduzido para a OMS por Fátima Ribeiro e João Luis Adelino com autorização do The Lancet (2005). Disponível em: http://www.who.int/maternal_child_adolescent/documents/pdfs/lancet_neonatal_survival_series_pr.pdf
4. Guinsburg R, Almeida MFB. Reanimação do Prematuro com menos de 34 semanas. Diretrizes da Sociedade Brasileira de Pediatria. SBP, 2016. Disponível em: http://wwws.sbp.com.br//reanimacao/wp-content/uploads/2016/01/DiretrizesSBPReanimacaoPrematuroMenor34semanas26jan2016.pdf
5. Resende C, Faria D, Taborda A, Mimoso G, Lemos C. Sobrevida e Sobrevida Sem Sequelas Graves no neurodesenvolvimento em Recém-Nascidos de Extremo Baixo Peso. Acta Pediátrica Portuguesa. 2016;47:228-36.
6. Margoto P, Lins S, Moura MDR, Pimentel P, Berebe P, Vieira MG, Alves ZEF, Nagata L. Protocolo de Limite de viabilidade-HRAS-HMIB 2015. Disponível em: http://paulomargotto.com.br/protocolo-para-o-limite-de-viabilidade-2/
7. Belik J. Limites de viabilidade e legalidade. Rio de Janeiro: Anais do XX Congresso Brasileiro de Perinatologia, 2010.
8. Seri I, Evans J. Limits of viability: definition of the gray zone. J Perinatol. 2008 May;28 Suppl 1:S4-8.
9. Sociedade Brasileira de Pediatria. Recomendações (n° 51) Cuidados paliativos em Pediatria e Neonatologia. Disponível em: http://www.spsp.org.br/site/asp/recomendacoes/Rec_53_CuidPaliatNeo.pdf
10. Sloterdijk P. Esferas: Bolhas. São Paulo: Editora Estação Liberdade; 2016.
11. Pessanha, GJ. Recusa do não-lugar. São Paulo: Editora UBU; 2018.
12. Kuperman D. Estilos do cuidado: a psicanálise e o traumático. São Paulo: Zagadoni Editora; 2017.
13. Madruga PA. A prática dos cuidados paliativos em neonatos. Dissertação apresentada à Escola de Enfermagem da Universidade Federal do Rio Grande do Sul em 2013. Disponível em:https://www.lume.ufrgs.br/bitstream/handle/10183/78416/000899155.pdf?sequence=1

PARTE III
De Bússolas e Sextantes

21

Adoecimento e Religiosidade: Interfaces

MARIA HELENA PEREIRA FRANCO

Adoecer em uma sociedade que privilegia o sucesso, o bem-estar, a ausência de sofrimento (mesmo que, paradoxalmente, à custa de muito sofrimento!) coloca o indivíduo diante de sua condição humana, naquilo que ela tem de mais genuinamente humano: a consciência da finitude. Perguntas surgem, na tentativa de entender e, talvez, readquirir o controle sobre sua vida, depois do impacto com essa realidade. Nem sempre respostas satisfatórias são encontradas. Pode ser mesmo que as respostas encontradas não sirvam mais, pois a consciência da finitude traz consigo a incerteza acerca do que norteava a vida, que dava ao indivíduo alguma previsibilidade e senso de controle. Adoecer coloca o ser humano diante da necessidade de rever as crenças que fundamentam suas ações, o que não é um processo simples. Viver limitações advindas da doença, encontrar ou construir significado para essa experiência, viver o sofrimento pessoal e daqueles que lhe são caros, tomar decisões sobre o tratamento, pensar na possibilidade de morrer: a perspectiva de viver após um diagnóstico implica um suporte que vai além daquele que o conhecimento científico pode dar.

Sobretudo, as doenças que colocam a vida em risco ou apresentam uma perspectiva ou mesmo um imperativo de mudanças de hábitos, com limitações e restrições, afetam muitas das certezas de que os indivíduos necessitam para continuar seu cotidiano, com a previsibilidade que os fez crer que estavam acima desses riscos. Seus valores e crenças, os projetos e mesmo a biografia, passam por um estreito filtro que os questiona e os desafia, tanto quanto os teme.

Adoecer, portanto, aproxima a pessoa da ideia de sua morte. Como o ser humano é, por natureza, gregário, adoecer e morrer não são assuntos exclusivamente seus, ainda que sejam experiências intransferíveis. Esse é um assunto que envolve suas relações significativas, aquelas que compõem seu tecido socioafetivo particular. Envolve também o cenário que dá sentido à existência, às decisões tomadas ou por tomar, ao processo de estar doente, tratar-se, curar-se, manter a doença controlada ou morrer.

Por esse motivo, este capítulo alinha experiências de saúde, doença e morte, tendo como fio condutor a relação do ser humano com a religião e a espiritualidade, na busca ou na construção de um significado para a existência. Pensar sobre as questões religiosas leva a uma aproximação também com a bioética, que vem trabalhando com maneiras de lidar com o nascimento, a vida, o enfrentamento de doenças graves e a morte.

O mundo pós-moderno aponta para a crise no paradigma científico, impedindo o homem de retornar ao sagrado e à sua religiosidade. Nesse momento, a psicologia como ciência, também, é bastante influenciada pelos valores científicos assim como, paradoxalmente, aproxima-se e afasta-se da religião. No campo da psicologia da religião isso fica mais evidente.

Para Freitas[1], a psicologia da religião busca estudar o comportamento religioso partindo da compreensão dos aspectos psicológicos ligados às experiências com as religiões.

Algumas religiões de maior incidência no Brasil são consideradas fontes de compreensão do fenômeno.

No cristianismo, há discordâncias entre religião e ciência a respeito do significado das questões primordiais da bioética, tais como sexualidade e reprodução humana, o sofrimento humano, a morte e o processo de morrer e também as demandas geradas pelos avanços que a ciência oferece. O cristianismo aprofundou questões que permeiam a existência humana tais como o aborto, a biotecnologia das células-tronco, a doação de órgãos, a eutanásia, a reprodução assistida por meio da chamada barriga de aluguel e o suicídio, como afirma Arduin[2].

POR QUE COMIGO? OU: EU ACREDITAVA ESTAR PROTEGIDO, MAS NÃO ESTAVA

Mesmo com um diagnóstico coincidente, diversos são os fatores que influem na causa e no curso de uma doença para cada pessoa. A experiência subjetiva de adoecer não passa pelos mesmos caminhos percorridos por outros com aquele diagnóstico. É uma experiência singular e, na sua singularidade, deixa entrever o ponto de intersecção de três fatores críticos, segundo Doka[3]. São eles:

- toda doença que ameaça a vida cria preocupações específicas para o paciente e sua família;
- o período do ciclo vital em que a doença se manifesta também afeta a experiência daquela doença;
- o estilo de vida e a personalidade do indivíduo influenciam sua resposta à doença.

Detendo-se particularmente no terceiro fator, esse item do capítulo apresenta algumas reflexões acerca da relação do indivíduo com sua doença e o curso que ela toma, a partir de um processo de construção de significado pertinente às transformações críticas vivenciadas. O foco sobre estilo de vida e personalidade tangencia questões de religiosidade e ou espiritualidade, entendidas aqui como as que tanto são ferramentas, recursos para o enfrentamento da doença, como os contornos e substratos para o delineamento de uma identidade pós-doença ou pós-morte.

É inevitável que, ao considerar esses aspectos, entrem no cenário as diferenças no enfrentamento – tanto da doença como do luto – ao longo do ciclo vital, somadas às tendências demográficas nas sociedades ocidentais. O envelhecimento populacional, a diminuição do tamanho das famílias, o crescimento da influência das grandes igrejas fundamentadas na teologia da abundância e a secularização da cultura tornam a questão ainda mais complexa[4]. Vale destacar também que se encontra uma zona cinzenta entre o sujeito produto dessa cultura e seu processo particular de construção de significado, que recorre, seja para confirmar, seja para negar, ao domínio da religião e ou da espiritualidade. Religião e espiritualidade são conceitos que se sobrepõem em alguns aspectos e se diferenciam em outros.

Religiosidade e espiritualidade têm sido estudadas na relação com promoção e manutenção da saúde, bem como nos cuidados no adoecimento[4-8], ocupando lugar de destaque nos últimos vinte anos, a partir de uma importante perspectiva holística na compreensão do fenômeno do adoecimento. Mesmo assim, o interesse já se apresentava anteriormente nas formulações acerca de modos de enfrentamento de situações críticas.

Leighton et al[9], nos anos 1950, formularam um modelo para explicar as respostas humanas aos eventos críticos, entendidos como aqueles que se apresentam em um cruzamento de situações – antecipadas ou não, previstas ou não – e ressalta o foco na religião e da esperança no enfrentamento desses eventos críticos, particularmente, doença e morte.

Moss e Schaeffer[10] desenvolveram um modelo de enfrentamento de crises, nas quais incluíram adoecimento e morte. Esse modelo considera o papel da religião em diversos aspectos e se traduz em cinco tarefas, que são:

- estabelecer e entender o significado pessoal para o evento (doença ou morte);
- confrontar-se com a realidade e responder às demandas situacionais;
- manter relações interpessoais significativas;
- manter o equilíbrio emocional;
- preservar a autoimagem satisfatória e senso de eficiência.

É possível identificar onde a religião atua nesse modelo de enfrentamento. Ela ocupa um lugar nos fatores pessoais e narrativos do indivíduo. Está presente nas tarefas adaptativas e nas habilidades de enfrentamento, que podem ter foco na avaliação do impacto da doença, na avaliação dos problemas a serem resolvidos e no âmbito das emoções mobilizadas pelo adoecer e tem consequências nas futuras vivências do indivíduo, ao longo de sua doença.

Pargament[11] se ocupou em estudar especialmente o papel da religião no enfrentamento e desenvolveu um modelo congruente com aquele de Moss[10], no qual a religião ocupa um lugar de destaque nos recursos de enfrentamento. Ela pode modificar os atributos de uma dada experiência, como uma doença, pode oferecer meios ativos para responder a ela (pela oração ou confiança em um Deus benevolente) e pode mesmo levar a resultados interessantes, como um novo significado acerca do significado da existência humana.

Embora exista consenso sobre a importância da religião ou espiritualidade, o mesmo não se pode dizer sobre uma definição do construto espiritualidade, abrindo o leque para a dificuldade em defini-la e, em alguns casos, em distingui-la de religião ou religiosidade[12-16]. Particularmente, os profissionais da área da saúde têm se interessado pelo estudo dos benefícios da religiosidade e da espiritualidade na promoção e manutenção da saúde, em uma visão multiprofissional que abarca enfermagem, medicina, psicologia, terapia ocupacional e reabilitação[16].

Se a religião ou a espiritualidade oferece possibilidades de compreensão de motivos que levaram à doença, permite também fundamentos para decisões acerca do agravamento da doença ou do final da vida, o que ressalta a importância de ser um tema próximo da realidade das pessoas, estejam elas saudáveis ou doentes[17].

Cicirelli[18] apontou diferenças significativas entre espiritualidade religiosa e não religiosa, que contribuem para a compreensão de decisões sobre prolongamento da vida, aceitação ou rejeição da morte. Na espiritualidade religiosa, estão presentes três crenças básicas: a existência de Deus, a possibilidade de uma vida ao lado de Deus após a morte e o poder da oração como meio de comunicação com Deus. Assim sendo, Deus é entendido como a figura de apego fundamental para o ser humano, que não teria, então, razão para se sentir só ou abandonado. Espiritualidade significa, portanto, estar ligado a esse Deus todo poderoso, bom e onisciente. Fala-se de fé, seja explicada por documentos como a Bíblia, ou mesmo não explicada.

Ter uma religião, crer em algo, construir significado para experiências críticas, buscar explicações que transcendem o aspecto material, são, claramente, um recurso ao qual o indivíduo recorre quando se depara com uma doença que trará mudanças em sua vida. O teor desse significado, o que a religião lhe oferecer, a parceria feita entre o domínio da religião e espiritualidade e a ciência, pavimentam muito do caminho do paciente e sua família, na vivência da doença. Com relação a isso, destaca-se que nem todos os significados terão efeito positivo quando se tratar de considerar os recursos de enfrentamento. Nem sempre, tampouco, a parceria entre ciência e religião (ou espiritualidade) é harmônica, às vezes pode mesmo nem ser viável. Sabemos de relatos de pessoas que, aconselhadas por seus orientadores religiosos, abandonaram um tratamento que poderia ter sido muito eficiente e sabemos também de pessoas que encontraram na religião explicação que as fortaleceu para lidar positivamente com a doença.

E LIVRAI-NOS DO MAL... AMÉM

Uma experiência que amplia o teor da relação entre o que esteve doente e aqueles que lhe foram próximos é a que se vê no relato dos enlutados sobre encontros e comunicação que tiveram com o falecido. A pesquisa realizada por Nowatzki e Kalischuk[19] apontou que essas experiências tinham um caráter de cura espiritual diante do luto, pois contribuíam para um senso de conexão com o falecido. No entanto, as autoras ressaltaram a importância de validar essas experiências por parte da equipe, como um recurso interessante no processo de luto.

Para o pesquisador, alguns desafios se apresentam, quando se propõe a entender o papel do enfrentamento religioso ou espiritual diante do adoecer e do luto. O primeiro é a possibilidade de operacionalização e mensuração desse modo de enfrentamento. Outro está relacionado ao significado atribuído à saúde e à doença, como parte essencial da constituição do sujeito, assim como se pode ver o mesmo na qualidade do vínculo que liga o indivíduo enlutado ao morto. O terceiro desafio está na imensa variedade das tradições religiosas, que abrem possibilidades para múltiplas manifestações e significados, mesmo que saiam dos contornos socialmente reconhecidos como pertencentes a essa ou àquela religião[4-5].

Falamos aqui do diálogo possível entre a ciência e a espiritualidade, agora na perspectiva do enfrentamento propriamente dito. Bloise[20] fala da medicina integrativa como aquela que é orientada para o restabelecimento da saúde, levando em conta a pessoa como um todo, composto por corpo, mente e espírito. A herança do pensamento cartesiano impediu, a partir do século XVII, essa integração que, na verdade, já existira em tempos hipocráticos e é prevalecente nas sociedades orientais. A medicina integrativa, portanto, permite que se entenda a saúde como processo indissolúvel corpo-mente-espírito. No entanto, o mesmo autor ressalta que a aproximação entre ciência e religião é uma oportunidade para ambos os domínios, desde que se admita que nos dois há limitações para essa aproximação.

Faz eco à sua posição o que nos apresenta Santos[21], ao afirmar que "ninguém dirá, mas a doença popularmente imaginada e experimentada é uma manifestação do mal, talvez a maior de quantas existirem". Ou seja: a ciência se distancia do ser humano que adoece quando desconsidera que esse busca um caminho para explicar para si porquê adoeceu e esse caminho passa longe do entendimento sobre o funcionamento de um órgão ou sistema, pois recorre a um sistema de crenças mais familiar ao indivíduo. Prossegue Santos[21]: "o conhecimento científico jamais se mistura ou confunde com a sabedoria tradicional popular, necessariamente superficial, o chamado senso comum social".

Doenças consideradas espirituais, por exemplo, em camadas desfavorecidas econômica e culturalmente, estigmatizam o doente e retardam a busca de tratamento convencional. Essa é, portanto, uma evidência de que no espaço existente entre o conhecimento oferecido pela ciência e a compreensão construída pelo doente, cabe a explicação para a causa de sua doença, para a escolha desse ou daquele tratamento, para o motivo que o levará à cura ou à morte, explicação essa no âmbito da espiritualidade, que pode mesmo ser entendida como um recurso de enfrentamento de que ele lança mão por lhe ser familiar e fazer mais sentido diante dessa nova realidade.

No entanto, não é apenas a busca de significado, de respostas para o adoecer de que se ocupa o indivíduo. Ele também quer saber o que acontece a ele e aos seus amados, na proximidade e depois de sua morte e nesse âmbito o aspecto espiritual tem muito com o que contribuir.

Pevey, Jones e Yarber[22] pesquisaram o papel da religião para o paciente próximo da morte e seus resultados mostraram que crenças em vida após a morte, a relação que permanecia entre o paciente e sua rede de apoio psicossocial e a confiança em uma ordem cósmica, que explicasse os fatos relativos à vida e morte foram os elementos predominantes no conforto que a religião podia proporcionar. Cabe destacar que os autores não fizeram distinção entre religião e espiritualidade, nessa pesquisa.

No entanto, anteriormente, Puchalsky[23] havia enfatizado a espiritualidade como um componente essencial nos cuidados oferecidos aos pacientes com doenças graves e/ou próximos da morte, muito embora esteja pouco representada nos protocolos e manuais. O que a autora ressalta é que não se deve ocupar apenas da espiritualidade do paciente, mas também do provedor de cuidados, do profissional de saúde, para uma boa caracterização de cuidados abrangentes.

De acordo com sua posição, encontramos Aitken[24], que, analisando o percurso dos cuidados oferecidos ao paciente, ressalta que o cuidado do corpo era inicialmente associado à cura da alma, que poderia ser consolada e perdoada, para que ele encontrasse sentido no sofrimento e pudesse morrer em paz. Atualmente, esse cuidado se apresenta como dar apoio ao paciente, por meio da presença, da escuta sem julgamento, ajudá-lo a lidar com questões por ele levantadas, relacionadas ao passado, presente e futuro. Inclui também apoio aos familiares, sob a forma de uma presença genuína, ajudando nas despedidas, nos rituais e no luto. Por fim, inclui também apoio à equipe, para perceber os limites de investir no paciente.

CONSIDERAÇÕES FINAIS

Ao tratarmos das indagações e construções no domínio da religião e da espiritualidade, vemos que não há possibilidade de compreensão que seja excludente de uma perspectiva holística do ser humano e do cuidar, aqui entendido como cuidar de si e cuidar do outro. Definições convergentes e divergentes de saúde existem, e apoiam-se em vertentes que incluem um olhar para esses domínios. Há um percurso histórico para nos contar sobre os conceitos, e há, acima de tudo, uma noção epistemológica do ser humano, para entendê-lo como singular e múltiplo, numa existência que se desdobra em incontáveis possibilidades de entendimento, ação e significado.

REFERÊNCIAS BIBLIOGRÁFICAS

1. Freitas MH. Psicologia religiosa, psicologia da religião ou psicologia e religião? X Seminário de Psicologia e Senso Religioso, Curitiba, 2015. Disponível em http://docplayer.com.br/20438366-Psicologia-religiosa-psicologia-da-religiao-ou-psicologia-e-religiao.html. Acessado em: 10 de dezembro de 2017.
2. Arduin PO. Por que a Igreja se opõe a barriga de aluguel? Jovens Conectados – Comissão para Juventude CNBB Disponível em https://jovensconectados.org.br/por-que-a-igreja-se-opoe-a-barriga-de-aluguel.html Acessado em: 11 dezembro de 2017.
3. Doka KJ. Counseling individuals with life-threatening illness. New York: Springer, 2009.
4. Hays JC, E Hendrix CC. The role of religion in bereavement. In Stroebe MS, Hansson RO, Schut H; E Stroebe W. (orgs.) Handbook of bereavement research and practice; advances in theory and intervention. Washington-DC: American Psychological Association, 2008;327-348.
5. Heyse-Moore LH. On spiritual pain in the dying. Mortality. 1996;1(3),297-315.

6. Delgado C. Meeting clients' spiritual needs. Nursing Clinics of North America. 2007;42(2),279-293,vii.
7. Gall TL, Charbonneau C, Clark NH, Grant, Joseph A, Shouldice L. Understanding the nature and role of spirituality in relation to coping and health: A conceptual framework. Canadian Psychology/Psychologie Canadienne. 2005;46(2),88-104.
8. Leak A, Hu J, King CR. Symptom distress, spirituality, and quality of life in African American breast cancer survivor. Cancer Nursing. 2008;31(1),E15-E21.
9. Leighton DC, Harding JS, Macklin DB, MacMillan AM, Leighton AH. The character of danger: psychiatric symptoms in selected communities. New York: Basic Books, 1963.
10. Moss RH, Schaefer JA. Life transitions and crises: a conceptual overview. In MOSS, R.H. (org.) Coping with life crises: an integrated approach. New York: Plenum, 1986. p.3-28.
11. Pargament KL. God help me: towards a theoretical framework of coping for the psychology of religion. In: Moberg DO, Lynn ML (orgs.). Research on the Scientific Study of Religion. Greenwich: JAI Press. 1990;2:195-224.
12. Bergman L. Defining spirituality: Multiple uses and murky meaning of an incredibly popular term. The Journal of Pastoral Care & Counseling. 2004;58(3),157-167.
13. Breitbart W. Espiritualidade e sentido nos cuidados paliativos. In: Pessini L, Bertachini L (orgs.). Humanização e Cuidados Paliativos. 4ª Ed. São Paulo: Loyola, 2009. p.209-227.
14. Pessini L. Terminalidade e espiritualidade: uma reflexão fundamentada nos códigos de ética médica brasileiros e na leitura comparada de alguns países. In: Pessini L, Bertachini L (orgs.). Humanização e Cuidados Paliativos. 4ª Ed. São Paulo: Loyola, 2009. p.321-340.
15. Carrol B. A phenomenological exploration of the nature of spirituality and spiritual care. Mortality. 2001;6(1),81-98.
16. Harrawood LK. Measuring spirituality, religiosity, and denial in individuals working in funeral service to predict death anxiety. Omega. 2009-2010;60(2),129-142.
17. Weiss GL, Lupkin LN. First-year college students' attitudes about end-of-life decision-making. Omega. 2009-2010;60(2),143-163.
18. Cicirelli VG. Religious and nonreligious spirituality in relation to death acceptance or rejection. Death Studies. 2011;35:124-146.
19. Nowatzki NR, Kalischuck RG. Post-death encounters: grieving, mourning, and healing. Omega. 2009;59(2),91-111.
20. Bloise P. Medicina integrativa: corpo, mente e espiritualidade. In: Bloise P (org.). Saúde integral: a medicina do corpo, da mente e o papel da espiritualidade. São Paulo: Editora Senac, 2011. p.135-164.
21. Santos JQ. Noção popular de doença. In: Bloise P (org.). Saúde integral: a medicina do corpo, da mente e o papel da espiritualidade. São Paulo: Editora Senac, 2011. p 37-47.
22. Pevey CF, Jones TJ, Yarber. A. How religion comforts the dying: a qualitative inquiry. Omega. 2008-2009;58(1),41-59.
23. Puchalski CM. Spirituality and the care of patients at the end-of-life: an essential component of care. Omega. 2007-2008;56(1),33-46.
24. Aitken EVP. Assistência Espiritual. In: Ayer R(org.). Cuidado Paliativo. São Paulo, Cremesp, 2008. p.87-90.

22

Terminalidade e Cuidados Paliativos

CLÁUDIA FERNANDES LAHAM

Sim, houve a vida, e eis que ela se esvai, vai-se embora e eu não posso segurá-la. Para que me iludir? Pois não está evidente para todos, menos para mim mesmo, que estou morrendo, que tudo é apenas uma questão de semanas, dias; ainda hoje, quem sabe?[1]

O TEMPO

A inexorável passagem do tempo. A aproximação do fim de tudo. Ideia inaceitável para uns, desejável para outros. Mas quando? Agora, a doença, essa não. A dor, menos ainda. Morrer, sim, faz parte da vida. Mas, sofrer?

Desde que o mundo existe as pessoas se deparam com questões como essas. O advento da doença, coisa da vida, não é aceito com tranquilidade. Deveria? Coisa da vida para quem já muito viveu, não para quem ainda tem "a vida toda pela frente". Antigamente, isso duraria uns 30 anos, no máximo. Hoje, a expectativa média de vida no Brasil chega aos 75,8 anos[2].

Porém, devido aos avanços tecnológicos e aos investimentos para a prevenção de doenças, cada vez é mais comum a existência de senhores e senhoras com mais de 90/100 anos de idade. Alguns estão bastante adoecidos e dependentes, outros, ao contrário, são funcionais e participantes de atividades sociais.

Já para quem adoece ainda jovem ou criança, a enfermidade soa como uma injustiça, principalmente quando acompanhada de quadros que levam a muitas limitações para o pleno desenvolvimento de vidas que estão começando ou estão no seu auge. Se há ameaça de morte envolvendo essas faixas etárias, então, o sentimento de revolta é comum[3].

Historicamente, a morte na Idade Média ocorria em casa e todos conheciam os costumes e rituais a serem seguidos, diante de familiares e amigos. As limitações técnicas faziam com que fosse possível apenas aguardar o momento final, sendo isso familiar a todos, incluindo as crianças. Já na segunda metade do século XIX, começam a ocorrer mudanças, tornando-se a morte vergonhosa e a gravidade do quadro clínico ocultada do moribundo. Entre 1930 e 1950 ocorre a aceleração do processo de deslocamento da morte da casa para o hospital[4].

Em seu texto, *Sobre a transitoriedade*[5], Freud faz considerações sobre o fato do ser humano ser finito e afirma que, no inconsciente, as pessoas estão convencidas a respeito da existência da própria imortalidade. Comenta que a decadência daquilo que seria belo e perfeito permitiria a ocorrência de dois impulsos na mente: um penoso desalento e a rebelião contra o fato consumado. Também destaca que a limitação de tempo e existência de algo não diminui seu valor, mas ao contrário, o eleva. Não obstante tal colocação, as pessoas continuam a desejar viver sem ter que considerar que são seres mortais, ficando o assunto relegado ao esquecimento até que algum fato, como o advento de uma doença, venha lembrá-las disso.

FINITUDE

Apesar de o ser humano tender a buscar o "elixir da juventude" e a imortalidade, é justamente a finitude que dá sentido à vida. A limitação temporal é o que nos permite ter projetos, uma organização para que os desejos possam ser realizados. Algo que poderia acontecer num tempo infinito provavelmente não vingaria, já que, sem a existência de prazos, muitas coisas não saem do mundo das ideias[6].

Ao se abordar a questão da finitude, lembra-se também da característica de impermanência de outras coisas, como alguns objetos que sofrem degradação natural, ou até situações vividas, como o fim de relacionamentos, a demissão de um emprego, o término de um projeto no qual alguém estava engajado. Após essas experiências de perdas que ocorrem com frequência na vida das pessoas, é esperado que passem por uma fase de luto, em que é comum a vivência de sentimentos diversos, como tristeza pelo que foi perdido, assim como uma consequente adaptação a uma situação nova, sem a possibilidade de convivência com o que se perdeu.

Esse luto pode ocorrer de forma natural ou ser considerado complicado, quando será necessária interferência profissional para auxiliar o enlutado. É importante lembrar que os modelos de luto variam de acordo com a cultura em que a pessoa está inserida, sendo efêmeros e refletindo as representações sociais sobre as ideias de vida e morte, o que é peculiar a cada cultura. Nas famílias ocorre a significação do processo de perda, sendo seus membros influenciados pela sociedade em que vivem, dentro de cada período histórico analisado[7].

No DSM-5, edição de atualização do *Manual Diagnóstico e Estatístico de Transtornos Mentais da Associação Psiquiátrica Americana*, lançada em 2013, o luto foi retirado como critério de exclusão do transtorno depressivo maior, sendo possível a aplicação desse diagnóstico mesmo a quem perdeu um ente querido há menos de dois anos. Alega-se que o luto é importante fator estressor, podendo desencadear graves transtornos mentais. O objetivo da mudança seria permitir que recebam atenção adequada indivíduos que passem por um grave sofrimento psíquico, o que inclui o uso de farmacoterapia, quando necessário[8]. Há muitas divergências de opinião de profissionais renomados sobre a questão, cabendo a quem diagnosticar ter parcimônia em suas decisões sobre o que é doença e o que não é.

CUIDADOS PALIATIVOS

O fato de que a população fica cada vez mais velha vem acompanhado do aumento do número de doenças crônicas, em que não se tem perspectiva de cura. Algumas delas são plenamente controláveis, desde que seguidas algumas medidas como alteração de hábitos de vida e realização de terapêuticas orientadas por médicos e outros profissionais de saúde. Já outras doenças crônicas têm grande chance de levar a pessoa à morte. Nessa situação, diz-se que o doente receberá tratamento paliativo, visando o maior conforto do enfermo até o desfecho da vida.

É comum pensar-se em câncer em nível avançado quando se aborda o assunto cuidados paliativos. Porém, as pessoas beneficiadas com esse tipo de tratamento podem ser portadoras de várias outras enfermidades, como doenças neurológicas degenerativas, entre elas, demências, Parkinson, esclerose lateral amiotrófica ou esclerose múltipla em fase avançada, doenças cardíacas ou respiratórias com sintomas de difícil manejo, doenças hepáticas, renais, infecciosas, entre outras. Necessitam de controle de sintomas como dor, falta de ar, disfagia, distúrbios de sono e apetite, entre outros, além de angústias inerentes ao quadro clínico apresentadas pelos pacientes e/ou suas famílias e demais pessoas próximas.

Segundo grupo de trabalho do Conselho Regional de Medicina do Estado de São Paulo (CREMESP), seria paciente elegível para cuidados paliativos "a pessoa portadora de doença crônica, evolutiva e progressiva, com prognóstico de vida supostamente encurtado a meses ou ano". Em doenças de lenta progressão, considera-se período de alta dependência para atividades de vida diária, ainda que com prognóstico de sobrevida superior a um ano[9].

Cuidados paliativos são, por definição da Organização Mundial de Saúde, uma abordagem que visa melhorar a qualidade de vida de pacientes e dos seus familiares, uma vez que estejam diante de problemas associados com doenças que ameaçam a vida, através da prevenção e alívio de sofrimento, que seriam possíveis por meio de identificação precoce, avaliação impecável e tratamento da dor e de outros problemas físicos, psicossociais e espirituais[10].

Então, fazendo-se referência a um momento de enfrentamento de doenças, ocorre a tentativa de minimizar os efeitos deletérios das mesmas na qualidade de vida, tanto dos pacientes, como de seus familiares. A ameaça de vida mencionada na definição costuma trazer várias consequências físicas, mas também psicológicas, a pacientes e cuidadores. Por vezes, o paciente é indicado para tratamento com uma equipe de cuidados paliativos tardiamente, tendo já sofrido intervenções desnecessárias e que trazem mais sofrimento. O tratamento da dor, às vezes, é negligenciado, e alguns profissionais têm pudor em utilizar certos medicamentos, como opioides, que poderiam aliviar grande desconforto.

Ao se considerar indivíduos em fase final de vida, trabalha-se com o conceito de dor total, que abrange, para além dos danos físicos, outras consequências trazidas pela situação de doença e proximidade da morte. A equipe de cuidados paliativos, multidisciplinar, avaliará a situação de forma global, abrangendo o alívio de sintomas para o paciente e a família, promovendo o tratamento nos âmbitos psicológico, social e abarcando também a espiritualidade, de acordo com as crenças de cada um. É importante salientar que o trabalho com cuidados paliativos abrange o período desde o momento do diagnóstico até o luto vivenciado pelas pessoas próximas ao paciente falecido.

No Brasil, a política de cuidados em fim de vida ainda é incipiente, apesar da presença de ativistas em prol dessa forma de tratamento em várias cidades do país. Em 1997, foi fundada a Associação Brasileira de Cuidados Paliativos, visando sua difusão em todo o território nacional. Em 2005, surgiu a Academia Nacional de Cuidados Paliativos. Ainda faltam cursos suficientes para o ensino desse tipo de tratamento aos médicos brasileiros[11].

REPERCUSSÕES PSICOLÓGICAS PARA PACIENTES E FAMILIARES

O medo da morte, de quando ela ocorrerá, do desconhecido, ou até do sofrimento ainda por vir aparece no discurso dos pacientes em cuidados paliativos, assim como as preocupações com os familiares que ficarão após seu falecimento. Porém, algumas pessoas aceitam com tranquilidade a condição de terminalidade. O psicólogo deve avaliar o paciente sem ideias pré-concebidas, como acontece ao imaginar que todos temem a morte ou necessitam de acompanhamento psicológico mais próximo. Muitas vezes isso não se confirma. Para alguns, inclusive, o falecimento pode representar o fim do sofrimento, um alívio, até, pedindo que não se tome nenhuma medida que possa prolongar a vida causando mais desconforto. Deve-se tomar cuidado para não interpretar isso como um pedido para morrer de quem está em profunda depressão. Pode ser apenas a constatação de que o ciclo de vida está se cumprindo conforme a natureza impõe[6].

É comum que o paciente pergunte abertamente ou dê sinais de que deseja saber sobre o que acontece com seu quadro clínico e qual o tempo estimado de vida. Pode utilizar tais informações para se organizar, inclusive, resolver pendências, se reconciliar com alguém, colocar em dia documentações. Para que tais assuntos sejam abordados, o paciente não pode estar em negação sobre seu estado de saúde. Caso isso ocorra, os esclarecimentos ficarão para outro momento.

Espera-se que a equipe de saúde seja sensível para perceber quando tocar em temas difíceis para o paciente e a família[6].

Alguns assuntos aparecem frequentemente na fala dos pacientes, como o incômodo com a dependência e as limitações que a doença traz para a sua vida, o questionamento sobre o porquê de a enfermidade ter acontecido exatamente com ele. Também é possível identificar a existência de mecanismos de defesa, como negação e racionalização, para lidar com as angústias trazidas pela situação de doença e terminalidade.

Com relação à família, não é raro que aconteça uma desorganização no momento de instalação da doença em um de seus membros, estendendo-se pelo período de adaptação e organização para oferecimento dos cuidados necessários. Por vezes, há inversão de papéis, sendo que quem cuidava dos outros passa a ser por eles cuidado.

Os familiares também podem apresentar o desejo de que o paciente fique livre de suas dores, do corpo e da alma, o que poderia ser conseguido com a morte. Porém, tal pensamento vem, frequentemente, acompanhado de sentimento de culpa. Aparecem ainda dúvidas quanto a fazerem tudo o que podem para diminuir o sofrimento do paciente. Também pode aparecer desespero, sensação de impotência frente à morte como lei inexorável da vida, tristeza ou agravamento de um quadro de depressão existente anteriormente[6].

O psicólogo dará voz a essas e outras angústias de pacientes e familiares, auxiliando para que passem pelo momento de doença e tratamento de forma mais amena. Quanto à família, poderá, ainda, acompanhá-la durante a vivência do luto pelo falecimento do paciente, caso se faça necessário.

O CUIDADOR

Dentro da perspectiva do aparecimento de uma doença incapacitante ou que inspire muitos cuidados, surge a importante figura do cuidador, alguém que se responsabiliza pelos cuidados a serem oferecidos ao paciente. Muitas vezes essa pessoa é alguém da própria rede de relações do enfermo, ou seja, um familiar, um amigo, vizinho, entre outros, e é denominado cuidador informal, em contraponto com o cuidador formal que tem essa atividade remunerada como emprego. O cuidador contratado entra na vida do paciente num momento em que ele está fragilizado pela doença e tem uma relação de trabalho com o paciente e a família[12]. Há sempre a possibilidade do relacionamento se tornar algo significativo entre paciente e cuidador formal, surgindo daí relações cheias de afeto positivo, como amizades, bem como, em outras ocasiões, podem ocorrer sentimento de ódio e maus tratos.

Já o cuidador informal é alguém que possui uma história prévia com o paciente, que pode ter sido construída de forma satisfatória ou não. Tal relação anterior influencia o modo como os cuidados são prestados. Uma vez que tenham uma relação anterior construída sobre sentimentos positivos, isso tende a se manter no momento da doença. Assim também acontece caso a relação anteriormente estabelecida tenha sido hostil, isso tenderá a não se modificar. Sempre há a possibilidade de se recuperar positivamente relacionamentos que, em suas histórias anteriormente edificadas, carregam distanciamentos e sentimentos negativos, mas é algo mais raro, uma vez que a doença costuma significar um estresse a mais para uma relação já desgastada[12].

Falta de tempo para si próprios, solidão, cansaço, acúmulo de tarefas são algumas das queixas mais presentes nos cuidadores informais, uma vez que ocupam a maior parte de seu tempo com os cuidados e ainda, por vezes, acumulam afazeres domésticos ou trabalho fora de casa. É comum que acreditem que outras pessoas não cuidarão do paciente tão bem como eles, deixando de delegar atividades que os sobrecarregam. Muitos são, pois, centralizadores quanto aos cuidados. Os quadros de estresse são, assim, muito comuns entre essa população. Porém, estão presentes também pontos positivos na função de cuidar, como os cuidadores se sentirem úteis, satisfeitos com sua participação na melhora do paciente, ou se perceberem valorizados pela sociedade que costuma ver com bons olhos a abnegação para cuidar. O cuidar, muitas vezes, dá sentido à vida e sensação de bem-estar. Outros encontram conforto na religião que oferece um sentido para enfrentarem a fase pela qual estão passando[13,14].

A religião se mostra bastante presente e de especial importância nos casos em que a terminalidade espreita. É comum que as pessoas se apeguem a explicações religiosas que dão sentido ao sofrimento que estão vivendo. A busca por explicações é constante na situação de doença. A indagação sobre o porquê de aquilo ter acontecido especificamente com tal pessoa, dentro de tal família, é recorrente. As culpas que por ventura estejam presentes também costumam encontrar alívio quando há apoio religioso, seja qual for a religião escolhida.

Uma grande angústia apresentada pelos cuidadores vem do medo de morrerem antes da pessoa cuidada, principalmente quando se trata de cuidador idoso como o paciente, ou mais velho do que ele. Há preocupação sobre quem exercerá os cuidados na sua ausência. O cuidador é sempre estimulado pela equipe de saúde a não abandonar o autocuidado e os tratamentos de saúde a que se submete, embora não haja garantias de que estará sempre apto a cumprir tal função[6].

TRATAMENTOS EM CUIDADOS PALIATIVOS

Os tratamentos em cuidados paliativos envolvem uma gama de profissionais de acordo com as necessidades de cada caso. É um trabalho para ser feito por equipes multidisciplinares, quiçá interdisciplinares, com o objetivo de atender pacientes, cuidadores e familiares nas várias necessidades características do quadro de cada doença e proximidade da morte. Assim, pode haver o envolvimento de áreas como a medicina, enfermagem, serviço social, fisioterapia, nutrição, psicologia, odontologia, terapia ocupacional, farmácia, fonoaudiologia, além de apoio espiritual. Dependendo das circunstâncias, estarão presentes no processo arquitetos (como no caso de serem necessárias mudanças na estrutura da casa para acolher o paciente dependente) e advogados (por exemplo, se o paciente, uma vez que tenha sua cognição preservada, queira já expressar sua vontade quanto à futura divisão de seus bens).

Tratamentos com arteterapia e musicoterapia trazem importantes contribuições para pacientes em cuidados paliativos e seus familiares[15]. Mais especificamente, a musicoterapia é utilizada com várias populações, sendo relatados muitos benefícios com seu uso, tanto para pacientes, quanto para familiares e para as equipes de saúde. Existem estudos sobre o emprego da música para pacientes portadores de câncer, doenças cardiovasculares, respiratórias, neurológicas, renais, demências, depressão, ansiedade, entre outras[16].

Um tema que sempre chama a atenção quando o assunto são pacientes fora de possibilidades terapêuticas de cura é até onde investir no seu tratamento.

Eutanásia, distanásia e ortotanásia são conceitos que fazem parte das discussões éticas em torno da terminalidade.

Eutanásia é a morte antecipada por ação intencional de um profissional de saúde a pedido do próprio paciente. Defendida em poucos países, não é uma prática legalizada no Brasil. Ao contrário da abreviação da vida, a distanásia causa seu prolongamento artificial, acompanhado de maior sofrimento e sem benefício para o paciente. É quando são tomadas medidas fúteis movidas por obstinação terapêutica, quando não se aceita que a morte é o fechamento natural de determinado quadro clínico. Essa aceitação faz parte do referencial da ortotanásia. Esse conceito define o respeito pelo curso esperado da doença até seu desfecho com dignidade e sem sofrimento, promovendo alívio dos sintomas e melhora na qualidade de vida. O cuidado paliativo se apoia nessa visão[17].

CONTEXTOS

Os tratamentos podem ocorrer em vários contextos, dependendo das necessidades do paciente e da família. O local de tratamento pode ser o hospital, seja para atendimento ambulatorial ou internação, o domicílio do paciente ou um *Hospice*.

O atendimento ambulatorial em uma instituição hospitalar pode acontecer enquanto o paciente, mesmo recebendo cuidados paliativos, tem condições de se locomover sem grandes prejuízos ou sofrimento. Já a internação se justifica em momentos de agravamento do quadro, onde sintomas agudos precisam ser tratados e compensados para que o paciente tenha condições, posteriormente, de retomar o atendimento em ambulatório ou no domicílio.

O domicílio é onde o paciente pode ser acompanhado pela equipe de saúde sem deixar o ambiente em que se sente mais à vontade e que lhe é mais conhecido, na maioria das vezes. Ali, não precisa seguir as normas institucionais ou ficar longe de pessoas em quem confia e dos animais de estimação com os quais está acostumado a conviver. O paciente permanecer no domicílio tem como objetivo a prestação de uma assistência mais humanizada, evitar infecções hospitalares e diminuir os gastos da instituição com o tratamento, além de liberar leitos para outros pacientes que tenham mais indicação de se beneficiarem de uma internação. Em boa parte das vezes, mostra-se a melhor alternativa, sendo o local de preferência do próprio paciente para receber os tratamentos propostos. Há, contudo, casos em que o paciente fica melhor dentro de uma instituição do que com a própria família, que pode não ter condições de oferecer os cuidados adequados.

A Agência Nacional de Vigilância Sanitária publicou, em 2006, a Resolução da Diretoria Colegiada (RDC 11) regulamentando o funcionamento dos serviços de atenção domiciliar, classificada em assistência domiciliar (conjunto de atividades de caráter ambulatorial, programadas e continuadas desenvolvidas em domicílio) e internação domiciliar (conjunto de atividades prestadas no domicílio, caracterizadas pela atenção em tempo integral ao paciente com quadro clínico mais complexo e com necessidade de tecnologia especializada)[18].

Em 2011, foi lançado o programa Melhor em Casa pelo Governo Federal, visando ampliar o atendimento domiciliar do SUS para municípios com populações menores. A atenção domiciliar foi definida como: conjunto de ações de promoção à saúde, prevenção e tratamento de doenças e reabilitação prestadas em domicílio, com garantia de continuidade de cuidados e integrada às redes de atenção à saúde[19].

O domicílio expõe, em muitos casos, aspectos da vida do paciente e de seus familiares, por meio da observação de objetos que revelam o modo de viver daquelas pessoas, a religião que professam, as condições de higiene, fotos que representam momentos importantes vividos em família. Assim, os profissionais têm mais elementos para chegarem a diagnósticos clínicos do que se recebessem o paciente no consultório ou num ambulatório, sem contar a possibilidade de conhecerem outros membros da família que também trazem importantes informações[14].

Outro local de tratamento possível é o *hospice*. O termo *hospice* era utilizado, inicialmente, para nomear lugares que hospedavam peregrinos e viajantes, tendo sido atribuído, na Idade Média, a locais que abrigavam doentes que recebiam, assim, cuidado leigo e caridoso antes da morte. A enfermeira, assistente social e médica Cicely Saunders fundou em Londres, em 1967, o St Christopher's Hospice, com o objetivo de proporcionar cuidados mais adequados a doentes em final de vida[9]. A internação em *hospices* faz com que os pacientes possam vivenciar o final da vida em condições mais tranquilas, em que a proposta é a não realização de medidas invasivas ou que causem agruras, mas ao contrário, se preconiza que sejam oferecidos cuidados para alívio do sofrimento quando o mesmo não pode ser conseguido em casa.

ACOMPANHAMENTO PSICOLÓGICO

A ocorrência de distúrbios psíquicos é comum diante de quadros de saúde muito graves. O tratamento orientado pela equipe de cuidados paliativos abrange, também nesse caso, medidas de alívio de sintomas, assim como de prevenção quanto ao aparecimento de outros.

Dentro dos tipos de atendimento oferecidos em cuidados paliativos, o acompanhamento psicológico tem se mostrado muito útil para pacientes e familiares. Os quadros clínicos e os prognósticos quase sempre ruins costumam causar sentimentos de tristeza, culpa, impotência frente às situações, sendo comuns quadros de depressão e ansiedade. Em atendimentos individuais, o psicólogo avalia como pacientes, cuidadores e familiares lidam com a situação de doença e tratamento, percebendo a necessidade ou não de intervenção psicológica.

Diante da existência de demanda, o psicólogo pode realizar orientações e/ou psicoterapia breve com pacientes e familiares e, mais especificamente com os cuidadores, propor a participação em grupos terapêuticos ou psicoeducativos. É uma maneira de atendimento que costuma trazer ótimos resultados, devido à identificação entre os membros do grupo que, não raro, ficam somente em suas casas pensando que apenas o seu paciente tem problemas. No grupo, encontram outras pessoas com questões parecidas e podem, inclusive, trocar experiências sobre como lidar com determinadas situações comuns a todos.

A EQUIPE DE SAÚDE

Quando se aborda o assunto terminalidade, várias questões se apresentam, incluindo pacientes, cuidadores e familiares. Há, ainda, outra instância afetada também pelo quadro de doença/tratamento/proximidade da morte e que merece atenção: a equipe de saúde envolvida.

Uma vez que o médico é ensinado e treinado para manter a vida dos pacientes, pode ser altamente frustrante a impossibilidade de o paciente se recuperar de um quadro com prognóstico fechado. Caso o objetivo de quem trabalha com cuidados paliativos seja manter a vida, há grande chance de haver profundas decepções. Já se o objetivo for propiciar a melhor qualidade de vida possível para a pessoa adoecida, aí sim, tanto o médico quanto outros profissionais de saúde podem encontrar satisfação com o trabalho.

Por vezes, desenvolve-se um vínculo especial entre paciente e profissional de saúde, em que este experimenta um sentimento ambivalente. Por um lado, sente muito pela perda que se aproxima, por outro, deseja o fim do sofrimento do paciente, que pode vir através do seu falecimento. Quando é oferecido o tratamento adequado para que ocorra uma morte digna, ou seja, com o máximo de conforto e o mínimo de sofrimento, é possível experienciar a sensação de dever cumprido que serve de consolo para a dor da perda. Já o sentimento de fracasso pode se fazer presente caso o alívio do sofrimento do paciente não tenha sido alcançado[6].

O modo como a morte ocorre tem influência em como a equipe de saúde e os familiares lidam com a perda. Ela é considerada prevista quando o paciente dá sinais de que pode falecer em pouco tempo e há oportunidade para certa preparação dos envolvidos no processo. Já pacientes que venham a falecer subitamente podem gerar perplexidade pela morte imprevista, não esperada para aquela hora. E quando a morte é prevista, mas não ocorre no tempo imaginado para tal, deixa a equipe realmente surpresa, pois parece não haver explicação para o fato de o paciente resistir diante da gravidade do quadro[3].

O constante contato dos profissionais com o sofrimento de pacientes e familiares que recebem cuidados paliativos pode acarretar consequências para sua vida. Dentro desse pensamento, vale discutir os conceitos de *burnout* e fadiga por compaixão.

BURNOUT E FADIGA POR COMPAIXÃO

Quando se faz referência ao resultado de um processo crônico de estresse associado a atividades profissionais, tem sido utilizado o termo *burnout*. A síndrome de *burnout* ou estafa profissional tem como elementos formadores a exaustão emocional, o distanciamento das relações pessoais e a diminuição do sentimento de realização pessoal. Pode apresentar comorbidades como ansiedade, depressão, baixa autoestima, em consequência de um processo de estresse crônico, sendo que o termo *burnout* pode ser explicado como aquilo que deixou de funcionar por absoluta falta de energia[20].

Dentro do item exaustão emocional, podem estar presentes sentimentos como solidão, desesperança, irritabilidade, impaciência, fraqueza, além de maior propensão a doenças e dores (lombar, cervical, cefaleia), náuseas, sendo comum a ocorrência de distúrbios do sono. Quanto ao distanciamento afetivo, é comum se encontrar alienação e desejo que os outros não estejam por perto. A respeito do sentimento de baixa realização pessoal, há a insatisfação com o trabalho com a sensação de não valoração do que é feito e de que se tem alcançado muito pouco com altos esforços. A qualidade do trabalho pode ser comprometida, a produção diminuída e a predisposição a acidentes, aumentada. Estudos em populações de médicos relacionam vários fatores ao burnout na categoria, como a não adesão dos pacientes às terapêuticas prescritas e a prática intensa dos cuidados oferecidos[20].

Alguns estudos[20] relacionam a síndrome de *burnout* à depressão, sendo que a suscetibilidade para depressão estaria associada ao risco aumentado de desenvolvimento de *burnout*.

Por vezes, o diagnóstico diferencial entre *burnout* e depressão não é claro, havendo quem defenda que não há diferença entre eles, apenas o fator desencadeante desse tipo de depressão seria o trabalho, não justificando a criação de um novo conceito[21].

Dentre os fatores causadores da síndrome, estão também as condições de trabalho, muitas vezes insatisfatórias, como: burocracia, falta de autonomia, rígidas normas institucionais, comunicação ineficiente, impossibilidade de crescimento na carreira, de melhorar sua remuneração, de reconhecimento de seu trabalho, riscos do ambiente físico, entre outros[20].

A estafa profissional pode ocorrer em todas as profissões, mas o foco aqui são os profissionais de saúde. Sintomas físicos como cefaleia, insônia e alterações gastrointestinais, entre outros, fazem parte do quadro. O desgaste pode refletir, ainda, nas relações familiares, no trabalho, com diminuição de produtividade e aumento do absenteísmo. As consequências da síndrome de *burnout* podem incluir desmotivação, frustração e dependência de drogas[20,22]. A população de médicos é alvo de alguns estudos sobre o estresse causado pelo trabalho, que pode levar ao *burnout* e à dependência química, seja relacionada a álcool, tabagismo ou uso de benzodiazepínicos[20].

O acesso fácil aos medicamentos, no caso dos médicos, por exemplo, acaba facilitando o abuso de substâncias para dormir, se manter acordado, ficar menos tenso, mais ágil, entre outras finalidades. Essas substâncias são usadas indiscriminadamente, muitas vezes. A autoconfiança do profissional, imaginando que nunca perderá o controle da situação, colabora para que haja uso de medicações em demasia, ainda que ele esteja ciente do mal que essa atitude possa causar.

Várias são as situações que envolvem questões éticas, o que costuma ser bastante estressante. A questão sobre utilizar medidas para manter o paciente vivo ou não, podendo acarretar piora na sua qualidade de vida, costuma conter sentimentos contraditórios, tanto para equipes quanto para familiares. É preciso que conversem, caso o paciente tenha expressado seu desejo quanto às possibilidades de condução do caso[3].

Doenças crônicas e possibilidade de morte em longo prazo podem requerer maior atenção do profissional por maiores períodos. A piora da saúde do paciente pode trazer aos médicos sentimentos de culpa, frustração, insegurança e inadequações. É indicado que os médicos possam examinar seus sentimentos em relação aos pacientes de que cuidam. Alguns autores postulam que o envolvimento emocional não deveria ser nem muito próximo, nem muito distante, pois influiria na qualidade dos cuidados com o paciente podendo levar, inclusive, a evitar se relacionar com o mesmo, quando severamente enfermo[23].

Profissionais cuidadores, como médicos, enfermeiros, auxiliares de enfermagem, assistentes sociais, psicólogos, entre outros, podem sofrer de fadiga por compaixão. Trata-se de uma síndrome que apresenta sintomas bastante parecidos com o *burnout* e com o estresse traumático secundário; porém, decorre da constante compaixão e cuidado a outrem, causando aos profissionais, ao longo do tempo, um declínio em sua habilidade de experimentar alegria ou sentir preocupação com alguém[24].

A fadiga por compaixão é um conceito cunhado por Figley na década de 1990, utilizado quando um profissional lida com grande demanda de dor e sofrimento, ficando fatigado, exausto, tanto mental quanto fisicamente, por estar em permanente contato com o estresse advindo da compaixão, que é um estado de preocupação pelo bem-estar do outro. Não consegue mais lidar de forma saudável com sentimentos negativos emergentes do sofrimento dos pacientes por ele assistidos. Começa a apresentar respostas somáticas e/ou defensivas quanto ao trabalho que exerce. Segundo alguns estudos, a fadiga por compaixão pode ser a principal ameaça à saúde mental dos profissionais de saúde[25].

Para lidar com tais síndromes e atenuar seus efeitos, é importante que o profissional perceba que algo não corre bem e procure avaliação quanto à necessidade de utilizar medicação para os sintomas físicos e emocionais apresentados, assim como submeter-se a psicoterapia, realizar atividade física regular, exercícios de relaxamento, além de atividades que tragam a ele imenso prazer.

Discussões sobre aspectos éticos presentes na terminalidade devem fazer parte da formação dos profissionais de saúde. É necessário discutir sobre temas como a comunicação do agravamento da doença, proximidade da morte com pacientes e familiares, como lidar com pacientes que sintam medo, raiva, tristeza, como tratar de sintomas incapacitantes que causam dor, como lidar com o desejo de morrer expresso pelo paciente e/ou família que não suportam mais tanto sofrimento, entre outros[26].

Zelar pela boa comunicação entre todos é fundamental para que se ofereça o melhor tratamento ao paciente. Caso seja utilizada uma linguagem pouco acessível, ou haja dificuldades de retransmissão de informações entre os profissionais, o tratamento poderá ficar fragmentado. O próprio paciente se sente inseguro caso as opiniões dos diversos profissionais não sejam compatíveis entre si.

Os profissionais de saúde, sejam de quaisquer áreas, não costumam encontrar, em sua formação, noções de como trabalhar em equipe, sendo que esse aprendizado ocorre com a vivência prática do dia a dia. Alguns fatores podem auxiliar para a ocorrência do *burnout*, como pessoas com objetivos individuais diferentes do objetivo comum, divergências políticas e/ou ideológicas, construção de alianças em que são ignorados outros membros da equipe, o não conhecimento das próprias limitações e das possibilidades de trabalho dos colegas, dificuldades no convívio interpessoal. A equipe não precisa ser formada por amigos, mas é desejável que todos estejam voltados para o mesmo objetivo, que é assistir o paciente da melhor maneira.

Sejam os cuidadores familiares ou profissionais de saúde, merecem especial atenção quando o assunto é cuidar de pacientes com doenças crônicas, fora de possibilidades terapêuticas de cura e com grande possibilidade de evoluir para a piora ou a morte. O cuidado com essas pessoas refletirá, invariavelmente, em melhores cuidados com os pacientes.

CONSIDERAÇÕES FINAIS

Lidar com pessoas portadoras de doenças que não têm cura e que ameaçam a vida significa oferecer tratamento global, levando em conta diversos tipos de dores, que podem ser tratadas com terapêuticas variadas, de acordo com a necessidade de cada caso. Significa também estar próximo ao sofrimento de pacientes, cuidadores, familiares, amigos e profissionais das equipes de saúde. Mas é também oportunidade de grande aprendizado sobre como viver melhor. É importante lembrar que a morte do outro atualiza a noção da nossa própria morte, que ocorrerá um dia. Essa é uma angústia que vai sempre acompanhar cada um de nós, que devemos lidar com ela de forma particular, e para isso não existe receita pronta. Que o contato com os pacientes, muitas vezes tão generosos na hora de partir, possa nos ensinar e auxiliar a encontrar nosso próprio jeito de enfrentá-la.

REFERÊNCIAS BIBLIOGRÁFICAS

1. Tolstói L. A morte de Iván Ilitch. In: A morte de Iván Ilitch e outras histórias. São Paulo: Paulicéia, 1991. p.113-81.
2. IBGE – Instituto Brasileiro de Geografia e Estatística. Expectativa de vida do brasileiro sobe para 75,8 anos. Agência IBGE notícias. [Acesso em: 28 de janeiro de 2018]. Disponível em: https://agenciadenoticias.ibge.gov.br/agencia-noticias/2012-agencia-de-noticias/noticias/18469-expectativa-de-vida-do-brasileiro-sobe-para-75-8-anos.html. Publicado em 01/12/2017.
3. Laham CF, Chiba T. O paciente terminal. In: Quayle J, De Lucia MCS (org.). Adoecer – as interações do doente com sua doença. 2ª edição, São Paulo: Atheneu, 2007. p.197-210.
4. Ariès P. História da morte no ocidente: da Idade Média aos nossos dias. Rio de Janeiro: Francisco Alves,1977.
5. Freud, S (1916). Sobre a transitoriedade. Obras completas – Vol. XIV, Rio de Janeiro: Imago; 1974.
6. Laham CF. Finitude e seus aspectos psicológicos. In: Yamaguchi AM, Higa-Taniguchi KT, Andrade L, Bricola SAPC, Jacob Filho W, Martins MA. Assistência domiciliar - uma proposta interdisciplinar. Barueri: Manole; 2010. p.370-6.
7. Franco MHP. Luto em cuidados paliativos. In: Cuidado paliativo. São Paulo: CREMESP, 2008. p.559-70.
8. Araújo AC, Lotufo Neto F. A nova classificação americana para os transtornos mentais – o DSM-5. Revista Brasileira de Terapia Comportamental e Cognitiva. 2014;XVI(1):67-82.
9. Maciel MGS. Definições e princípios. In: Cuidado paliativo. São Paulo: CREMESP. 2008:15-32.
10. World Health Organization (WHO). Palliative care. [Acesso em: 28 de janeiro 2018]. Disponível em: http://www.who.int/cancer/palliative/definition/en/
11. Floriani CA (org.). Cuidados paliativos no Brasil: desafios para sua inserção no sistema de saúde. In: Santos FS. Cuidados paliativos: diretrizes, humanização e alívio de sintomas. São Paulo: Atheneu, 2011. p.101-6.

12. Laham CF. Paciente e cuidador: uma relação especial. In: Yamaguchi AM, Higa-Taniguchi KT, Andrade L, Bricola SAPC, Jacob Filho W, Martins MA. Assistência domiciliar - uma proposta interdisciplinar. Barueri: Manole, 2010. p.414-20.
13. Laham CF. Percepção de perdas e ganhos subjetivos entre cuidadores de pacientes atendidos em um programa de assistência domiciliar. Dissertação de Mestrado. São Paulo, Faculdade de Medicina – USP, 2003.
14. Laham CF. Atendimento domiciliar – avaliação psicológica e intervenções em um locus privilegiado. In: Santos NO, De Lucia MCS (org.). Psicologia hospitalar, neuropsicologia e interlocuções – avaliação, clínica e pesquisa. Rio de Janeiro: Roca, 2016. p.159-62.
15. Santos FS. Cuidados paliativos: diretrizes, humanização e alívio de sintomas. São Paulo: Atheneu, 2011.
16. Laham CF, Amorosino C. Musicoterapia e cuidados paliativos: uma revisão teórica. Revista Brasileira de Musicoterapia. 2012;13:39-52.
17. Forte DN, Delponte V. Cuidados paliativos em Unidade de Terapia Intensiva. In: Santos FS. (org.) Cuidados paliativos: diretrizes, humanização e alívio de sintomas. São Paulo: Atheneu, 2011. p.39-45.
18. Brasil. Agência Nacional de Vigilância Sanitária [ANVISA]. Resolução da Diretoria Colegiada – RDC n° 11, de 26 de Janeiro de 2006. Diário Oficial da União – Poder Executivo, 30/01/06. Disponível em: http://crn3.org.br/Areas/Admin/Content/upload/file-0711201565657.pdf.
19. Brasil. Ministério da Saúde. Portaria n° 963 de 25/05/2013. Redefinição da Atenção Domiciliar no âmbito do SUS. Disponível em: http://bvsms.saude.gov.br/bvs/saudelegis/gm/2013/prt0963_27_05_2013.html
20. Trigo TR, Teng CT, Hallak JEC. Síndrome de burnout ou estafa profissional e os transtornos psiquiátricos. Rev. Psiq. Clín. 2007;34(5):223-233.
21. Millan LR. A Síndrome de Burnout: realidade ou ficção? Rev. Assoc. Méd. Bras., 2007; 53(1): 5.
22. Soares HLR, Cunha CEC. A Síndrome do Burn-out: sofrimento psíquico nos profissionais de saúde. Rev. do Departamento de Psicologia – UFF. Jul./Dez 2007;19(2):505-506.
23. Meier DE, Back AL, Morrison RS. The inner life of physicians and care of the seriously ill. JAMA. 2001;286(23):3007-3014.
24. Barbosa, SC, Souza, S, Moreira, JS. A fadiga por compaixão como ameaça à qualidade de vida profissional em prestadores de serviços hospitalares. Revista Psicologia: Organizações e Trabalho, jul-set 2014; 14(3): 315-323.
25. Lago K, Codo, W. Fadiga por compaixão: evidências de validade fatorial e consistência interna do ProQol-BR. Estudos de Psicologia, abril-junho/2013;18(2):213-221.
26. Kovács MJ. Sofrimento da equipe de saúde no contexto hospitalar: cuidando do cuidador profissional. O Mundo da Saúde, São Paulo. 2010;34(4):420-429.

CONHEÇA OS SELOS EDITORIAIS DA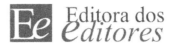

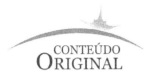

Conteúdo Original
Seleção de autores e conteúdos nacionais de excelência nas áreas científicas, técnicas e profissionais.

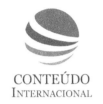

Conteúdo Internacional
Tradução de livros de editoras estrangeiras renomadas, cujos títulos são indicados pelas principais instituições de ensino do mundo.

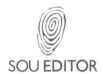

Sou Editor
Projetos especiais em que o autor é o investidor de seu projeto editorial. A definição do percentual de investimento é definida após a análise dos originais de seus livros, podendo ser parcial ou integral.

Faça a leitura do QR Code com seu celular, conheça e se inscreva no *Canal do Editor.*

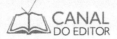